护理基础知识与护理实践

刘晓丽 邱丽娜 孙冠 主编

U0216976

中国纺织出版社有限公司

图书在版编目（CIP）数据

护理基础知识与护理实践 / 刘晓丽, 邱丽娜, 孙冠
主编. -- 北京 : 中国纺织出版社有限公司, 2024.5
　　ISBN 978-7-5229-1772-6

Ⅰ. ①护… Ⅱ. ①刘… ②邱… ③孙… Ⅲ. ①护理学
Ⅳ. ①R47

中国国家版本馆CIP数据核字（2024）第095895号

责任编辑：范红梅　　　责任校对：王蕙莹　　　责任印制：王艳丽

中国纺织出版社有限公司出版发行
地址：北京市朝阳区百子湾东里A407号楼　邮政编码：100124
销售电话：010—67004422　传真：010—87155801
http://www.c-textilep.com
中国纺织出版社天猫旗舰店
官方微博 http://weibo.com/2119887771
三河市宏盛印务有限公司印刷　各地新华书店经销
2024年5月第1版第1次印刷
开本：787×1092　1/16　印张：13
字数：300千字　定价：98.00元

凡购本书，如有缺页、倒页、脱页，由本社图书营销中心调换

编 委 会

前　言

　　护理学是以自然科学和社会科学理论为基础的综合性应用学科。护理工作必须体现以健康为中心的服务思想，对人民大众的健康负责，护理工作人员要不断提高技术水平和服务质量。随着国民经济不断发展，护理业务范围也不断扩大和深入，护理分工越来越细，这就对护理人员的业务水平提出更高的要求，要求临床护理人员既要有扎实的理论知识，同时又要具备过硬的实践能力，本书正是在此背景下编写的。

　　本书内容丰富，覆盖面广，重点讲述了临床护理基本操作及临床各科室常见病、多发病的护理。本书是编者根据多年丰富的临床经验及专业特长，在搜集并参考大量文献的基础上撰写的，侧重介绍疾病的护理措施，科学性与实用性强，贴近临床护理实际工作的同时，又紧密结合了国家医疗卫生事业的新进展和护理学的发展趋势。希望本书的出版对促进临床护理的规范化、系统化及科学化起到一定作用。

　　由于参编人数较多，文笔不尽一致，加上编者时间和篇幅有限，书中不足之处在所难免，特别是现代医学发展迅速，本书阐述的某些观点、理论可能需要更新，望广大读者提出宝贵意见和建议，以便再版时修订，谢谢。

编　者

2023 年 12 月

目　录

第一章

呼吸内科疾病护理

第一节 急性呼吸道感染

一、急性上呼吸道感染

急性上呼吸道感染简称上感，为外鼻孔至环状软骨下缘包括鼻腔、咽或喉部急性炎症的概称。其特点是起病急、病情轻、病程短、可自愈，预后好，但发病率高，并具有一定的传染性。本病是呼吸道最常见的一种感染性疾病，发病不分年龄、性别、职业和地区，免疫功能低下者易感。全年皆可发病，以冬春季节多见，多为散发，但在气候突变时可小规模流行。

本病的主要病原体是病毒，少数为细菌。人体被病毒感染后产生的免疫力较弱，持续时间短暂，病毒间也无交叉免疫，故可反复发病。

（一）病因与发病机制

1. 病因

常见病因为病毒，少数由细菌引起，可单纯发生或继发于病毒感染之后。病毒包括鼻病毒、冠状病毒、腺病毒、流感病毒和副流感病毒以及呼吸道合胞病毒、埃可病毒和柯萨奇病毒等。细菌以溶血性链球菌为多见，其次为流感嗜血杆菌、肺炎链球菌和葡萄球菌等，偶见革兰阴性杆菌。

2. 发病机制

正常情况下健康人的鼻咽部有病毒、细菌存在，一般不会发病。接触病原体后是否发病，取决于传播途径和人群易感性。淋雨、受凉、气候突变、过度劳累等可降低呼吸道局部防御功能，致使原存的病毒或细菌迅速繁殖引起发病。老幼体弱、免疫功能低下或有慢性呼吸道疾病如鼻窦炎、扁桃体炎者更易发病。病原体主要通过飞沫传播，也可由于接触患者污染的手或用具而传染。

（二）临床表现

1. 临床类型

（1）普通感冒：俗称"伤风"，又称急性鼻炎或上呼吸道卡他。以冠状病毒和鼻病毒为主要致病病毒。起病较急，主要表现为鼻部症状，如打喷嚏、鼻塞、流清水样鼻涕，早期有咽部干痒或烧灼感。2～3天后鼻涕变稠，可伴咽痛、流泪、味觉迟钝、呼吸不畅、声嘶、咳嗽等，有时由于咽鼓管炎致听力减退。严重者有发热、轻度畏寒和头痛等。体格检查可见鼻腔黏膜充血、水肿、有分泌物，咽部可轻度充血。若无并发症，一般经 5～7 天痊愈。

（2）急性病毒性咽炎和急性病毒性喉炎：急性病毒性咽炎常由鼻病毒、腺病毒、流感病毒、副流感病毒以及肠病毒、呼吸道合胞病毒等引起。临床表现为咽痒和灼热感，咽痛不明显，但合并链球菌感染时常有咽痛。体格检查可见咽部明显充血、水肿。急性病毒性喉炎多为流感病毒、副流感病毒及腺病毒等引起，临床表现为明显声嘶、讲话困难、可有发热、咽痛或咳嗽，咳嗽时咽喉疼痛加重。体格检查可见喉部充血、水肿，颌下淋巴结轻度肿大和触痛，有时可闻及喉部的喘息声。

（3）急性疱疹性咽峡炎：多由柯萨奇病毒 A 引起，表现为明显咽痛、发热，病程约为 1 周。体格检查可见咽部充血，软腭、腭垂、咽及扁桃体表面有灰白色疱疹及浅表溃疡，周围伴红晕。多发于夏季，儿童多见，成人偶见。

（4）急性咽结膜炎：主要由腺病毒、柯萨奇病毒等引起。表现为发热、咽痛、畏光、流泪、咽及结膜明显充血。病程 4～6 天，多发于夏季，由游泳传播，儿童多见。

（5）急性咽扁桃体炎：病原体多为溶血性链球菌，其次为流感嗜血杆菌、肺炎链球菌、葡萄球菌等。起病急，以咽、扁桃体炎症为主，咽痛明显，伴发热、畏寒，体温可达 39 ℃以上。体格检查可发现咽部明显充血，扁桃体肿大、充血，表面有黄色脓性分泌物。有时伴有颌下淋巴结肿大、压痛，肺部无异常体征。

2. 并发症

一般预后良好，病程常在 1 周左右。少数患者可并发急性鼻窦炎、中耳炎、气管支气管炎。以咽炎为表现的上呼吸道感染，部分患者可继发溶血性链球菌引起的风湿热、肾小球肾炎等，少数患者可并发病毒性心肌炎。

（三）辅助检查

1. 血液检查

病毒感染者，白细胞计数常正常或偏低，伴淋巴细胞比例升高。细菌感染者可有白细胞计数与中性粒细胞增多和核左移现象。

2. 病原学检查

因病毒类型繁多，一般无须进行此检查。需要时可用免疫荧光法、酶联免疫吸附法、血清学诊断或病毒分离鉴定等方法确定病毒的类型。细菌培养可判断细菌类型并做药物敏感试验以指导临床用药。

（四）诊断

根据鼻咽部的症状和体征，结合周围血象和阴性胸部 X 线检查可作出临床诊断。一般无须病因诊断，特殊情况下可进行细菌培养和病毒分离，或病毒血清学检查等确定病原体。但须与初期表现为感冒样症状的其他疾病鉴别，如过敏性鼻炎、流行性感冒、急性气管支气管炎、急性传染病前驱症状等。

（五）治疗

治疗原则以对症处理为主，减轻症状，缩短病程和预防并发症。

1. 对症治疗

病情较重或年老体弱者应卧床休息，忌烟，多饮水，室内保持空气流通。如有发热、头痛,可选用解热镇痛药口服,如复方阿司匹林、索米痛片等。咽痛可用消炎喉片含服,局部雾化治疗。鼻塞、流鼻涕可用1%麻黄素滴鼻。

2. 抗菌药物治疗

一般不需用抗生素,除非有白细胞升高、咽部脓苔、咯黄痰和流鼻涕等细菌感染证据,可根据当地流行病学史和经验用药,选用口服青霉素、第一代头孢菌素、大环内酯类或喹诺酮类药物。

3. 抗病毒药物治疗

如无发热,免疫功能正常,发病不超过2天的患者,一般无须应用抗病毒药物。对于免疫缺陷患者,可早期常规使用广谱的抗病毒药,如利巴韦林和奥司他韦,可缩短病程。具有清热解毒和抗病毒作用的中药也可选用,有助于改善症状,缩短病程。如板蓝根冲剂、银翘解毒片等。

(六)护理措施

1. 生活护理

症状轻者适当休息,避免过度疲劳;高热患者或年老体弱者应卧床休息。保持室内空气流通,温湿度适宜,定时空气消毒,进行呼吸道隔离,患者咳嗽或打喷嚏时应避免对着他人,防止交叉感染。饮食应给予高热量、高维生素的流质或半流质,鼓励患者多饮水及漱口,保持口腔湿润和舒适。患者使用的餐具、毛巾等可进行煮沸消毒。

2. 对症护理

高热者遵医嘱物理降温,如头部冷敷,冰袋置于大血管部位,温水或乙醇擦浴,4 ℃冷盐水灌肠等。注意30分钟后测量体温并记录。必要时遵医嘱药物降温。咽痛者可用淡盐水漱咽部或含服消炎喉片,声嘶者可行雾化疗法。

3. 病情观察

注意观察生命体征,尤其是体温变化及咽痛、咳嗽等症状的变化。警惕并发症,如并发中耳炎患者可有耳痛、耳鸣、听力减退、外耳道流脓;并发鼻窦炎者会出现发热、头痛加重、伴脓涕,鼻窦有压痛。

4. 用药护理

遵医嘱用药,注意观察药物不良反应。

5. 健康教育

积极体育锻炼,增强机体免疫力。生活饮食规律、改善营养。避免受凉、淋雨、过度疲劳等诱发因素,流行季节避免到公共场所。注意居住、工作环境的通风换气。年老体弱易感者应注意防护,上呼吸道感染流行时应戴口罩。

二、急性气管支气管炎

急性气管支气管炎是由生物、物理、化学刺激或过敏等因素引起的气管、支气管黏膜的急性炎症。临床症状主要为咳嗽和咳痰。常发生于寒冷季节或气候突变时,也可继发于上呼吸道感染,或为一些急性呼吸道传染病(麻疹、百日咳等)的一种临床表现。

（一）病因与发病机制

1. 感染

病毒或细菌是本病最常见的病因。常见的病毒有呼吸道合胞病毒、副流感病毒、腺病毒等。细菌以肺炎链球菌、流感嗜血杆菌、链球菌和葡萄球菌较常见。

2. 理化因素

冷空气、粉尘、刺激性气体或烟雾对气管、支气管黏膜的急性刺激。

3. 过敏反应

花粉、有机粉尘、真菌孢子、动物毛皮及排泄物等的吸入，钩虫、蛔虫的幼虫在肺移行，或对细菌蛋白质的过敏均可引起本病。

感染是最主要的病因，过度劳累、受凉是常见诱因。

（二）临床表现

1. 症状

起病较急，通常全身症状较轻，可有发热，体温多于 3 ~ 5 天恢复正常。大多先有上呼吸道感染症状，以咳嗽为主，初为干咳，随后有痰，黏液或黏液脓性痰，偶伴血痰。气管受累时在深呼吸和咳嗽时感胸骨后疼痛；伴支气管痉挛，可有气急和喘鸣。咳嗽、咳痰可延续 2 ~ 3 周才消失，如迁延不愈，可演变成慢性支气管炎。

2. 体征

肺部呼吸音粗，可闻及不固定的散在干、湿啰音，咳嗽后可减少或消失。

（三）辅助检查

病毒感染者白细胞计数正常或偏低，细菌感染者可有白细胞总数和中性粒细胞增高。胸部 X 线检查多无异常改变或仅有肺纹理增粗。痰涂片或培养可发现致病菌。

（四）诊断

（1）肺部可闻及散在干、湿性啰音，咳嗽后可减轻。

（2）胸部 X 线检查无异常改变或仅有肺纹理增粗。

（3）排除流行性感冒及某些传染病早期呼吸道症状，即可作出临床诊断。

（4）痰涂片或培养有助于病因诊断。

（五）治疗

1. 病因治疗

有细菌感染证据时应及时应用抗生素。可首选青霉素类、大环内酯类，也可选用头孢菌素类或喹诺酮类等药物或根据细菌培养和药敏试验结果选择药物。多数口服抗菌药物即可，症状较重者可肌内注射或静脉滴注给药。

2. 对症治疗

咳嗽剧烈而无痰或少痰者，可用右美沙芬、喷托维林镇咳。咳嗽痰黏而不易咳出者，可口服祛痰剂如复方甘草合剂、盐酸氨溴索或溴已新等，也可行超声雾化吸入。支气管痉挛时可用平喘药，如茶碱类等。

（六）护理措施

1. 保持呼吸道通畅

（1）保持室内空气清新，温度、湿度适宜，减少对支气管黏膜的刺激，以利于排痰。

（2）注意休息，经常变换体位，叩击背部，指导并鼓励患者有效咳嗽，必要时行超声雾化吸入，以湿化呼吸道，利于排痰，促进炎症消散。

（3）遵医嘱使用抗生素、止咳祛痰剂、平喘剂，密切观察用药后的反应。

（4）哮喘性支气管炎的患者，注意观察有无缺氧症状，必要时给予吸氧。

2. 发热的护理

（1）密切观察体温变化，体温超过 39 ℃时采取物理降温或遵医嘱给予药物降温。

（2）保证充足的水分及营养的供给，嘱患者多饮水，给营养丰富、易于消化的饮食。保持口腔清洁。

3. 健康教育

（1）增强体质，避免劳累，防治感冒。

（2）改善生活卫生环境，防止接触有害气体，避免烟雾刺激。

（3）清除鼻、咽、喉等部位的病灶。

（刘晓丽）

第二节 慢性阻塞性肺疾病

慢性阻塞性肺疾病（COPD）是一组以气流受限为特征的肺部疾病，气流受限不完全可逆，呈进行性发展。COPD 是一种慢性气道阻塞性疾病的统称，主要指具有不可逆性气道阻塞的慢性支气管炎和肺气肿两种疾病。患者在急性发作期过后，临床症状虽有所缓解，但其肺功能仍在继续恶化，并且由于自身防御和免疫功能的降低以及外界各种有害因素的影响，经常反复发作，而逐渐产生各种心肺并发症。

COPD 是呼吸系统疾病中的常见病和多发病，患病率和病死率均居高不下。因肺功能进行性减退，严重影响患者的劳动力和生活质量，给家庭和社会造成巨大的负担。

一、病因与发病机制

COPD 确切的病因尚不清楚，但认为与肺部对香烟烟雾等有害气体或有害颗粒的异常炎症反应有关。这些反应存在个体易感因素和环境因素的互相作用。

1. 吸烟

吸烟为重要的发病因素，吸烟者慢性支气管炎的患病率比不吸烟者高 2～8 倍，烟龄越长，吸烟量越大，COPD 患病率越高。烟草中含焦油、尼古丁和氢氰酸等化学物质，可损伤气道上皮细胞和纤毛运动，促使支气管黏液腺和杯状细胞增生肥大，黏液分泌增多，气道净化能力下降。还可使氧自由基产生增多，诱导中性粒细胞释放蛋白酶，破坏肺弹力纤维，诱发肺气肿形成。

2. 职业粉尘和化学物质

接触职业粉尘及化学物质，如烟雾、工业废气及室内空气污染等，浓度过高或时间过长时，均可能产生与吸烟类似的 COPD。

3. 空气污染

大气中的有害气体如二氧化硫、二氧化氮、氯气等可损伤气道黏膜上皮，使纤毛清除功能下降，黏液分泌增加，为细菌感染增加条件。

4. 感染因素

感染也是 COPD 发生发展的重要因素之一。病毒感染以流感病毒、鼻病毒、腺病毒和呼吸道合胞病毒为常见。细菌感染常继发于病毒感染，常见病原体为肺炎链球菌、流感嗜血杆菌、卡他莫拉菌和葡萄球菌等。这些感染因素造成气管、支气管黏膜的损伤和慢性炎症。

5. 蛋白酶—抗蛋白酶失衡

蛋白水解酶对组织有损伤、破坏作用；抗蛋白酶对弹性蛋白酶等多种蛋白酶具有抑制功能，其中 $\alpha 1$-抗胰蛋白酶是活性最强的一种。蛋白酶增多或抗蛋白酶不足均可导致组织结构破坏并产生肺气肿。吸入有害气体、有害物质可以导致蛋白酶产生增多或活性增强，而抗蛋白酶产生减少或灭活加快；同时氧化应激、吸烟等危险因素也可以降低抗蛋白酶的活性。先天性 $\alpha 1$-抗胰蛋白酶缺乏，多见北欧血统的个体，我国尚未见正式报道。

6. 氧化应激

有许多研究表明 COPD 患者的氧化应激增加。氧化物主要有超氧阴离子（具有很强的氧化性和还原性，过量生成可致组织损伤，在体内主要通过超氧化物歧化酶清除）、羟根（OH^-）、次氯酸（HCL^-）和一氧化氮（NO）等。氧化物可直接作用并破坏许多生化大分子如蛋白质、脂质和核酸等，导致细胞功能障碍或细胞死亡，还可以破坏细胞外基质；引起蛋白酶—抗蛋白酶失衡；促进炎症反应，如激活转录因子，参与多种炎症因子的转录，如白介素-8（IL-8）、肿瘤坏死因子-α（TNF-α）、NO 诱导合成酶和环氧化物诱导酶等。

7. 炎症机制

气道、肺实质及肺血管的慢性炎症是 COPD 的特征性改变，中性粒细胞、巨噬细胞、T 淋巴细胞等炎症细胞均参与了 COPD 发病过程。中性粒细胞的活化和聚集是 COPD 炎症过程的一个重要环节，通过释放中性粒细胞弹性蛋白酶、中性粒细胞组织蛋白酶 G、中性粒细胞蛋白酶 3 和基质金属蛋白酶，引起慢性黏液高分泌状态并破坏肺实质。

8. 其他

如自主神经功能失调、营养不良、气温变化等都有可能参与 COPD 的发生与发展。

二、临床表现

（一）症状

起病缓慢、病程较长。主要症状如下。

1. 慢性咳嗽

咳嗽时间持续在 3 周以上，随病程发展可终身不愈。常晨间咳嗽明显，夜间有阵咳或排痰。

2. 咳痰

一般为白色黏液或浆液性泡沫性痰，偶可带血丝，清晨排痰较多。急性发作期痰量增多，可有脓性痰。

3. 气短或呼吸困难

早期在劳动时出现，后逐渐加重，以致在日常活动甚至休息时也感到气短，是 COPD 的标志性症状。

4. 喘息和胸闷

部分患者特别是重度患者或急性加重时，因支气管痉挛可出现喘息。

5. 其他

晚期患者有体重下降，食欲减退等。

（二）体征

早期体征可无异常，随疾病进展出现以下体征。

1. 视诊

胸廓前后径增大，肋间隙增宽，剑突下胸骨下角增宽，称为桶状胸。部分患者呼吸变浅，频率增快，严重者可有缩唇呼吸等。

2. 触诊

双侧语颤减弱。

3. 叩诊

肺部过清音，心浊音界缩小，肺下界和肝浊音界下降。

4. 听诊

两肺呼吸音减弱，呼气延长，部分患者可闻及湿性啰音和（或）干性啰音。

（三）并发症

1. 慢性呼吸衰竭

常在 COPD 急性加重时发生，其症状明显加重，发生低氧血症和（或）高碳酸血症，可有缺氧和二氧化碳潴留的临床表现。

2. 自发性气胸

如有突然加重的呼吸困难，并伴有明显的发绀，患侧肺部叩诊为鼓音，听诊呼吸音减弱或消失，应考虑并发自发性气胸，通过 X 线检查可以确诊。

3. 慢性肺源性心脏病

由于 COPD 肺病变引起肺血管床减少及缺氧致肺动脉痉挛、血管重塑，导致肺动脉高压、右心室肥厚扩大，最终发生右心功能不全。

三、辅助检查

1. 肺功能检查

这是判断气流受限的主要客观指标，对 COPD 诊断、严重程度评价、疾病进展、预后及治疗反应等有重要意义。吸入支气管舒张药后第 1 秒用力呼气容积占用力肺活量百分比（FEV_1/FVC）<70% 及 FEV_1<80% 预计值者，可确定为不能完全可逆的气流受限。肺总量（TLC）、功能残气量（FRC）和残气量（RV）增高，肺活量（VC）减低，表明肺过度充气，有参考价值。由于 TLC 增加不及 RV 增高程度明显，故 RV/TLC 增高大于 40% 有临床意义。

2. 胸部影像学检查

胸部 X 线摄片改变对 COPD 诊断特异性不高，早期可无变化，以后可出现肺纹理增粗、紊乱等非特异性改变，也可出现肺气肿改变。高分辨胸部 CT 检查对有疑问病例的鉴别诊断有一定意义。

3. 血气检查

对确定发生低氧血症、高碳酸血症、酸碱平衡失调以及判断呼吸衰竭的类型有重要价值。

4. 其他

COPD 合并细菌感染时，外周血白细胞增高，核左移。痰培养可能查出病原菌，常见病原菌为肺炎链球菌、流感嗜血杆菌、卡他莫拉菌、肺炎克雷伯菌等。

四、诊断

1. 诊断依据

主要根据吸烟等高危因素史、临床症状、体征及肺功能检查等综合分析确定诊断。不完全可逆的气流受限是 COPD 诊断的必备条件。

2. 临床分级

根据 FEV_1/FVC、FEV_1 预计值和症状可对 COPD 的临床严重程度做出分级（表 1-1）。

表 1-1　COPD 的临床严重程度分级

分级	临床特征
I 级（轻度）	$FEV_1/FVC < 70\%$
	$FEV_1 \geqslant 80\%$ 预计值
	伴或不伴有慢性症状（咳嗽，咳痰）
II 级（中度）	$FEV_1/FVC < 70\%$
	$50\% \leqslant FEV_1 < 80\%$ 预计值
	常伴有慢性症状（咳嗽，咳痰，活动后呼吸困难）
III 级（重度）	$FEV_1/FVC < 70\%$
	$30\% \leqslant FEV_1 < 50\%$ 预计值
	多伴有慢性症状（咳嗽，咳痰，呼吸困难），反复出现急性加重
IV 级（极重度）	$FEV_1/FVC < 70\%$
	$FEV_1 < 30\%$ 预计值
	伴慢性呼吸衰竭，可合并肺心病及右心功能不全或衰竭

3. COPD 病程分期

①急性加重期，指在慢性阻塞性肺疾病过程中，短期内咳嗽、咳痰、气短和（或）喘息加重，痰量增多，呈脓性或黏液脓性，可伴发热等症状。②稳定期，指患者咳嗽、咳痰、气短等症状稳定或症状较轻。

五、治疗

（一）稳定期治疗

1. 祛除病因

教育和劝导患者戒烟。因职业或环境粉尘、刺激性气体所致者，应脱离污染环境。接种流感疫苗和肺炎疫苗可预防病毒和呼吸道细菌感染，避免急性加重。

2. 药物治疗

主要是支气管舒张药，如 β_2 肾上腺素受体激动药、抗胆碱能药、茶碱类和祛痰药、糖皮质激素，以平喘、祛痰，改善呼吸困难症状，促进痰液排泄。某些中药具有调理机体状况的作用，可予辨证施治。

3. 非药物治疗

（1）长期家庭氧疗（LTOT）：长期氧疗对 COPD 合并慢性呼吸衰竭患者的血流动力学、呼吸生理、运动耐力和精神状态产生有益影响，可改善患者生活质量，提高生存率。

1）氧疗指征（具有以下任何一项）。①静息时，$PaO_2 \leqslant 55$ mmHg 或 $SaO_2 \leqslant 88\%$，有或无高碳酸血症。②56 mmHg $\leqslant PaO_2 < 60$ mmHg，$SaO_2 < 89\%$ 伴下述之一：继发红细胞增多（血细胞比容 $>55\%$）；肺动脉高压（平均肺动脉压 $\geqslant 25$ mmHg）；右心功能不全导致水肿。

2）氧疗方法。一般采用鼻导管吸氧，氧流量为每分钟 $1.0 \sim 2.0$ L，吸氧时间每天 >15 小时，使患者在静息状态下，达到 $PaO_2 \geqslant 60$ mmHg 和（或）使 SaO_2 升至 90% 以上。

（2）康复治疗：康复治疗适用于中度以上 COPD 患者。其中呼吸生理治疗包括正确咳嗽、排痰方法和缩唇呼吸等；肌肉训练包括全身性运动及呼吸肌锻炼，如步行、踏车、腹式呼吸锻炼等；科学的营养支持与加强健康教育也是康复治疗的重要方面。

（二）急性加重期治疗

最常见的急性加重原因是细菌或病毒感染。根据病情严重程度决定门诊或住院治疗。治疗原则为抗感染、平喘、祛痰、低流量持续吸氧。

六、主要护理诊断/问题

1. 气体交换受损

与呼吸道阻塞、呼吸面积减少引起通气和换气功能受损有关。

2. 清理呼吸道无效

与呼吸道炎症、阻塞、痰液过多有关。

3. 营养失调

与长期咳痰、呼吸困难致食欲下降或感染机体代谢加快有关。

4. 焦虑

与日常活动时供氧不足、疲乏、经济支持不足有关。

5. 活动无耐力

与疲劳、呼吸困难有关。

七、护理措施

1. 气体交换受损

（1）休息与体位：保持病室内环境安静、舒适，温度 $20 \sim 22$ ℃，湿度 $50\% \sim 60\%$。卧床休息，协助患者生活需要以减少患者氧耗。明显呼吸困难者摇高床头，协助身体前倾位，以利于辅助呼吸肌参与呼吸。

（2）病情观察：监测患者的血压、呼吸、脉搏、意识状态、血氧饱和度，观察患者咳嗽、咳痰情况，痰液的量、颜色及形状，呼吸困难有无进行性加重等。

（3）有效氧疗：COPD 氧疗一般主张低流量低浓度持续吸氧。对患者加强正确的氧疗指导，避免出现氧浓度过高或过低而影响氧疗效果。氧疗装置定期更换、清洁、消毒。急性加重期发生低氧血症者可鼻导管吸氧，或通过文丘里面罩吸氧。鼻导管给氧时，吸入的氧浓度与给氧流量有关，估算公式为吸入氧浓度（％）＝21＋4×氧流量（L/min）。一般吸入氧浓度为28％～30％，应避免吸入氧浓度过高引起二氧化碳潴留。

（4）呼吸功能锻炼：在病情允许的情况下指导患者进行呼吸功能锻炼，以加强胸、膈呼吸肌肌力和耐力，改善呼吸功能。

1）缩唇呼吸：目的是增加气道阻力，防止细支气管由于失去放射牵引和胸内高压引起的塌陷，以利于肺泡通气。方法：患者取端坐位，双手扶膝，舌尖放在下颌牙齿内底部，舌体略弓起靠近上颌硬腭、软腭交界处，以增加呼气时气流阻力，口唇缩成"吹口哨"的嘴形。吸气时闭嘴用鼻吸气，呼气时缩唇，慢慢轻轻呼出气体，吸气与呼气之比为1∶2，慢慢呼气达到1∶4。吸气时默数1、2，呼气时默数1、2、3、4。缩唇口型大小以能使距嘴唇15～20 cm处蜡烛火焰随气流倾斜但不熄灭为度。呼气是腹式呼吸组成部分，应配合腹式呼吸锻炼。每天3～4次，每次15～30分钟。

2）腹式呼吸：目的为锻炼膈肌，增加肺活量，提高呼吸耐力。方法：根据病情采取合适体位，初学者以半卧位为宜。

仰卧位的腹式呼吸。让患者髋关节、膝关节轻度屈曲，全身处于舒适的体位。患者一手放在腹部上，另一只手放在上胸部，此时治疗师的手与患者的手重叠放置，嘱患者进行缩唇呼吸。精神集中，让患者在吸气和呼气时感觉手的变化，吸气时治疗师发出指令让患者放置于腹部的手轻轻上抬，治疗师在呼气的结束时，快速地徒手震动并对横膈膜进行伸张，以促进呼吸肌的收缩，此训练是呼吸系统物理治疗的基础，要对患者进行充分的指导，训练的时间为每次5～10分钟，训练的效果随次数增加显现。训练时注意：①把握患者的呼吸节律。顺应患者的呼吸节律进行呼吸指导可避免加重患者呼吸困难程度。②开始时不要进行深呼吸。腹式呼吸不是腹式深呼吸，在开始时期指导患者进行集中精力的深呼吸，可加重患者的呼吸困难。腹式呼吸的指导应在肺活量1/3～2/3通气量的程度上进行练习。③应了解横膈的活动。横膈在吸气时向下方运动，腹部上升，了解横膈的运动便于理解腹式呼吸。

坐位的腹式呼吸。坐位的腹式呼吸的基础是仰卧位的腹式呼吸。患者采用的体位是坐在床上或椅子上足跟着地，让患者的脊柱伸展并保持尽量前倾坐位。患者一手放在膝外侧支撑身体，另一手放在腹部。治疗师一手放在患者的颈部，触及斜角肌的收缩。另一手放在患者的腹部，感受横膈的收缩。这样能够发现患者突然出现的意外和不应出现的胸式呼吸。正确的腹式呼吸是吸气时横膈膜开始收缩，然后斜角肌等呼吸辅助肌收缩扩大，呼气时吸气肌放松处于迟缓状态。

立位的腹式呼吸。患者用单手扶床栏或扶手支撑身体，上半身取前倾位。治疗师按照坐位的腹式呼吸指导法指导患者训练。

（5）用药护理：按医嘱给予支气管舒张气雾剂、抗生素等药物，并注意用药后的反应。应用氨茶碱后，若患者出现心率增快的症状，停用氨茶碱加用酒石酸美托洛尔，可减慢心率。

2. 清理呼吸道无效

（1）减少尘埃与烟雾刺激，避免诱因，注意保暖。

（2）补充水分：饮水（保持每天饮水1.5～2 L）、雾化吸入（每天2次，每次20分钟）

及静脉输液，有利于痰液的稀释便于咳出。

（3）遵医嘱用药，口服及静脉滴注盐酸氨溴索祛痰，静脉滴注氨茶碱扩张支气管。

（4）注意无菌操作，加强口腔护理。

（5）定时巡视病房，加强翻身、叩背、吸痰。指导患者进行深呼吸和有效的咳嗽咳痰，定期（每2小时）进行数次随意的深呼吸（腹式呼吸），吸气末屏气片刻，然后进行咳嗽；嘱患者经常变换体位以利于痰液咳出，保证呼吸道的通畅，防止肺不张等并发症。

3. 焦虑

（1）入院时给予热情接待，注意保持病室的整洁、安静，为患者创造一个舒适的环境。

（2）鼓励家属陪伴，给患者心理上带来慰藉和亲切感，缓解患者的焦虑。

（3）随时了解患者的心理状况，多与其沟通，讲解与本病有关知识及预后情况，使患者对疾病有一定的了解，说明不良情绪对病情有害无利，积极配合会取得良好的效果。

（4）加强巡视病房，在患者夜间无法入睡时适当给予镇静治疗。

4. 营养失调

（1）评估营养状况并了解营养失调原因，宣传饮食治疗的意义和原则。

（2）制订适宜的饮食计划，呼吸困难可使热量和蛋白质消耗增加，因此应制订高热量、高蛋白、高维生素的饮食计划，不能进食或输注过多的糖类，以免产生大量 CO_2，加重通气负担。改善患者进食环境，鼓励患者进食。少量多餐，进软食，细嚼慢咽，避免进食易产气食物。

（3）便秘者给予高纤维素食物和水果，有心衰或水肿者应限制水钠的摄入。

（4）必要时静脉补充营养。

5. 健康教育

（1）COPD 的预防主要是避免发病的高危因素、急性加重的诱发因素以及增强机体免疫力。戒烟是预防 COPD 的重要措施，也是最简单易行的措施，在疾病的任何阶段戒烟都有益于防止 COPD 的发生和发展。

（2）控制职业和环境污染，减少有害气体或有害颗粒的吸入，可减轻气道和肺的异常炎症反应。

（3）积极防治婴幼儿和儿童期的呼吸系统感染，可有助于减少以后 COPD 的发生。流感疫苗、肺炎链球菌疫苗、细菌溶解物、卡介菌多糖核酸等对防止 COPD 患者反复感染可能有益。

（4）指导患者呼吸功能锻炼，防寒保暖，锻炼身体，增强体质，提高机体免疫力。

（5）对于有 COPD 高危因素的人群，应定期进行肺功能监测，以尽可能早期发现 COPD 并及时予以干预。

（邱丽娜）

第三节　肺源性心脏病

慢性肺源性心脏病（简称肺心病）最常见者为慢性缺氧、缺血性肺源性心脏病，又称阻塞性肺气肿性心脏病，是指由肺部、胸廓或肺动脉的慢性病变引起的肺循环阻力增高，致肺动脉高压和右心室肥大，甚至发展为右心衰竭的心脏病。肺心病在我国是常见病、多发病。

一、护理评估

1. 一般评估

意识，生命体征，饮食、睡眠情况，大小便及皮肤等。

2. 专科评估

咳嗽、咳痰及呼吸困难，发绀情况，评估动脉血气分析结果以了解患者缺氧及二氧化碳潴留情况。

二、护理措施

1. 一般护理

（1）环境：病室环境应安静、舒适，保持空气流通、新鲜，温度 18～22 ℃，空气相对湿度 50%～60%，病室内避免放置鲜花，禁用蚊香、花露水等带有刺激性气味的物品。

（2）休息和体位：心功能代偿期可适当活动，失代偿期嘱患者卧床休息，如出现严重呼吸困难时，宜采取半卧位或端坐位，必要时设置床边桌，以便患者伏桌休息，以利心肺功能的恢复。

（3）饮食护理：少食多餐，软食为主，减少用餐时的疲劳。多进食高膳食纤维的蔬菜和水果，如芹菜、菠菜、蘑菇、木耳、萝卜、香蕉、苹果、橘子等，避免进食含糖量高的食物，如白糖、红糖、蜂蜜、甘蔗、大米、面粉、红薯、大枣、甜菜及含糖量高的水果等。如患者出现腹水或水肿、尿量少时，应限制钠水摄入。

（4）基础护理：加强皮肤护理及口腔护理，清醒患者每天用生理盐水漱口，若发生感染可用 2% 的碳酸氢钠漱口。昏迷患者按常规做口腔护理。

（5）氧疗护理：持续低流量、低浓度给氧，氧流量每分钟 1～2 L，浓度 25%～29%。

肺心病患者给予低流量吸氧的原因：高碳酸血症的肺心病患者呼吸中枢化学感受器对二氧化碳改变的反应性差，其呼吸主要靠低氧血症对化学感受器的驱动作用，若吸入高浓度氧，氧分压迅速上升，减轻或消除缺氧对外周化学感受器的刺激，通气必然减少，二氧化碳潴留反而加重。

（6）有效祛痰，保持呼吸道通畅：对意识清醒的患者鼓励并指导患者有效咳嗽、咳痰，痰液黏稠者，也可给予超声雾化吸入，雾化液中加入抗生素、祛痰药和解痉平喘药，每日 2～3 次；对意识不清或无力咳痰患者给予电动吸痰，必要时可给予拍背或振荡排痰仪，促进排痰。

2. 病情观察

（1）观察意识、体温、血压、心率，呼吸节律、频率、深浅，以及有无发绀、水肿、尿量等变化。

（2）观察患者的痰液的量、颜色、性状。

（3）定期监测血气分析的变化。

动脉血气分析的正常值：动脉血氧分压（PaO_2）80～100 mmHg，二氧化碳分压（$PaCO_2$）35～45 mmHg。

3. 用药护理

（1）避免使用镇静药、麻醉药、催眠药，以免抑制呼吸功能和咳嗽反射。

（2）使用利尿药应以缓慢、小剂量间歇用药为原则。

（3）使用血管扩张药时，注意观察心率及血压情况。

（4）观察呼吸兴奋药的不良反应，如皮肤潮红、出汗、血压升高、心悸等，应减慢滴速或停药并通知医生。

4. 加强锻炼

如呼吸肌锻炼、全身锻炼（进行呼吸操和有氧活动）、耐寒锻炼（用冷水洗脸、洗鼻）。

呼吸肌的锻炼包括缩唇呼吸和腹式呼吸。

（1）缩唇呼吸的训练方法：患者闭嘴经鼻吸气，缩口唇做吹口哨状，缓慢呼气 4～6 秒，呼气时缩唇大小程度由患者自行选择调整，以能轻轻吹动面前 30 cm 处的白纸为适度，缩唇呼吸可配合腹式呼吸一起应用。

（2）腹式呼吸的训练方法：患者取舒适体位，全身放松，闭嘴吸气至不能再吸，稍屏气或不屏气直接用口缓慢呼气。吸气时膈肌下降，腹部外凸，呼气时膈肌上升，腹部内凹。呼吸时可让患者两手置于肋弓下，要求呼气时须明显感觉肋弓下沉变小，吸气时则要感觉肋弓向外扩展。有时需要用双手按压肋下和腹部，促进腹肌收缩，使气呼尽。

5. 心理护理

由于疾病迁延不愈、反复发作，使患者产生恐惧、疑虑、烦恼、渴求等各种心理反应。护士应建立良好的护患关系，多进行心理沟通。与患者交谈，了解其心理状态，以优良的态度、娴熟的技术赢得患者的信赖，使他们主动配合治疗和护理。

三、健康教育

（1）戒烟、戒酒。

（2）加强饮食营养，以保证机体康复的需要。指导患者进行耐寒锻炼，根据病情开展适当的体育锻炼，增强体质。

（3）冬季注意保暖，少到人多的公共场所，以防止发生上呼吸道感染。

（4）指导患者有效咳嗽的方法，当痰多时应尽量咳出，或采取体位引流等协助痰液排出。

（5）教导患者呼吸锻炼方法，如噘嘴呼吸、腹式呼吸。

（孙　冠）

第四节　呼吸衰竭

呼吸衰竭指各种原因引起的肺通气和（或）换气功能严重障碍，以致在静息状态下不能进行维持足够的气体交换，导致低氧血症伴或不伴高碳酸血症，进而引起一系列的病理生理改变和相应的临床表现的一种综合征。其临床表现缺乏特异性，明确诊断有赖于动脉血气分析：在海平面、静息状态、呼吸空气条件下，$PaO_2 < 60$ mmHg，伴或不伴 $PaCO_2 > 50$ mmHg，并排除心内解剖分流和原发于心排血量降低等致低氧因素，可诊断为呼吸衰竭。

一、病因

呼吸系统疾病如严重呼吸系统感染、急性呼吸道阻塞性病变、重度或危重哮喘、各种原因引起的急性肺水肿、肺血管疾病、胸廓外伤或手术损伤、自发性气胸和急剧增加的胸腔积液，导致通气和（或）换气障碍；急性颅内感染、颅脑外伤、脑血管病变（脑出血、脑梗死）等直接或间接抑制呼吸中枢；脊髓灰质炎、重症肌无力、有机磷中毒及颈椎外伤等可损伤神经—肌肉传导系统，引起通气不足。上述各种原因均可造成急性呼吸衰竭。

二、分类

1. 按动脉血气分析分类

（1）Ⅰ型呼吸衰竭：缺氧性呼吸衰竭，血气分析特点是 $PaO_2 < 60$ mmHg，$PaCO_2$ 降低或正常，主要见于肺换气功能障碍疾病。

（2）Ⅱ型呼吸衰竭：即高碳酸性呼吸衰竭，血气分析特点是 $PaO_2 < 60$ mmHg 同时伴有 $PaCO_2 > 50$ mmHg，系肺泡通气功能障碍所致。

2. 按发病急缓分类

分为急性呼吸衰竭和慢性呼吸衰竭。

（1）急性呼吸衰竭是指呼吸功能原来正常，由于多种突发因素的发生或迅速发展，引起通气或换气功能严重损害，短时间内发生呼吸衰竭，因机体不能很快代偿，如不及时抢救，会危及患者生命。

（2）慢性呼吸衰竭多见于慢性呼吸系统疾病，其呼吸功能损害逐渐加重，虽有缺氧，或伴 CO_2 潴留，但通过机体代偿适应，仍能从事个人生活活动，称为代偿性慢性呼吸衰竭。一旦并发呼吸道感染，或因其他原因增加呼吸生理负担所致代偿失调，出现严重缺氧、CO_2 潴留和酸中毒的临床表现，称为失代偿性慢性呼吸衰竭。

3. 按病理生理分类

分为泵衰竭和肺衰竭。

（1）泵衰竭：由神经肌肉病变引起。

（2）肺衰竭：是由气道、肺或胸膜病变引起。

三、发病机制

各种病因通过引起的肺通气不足、弥散障碍、通气/血流比例失调、肺内动—静脉解剖分流增加和氧耗增加，使通气和（或）换气过程发生障碍，导致呼吸衰竭。

1. 肺通气不足

肺泡通气量减少，肺泡氧分压下降，二氧化碳分压上升。气道阻力增加、呼吸驱动力弱、无效腔气量增加均可导致通气不足。

2. 弥散障碍

见于呼吸膜增厚（如肺水肿、肺间质病变）和面积减少（如肺不张、肺实变），或肺毛细血管血量不足（肺气肿）及血液氧合速率减慢（贫血）等。

3. 通气/血流比例失调

（1）通气/血流 > 正常：引起肺有效循环血量减少，造成无效通气。

（2）通气/血流＜正常：形成无效血流或分流样血流。

4. 肺内动—静脉解剖分流增加

由于肺部病变如肺泡萎陷、肺不张、肺水肿、肺炎实变均可引起肺动脉样分流增加，使静脉血没有接触肺泡气进行气体交换，直接进入肺静脉。

5. 机体氧耗增加

氧耗量增加是加重缺氧的原因之一，发热、寒战、呼吸困难和抽搐均将增加氧耗量。

四、护理评估

（一）致病因素

询问患者或家属是否有导致慢性呼吸系统疾病，如慢性阻塞性肺疾病、重症肺结核、肺间质纤维化等；是否有胸部的损伤；是否有神经或肌肉等病变。

（二）身体状况

1. 呼吸困难

是最早、最突出的表现，表现为呼吸浅速，出现"三凹征"，有 CO_2 潴留时，则出现浅慢呼吸或潮式呼吸。

2. 发绀

是缺氧的主要表现。当动脉血氧饱和度（SaO_2）低于 90% 或 $PaO_2 < 50$ mmHg 时，可在口唇、指甲、舌等处出现发绀。

3. 精神、神经症状

注意力不集中、定向障碍、烦躁、精神错乱，后期表现躁动、抽搐、昏迷。慢性缺氧多表现为智力和定向障碍。有 CO_2 潴留时常表现出兴奋状态，CO_2 潴留严重者可发生肺性脑病。

4. 血液循环系统

早期血压升高，心率加快；晚期血压下降，心率减慢、失常甚至心脏停搏。

5. 其他

严重呼吸衰竭对肝肾功能和消化系统都有影响，可有消化道出血、尿少、尿素氮升高、肌酐清除率下降、肾衰竭。

（三）辅助检查

1. 动脉血气分析

呼吸衰竭的诊断标准是在海平面、标准大气压、静息状态、呼吸空气条件下，$PaO_2 < 60$ mmHg，伴或不伴有 $PaCO_2 > 50$ mmHg。单纯的 $PaO_2 < 60$ mmHg 为 I 型呼吸衰竭；若伴 $PaCO_2 > 50$ mmHg，则为 II 型呼吸衰竭。

2. 肺功能检测

肺功能有助于判断原发疾病的种类和严重程度。

3. 肺部影像学检查

包括肺部胸部 X 检查、肺部 CT 等有助于分析呼吸衰竭的原因。

（四）心理—社会状况

呼吸衰竭的患者常因呼吸困难产生焦虑或恐惧反应。由于治疗的需要，患者可能需要接受气管插管或气管切开，进行机械通气，加重患者焦虑情绪。各种监测及治疗仪器也会加重患者的心理负担。

（五）治疗

1. 保持气道通畅

气道通畅是纠正缺氧和 CO_2 潴留的先决条件。

（1）清除呼吸道分泌物。

（2）缓解支气管痉挛：用支气管解痉药，必要时给予糖皮质激素以缓解支气管痉挛。

（3）建立人工气道：对于病情危重者，可采用经鼻或经口气管插管，或气管切开，建立人工气道，以方便吸痰和机械通气治疗。

2. 氧疗

急性呼吸衰竭患者应使 PaO_2 维持在接近正常范围；慢性缺氧患者吸入的氧浓度应使 PaO_2 在 60 mmHg 以上或 SaO_2 在 90% 以上；一般状态较差的患者应尽量使 PaO_2 在 80 mmHg 以上。常用的给氧法为鼻导管、鼻塞、面罩、气管内机械给氧。对缺氧不伴 CO_2 潴留的患者，应给予高浓度吸氧（＞35%），宜将吸入氧浓度控制在 50% 以内。缺氧伴明显 CO_2 潴留的氧疗原则为低浓度（＜35%）持续给氧。

3. 机械通气

呼吸衰竭时应用机械通气的目的是改善通气和换气，减少呼吸功耗，同时要尽量避免和减少发生呼吸机相关肺损伤。

4. 病因治疗

对病因不明确者，应积极寻找病因。病因一旦明确，即应开始针对性治疗。对于病因无特效治疗方法者，可针对发病的各个环节合理采取措施。

5. 一般处理

应积极预防和治疗感染、纠正酸碱失衡和电解质紊乱、加强体液管理，保持血细胞比容在一定水平、营养支持及合理预防并发症的发生。

五、主要护理诊断/问题

1. 气体交换受损

与肺换气功能障碍有关。

2. 清理呼吸道无效

与呼吸道分泌物黏稠、积聚有关。

3. 有感染加重的危险

与长期使用呼吸机有关。

4. 有皮肤完整性受损的危险

与长期卧床有关。

5. 语言沟通障碍

与人工气道建立影响患者说话有关。

6. 营养失调

与摄入不足有关。

7. 恐惧情绪

与病情危重有关。

六、护理目标

（1）患者的缺氧和 CO_2 潴留症状得以改善，呼吸形态得以纠正。

（2）患者在住院期间呼吸道通畅，没有因痰液阻塞而发生窒息。

（3）患者住院期间感染未加重。

（4）卧床期间皮肤完整，无压疮。

（5）患者能认识到增加营养的重要性并能接受医务人员的合理饮食建议。

（6）护士和患者能够应用图片、文字、手势等多种方式建立有效交流。

（7）可以和患者进行沟通，使患者焦虑、恐惧心理减轻。

七、护理措施

（一）生活护理

（1）提供安静、整洁、舒适的环境。

（2）给予高蛋白、高热量、丰富的维生素、易消化的饮食，少量多餐。

（3）控制探视人员，防止交叉感染。

（4）急性发作时，护理人员应保持镇静，减轻患者焦虑。缓解期患者可进行活动，协助他们适应生活，根据身体情况，做到自我照顾和正常的社会活动。

（5）咳痰患者应加强口腔护理，保持口腔清洁。

（6）长期卧床患者预防压疮发生，及时更换体位及床单位，骨隆突部位予以按摩或以软枕垫起。

（二）治疗配合

1. 呼吸困难的护理

教会患者有效的咳嗽、咳痰方法，鼓励患者咳痰，每日饮水在 1500～2000 mL，给予雾化吸入。对年老体弱咳痰费力的患者，采取翻身、叩背排痰的方法。对意识不清及咳痰无力的患者，可经口或经鼻吸痰。

2. 氧疗的护理

对于不同的呼衰类型给予不同的吸氧方式和氧浓度。Ⅰ型呼吸衰竭者，应提高氧浓度，一般可给予高浓度的氧（＞50%），使 PaO_2 在 60 mmHg 以上或 SaO_2 在 90% 以上；Ⅱ型呼吸衰竭者，以低浓度持续给氧为原则，或以血气分析结果调节氧流量。给氧方法可用鼻导管，鼻塞或面罩等。应严密观察给氧效果，如果呼吸困难缓解，心率下降，发绀减轻，表示给氧有效，如若呼吸过缓，意识障碍加重，表示 CO_2 潴留加剧，应报告医师，并准备呼吸兴奋药和辅助呼吸等抢救物品。

3. 机械通气的护理

见急性呼吸窘迫综合征患者的护理。

4. 酸碱失衡和电解质紊乱的护理

呼吸性酸中毒为呼吸衰竭最基本和最常见的酸碱紊乱类型。治疗以改善肺泡通气量为主，包括有效控制感染、祛痰平喘、合理给氧、正确使用呼吸兴奋药及机械通气来改善通气，促进二氧化碳排出。水和电解质紊乱以低钾、低钠、低氯最为常见。慢性呼吸衰竭因低盐饮食、水潴留、应用利尿药等造成低钠，应注意预防。

（三）病情观察

（1）注意观察呼吸频率、节律、深度的变化。

（2）评估意识状况及神经精神症状，观察有无肺性脑病的表现。

（3）昏迷患者应评估瞳孔、肌张力、腱反射及病理反射。

（4）准确记录每小时出入量，尤其是尿量变化，合理安排输液速度。

（四）心理护理

呼吸衰竭的患者由于病情严重及经济上的困难往往容易产生焦虑、恐惧等消极心理，因此从护理上应该重视患者心理情绪的变化，积极采用语言及非语言的方式跟患者进行沟通，了解患者的心理及需求，提供必要的帮助。同时加强与患者家属之间的沟通，使家属能适应患者疾病带来的压力，能理解和支持患者，从而减轻患者的消极情绪，提高生命质量，延长生命时间。

（五）健康教育

（1）讲解疾病的康复知识。

（2）鼓励进行呼吸运动锻炼，教会患者有效咳嗽、咳痰技术，如缩唇呼吸、腹式呼吸等方法。

（3）遵医嘱正确用药，熟悉药物的用法、剂量和注意事项等。

（4）教会家庭氧疗的方法，告知注意事项。

（5）指导患者制订合理的活动与休息计划，教会其减少氧耗量的活动与休息方法。

（6）增强体质，避免各种引起呼吸衰竭的诱因。①鼓励患者进行耐寒锻炼和呼吸功能锻炼，如用冷水洗脸等，以提高呼吸道抗感染的能力。②指导患者合理安排膳食，加强营养，达到改善体质的目的。③避免吸入刺激性气体，劝告吸烟患者戒烟。④避免劳累、情绪激动等不良因素刺激。⑤嘱患者减少去人群拥挤的地方，尽量避免与呼吸道感染者接触，减少感染的机会。

八、护理评价

（1）呼吸平稳，血气分析结果正常。

（2）患者住院期间感染得到有效控制。

（3）患者住院期间皮肤完好。

（4）患者及家属无焦虑情绪存在，能配合各种治疗。

（5）患者掌握呼吸运动及正确咳嗽方法。

（刘桂霞）

第五节 肺血栓栓塞症

肺栓塞（PE）是以各种栓子阻塞肺动脉系统为其发病原因的一组疾病或临床综合征的总称，常见的栓子为血栓，少数为脂肪、羊水、空气等。肺血栓栓塞症（PTE）为来自静脉系统或右心的血栓阻塞肺动脉或其分支所致的疾病，主要临床特征为肺循环和呼吸功能障碍。PTE 为 PE 最常见的类型，通常所称的 PE 即指 PTE。

引起 PTE 的血栓主要来源于深静脉血栓（DVT）形成。DVT 与 PTE 实质上为一种疾病过程在不同部位、不同阶段的表现，两者合称为静脉血栓栓塞症（VTE）。

国外 PTE 发病率较高，病死率也高，未经治疗的 PTE 的病死率为 25% ~ 30%，大面积 PTE 1 小时内死亡率高达 95%，是仅次于肿瘤和心血管病，威胁人类生命的第三大杀手。PTE 发病和临床表现隐匿、复杂，对 PTE 的漏诊率和误诊率普遍较高。虽然我国目前尚无准确的流行病学资料，但随着诊断意识和检查技术的提高，诊断例数已有显著增加。

一、病因与发病机制

1. 深静脉血栓形成引起肺栓塞

引起 PTE 的血栓可以来源于下腔静脉径路、上腔静脉径路或右心腔，其中大部分来源于下肢近端的深静脉，即腘静脉、股静脉、髂静脉。腓静脉血栓一般较细小，即使脱落也较少引起 PTE。只有当血栓发展到近端血管并脱落后，才易引起肺栓塞。任何可以导致静脉血液淤滞、静脉系统内皮损伤和血液高凝状态的因素均可引起深静脉血栓形成。深静脉血栓形成的高危因素有：①获得性高危因素。高龄，肥胖，大于 4 天的长期卧床、制动，心脏疾病（如房颤合并心衰、动脉硬化等），手术（特别是膝关节、髋关节、恶性肿瘤手术），妊娠和分娩。②遗传性高危因素。凝血因子 V 突变引起的蛋白 C 缺乏、蛋白 S 缺乏和抗凝血酶缺乏等造成血液的高凝状态。患者年龄一般在 40 岁以下，常以无明显诱因反复发生 DVT 和 PTE 为主要临床表现。

2. 非深静脉血栓形成引起肺栓塞

全身静脉血回流至肺，故肺血管床极易暴露于各种阻塞和有害因素中，除上述深静脉血栓形成外，其他栓子也可引起肺栓塞，包括：脂肪栓塞，羊水栓塞，空气栓塞，寄生虫栓塞，感染病灶，肿瘤的癌栓，毒品引起血管炎或继发血栓形成。

二、病理生理

肺动脉的血栓栓塞既可以是单一部位，也可以是多部位。病理检查发现多部位或双侧性的血栓栓塞更为常见。一般认为栓塞更易发生于右侧和下肺叶。发生栓塞后有可能在栓塞局部继发血栓形成，参与发病过程。PTE 所致病情的严重程度取决于栓子的性质及受累血管的大小和肺血管床阻塞的范围；栓子阻塞肺血管后释放的 5-羟色胺、组胺等介质引起的反应及患者原来的心肺功能状态。栓塞部位的肺血流减少，肺泡无效腔量增大，故 PTE 对呼吸的即刻影响是通气/血流比值增大。右心房压升高可引起功能性闭合的卵圆孔开放，产生心内右向左分流；神经体液因素可引起支气管痉挛；毛细血管通透性增高，肺间质和肺泡内液体增多或出血；栓塞部位肺泡表面活性物质分泌减少，肺泡萎陷，呼吸面积减小；肺顺应性下降，肺体积缩小并可出现肺不张；如累及胸膜，则可出现胸腔积液。以上因素导致通气／血流比例失调，出现低氧血症。

急性 PTE 造成肺动脉较广泛阻塞时，可引起肺动脉高压，出现急性肺源性心脏病，致右心功能不全，回心血量减少，静脉系统淤血；右心扩大致室间隔左移，使左心室功能受损，导致心排血量下降，进而可引起体循环低血压或休克；主动脉内低血压和右心房压升高，使冠状动脉灌注压下降，心肌血流减少，特别是心室内膜下心肌处于低灌注状态，加之 PTE 时心肌耗氧增加，可致心肌缺血，诱发心绞痛。

肺动脉发生栓塞后，若其支配区的肺组织因血流受阻或中断而发生坏死，称为肺梗死（PI）。由于肺组织接受肺动脉、支气管动脉和肺泡内气体弥散等多重氧供，仅约 15% 的 PTE 会发生 PI。

若急性 PTE 后肺动脉内血栓未完全溶解或反复发生 PTE，则可能形成慢性血栓栓塞性肺动脉高压，继而出现慢性肺源性心脏病，右心代偿性肥厚和右心衰竭。

三、临床表现

（一）PTE 表现

1. 症状

常见症状有：①不明原因的呼吸困难及气促，尤以活动后明显，为 PTE 最多见的症状。②胸痛，包括胸膜炎性胸痛或心绞痛样疼痛。③晕厥，可为 PTE 的唯一或首发症状。④烦躁不安、惊恐甚至濒死感。⑤咯血，常为小量咯血，大咯血少见。⑥咳嗽、心悸等。各病例可出现以上症状的不同组合，具有多样性和非特异性。临床上若同时出现呼吸困难、胸痛及咯血，称为 PTE "三联征"，但仅见于约 20% 的患者。大面积肺栓塞时可发生休克甚至猝死。

2. 体征

（1）呼吸系统：呼吸急促最常见、发绀、肺部有时可闻及哮鸣音和（或）细湿啰音，肺野偶可闻及血管杂音；合并肺不张和胸腔积液时出现相应的体征。

（2）循环系统体征：心率快，肺动脉瓣区第二心音亢进及收缩期杂音；三尖瓣反流性杂音；心包摩擦音或胸膜心包摩擦音；可有右心衰竭体征，如颈静脉充盈、搏动，肝大伴压痛，肝颈反流征（＋）等。血压变化，严重时可出现血压下降甚至休克。

（3）其他可伴发热：多为低热，少数患者有 38 ℃ 以上的发热。

（二）DVT 表现

主要表现为患肢肿胀、周径增粗、疼痛或压痛、皮肤色素沉着，行走后患肢易疲劳或肿胀加重。但需注意，半数以上的下肢 DVT 患者无自觉症状和明显体征。应测量双侧下肢的周径来评价其差别。进行大腿、小腿周径的测量点分别为髌骨上缘以上 15 cm 处，髌骨下缘以下 10 cm 处。双侧相差 >1 cm 即考虑有临床意义。

最有意义的体征是反映右心负荷增加的颈静脉充盈、搏动及 DVT 所致的患肢肿胀、压痛、僵硬、色素沉着及浅静脉曲张等，一侧大腿或小腿周径较对侧大 1 cm 即有诊断价值。

四、治疗

1. 急救措施

（1）一般处理：对高度疑诊或确诊 PTE 的患者，应进行重症监护，绝对卧床 1~2 周。剧烈胸痛者给予适当镇静、止痛对症治疗。

（2）呼吸循环支持，防治休克。

1）氧疗：采用经鼻导管或面罩吸氧，必要时气管插管机械通气，以纠正低氧血症。避免做气管切开，以免溶栓或抗凝治疗引发局部大出血。

2）循环支持：对于出现右心功能不全但血压正常者，可使用多巴酚丁胺和多巴胺；若出现血压下降，可增大剂量或使用其他血管加压药物，如去甲肾上腺素等。扩容治疗会加重右室扩大，减低心排血量，不建议使用。液体负荷量控制在 500 mL 以内。

2. 溶栓治疗

溶栓指征：大面积 PTE 有明显呼吸困难、胸痛、低氧血症等。对于次大面积 PTE，若无禁忌证可考虑溶栓，但存在争议。对于血压和右心室运动功能均正常的病例，不宜溶栓。溶栓的时间窗一般定为急性肺栓塞发病或复发 14 天以内。症状出现 48 小时内溶栓获益最大，溶栓治疗开始越早，治疗效果越好。

绝对禁忌证：有活动性内出血和近期自发性颅内出血。

相对禁忌证：2 周内的大手术、分娩、器官活检或不能压迫止血部位的血管穿刺；2 个月内的缺血性脑卒中；10 天内的胃肠道出血；15 天内的严重创伤；1 个月内的神经外科或眼科手术；难以控制的重度高血压（收缩压 > 180 mmHg，舒张压 > 110 mmHg）；近期曾行心肺复苏；血小板计数 < 100×10^9/L；妊娠；细菌性心内膜炎；严重肝、肾功能不全；糖尿病出血性视网膜病变等。对于致命性大面积 PTE，上述相对禁忌证也应被视为绝对禁忌证，文献提示低血压和缺氧即是 PTE 立即溶栓的指征。

常用的溶栓药物：尿激酶（UK）、链激酶（SK）和重组组织型纤溶酶原激活剂（rt-PA）。三者溶栓效果相仿，临床可根据条件选用。

（1）UK：负荷量 4 400IU/kg，静脉注射 10 分钟，随后以每小时 2200IU/kg 持续静脉滴注 12 小时。快速给药：按 2 万 IU/kg 剂量，持续静脉滴注 2 小时。

（2）SK：负荷量 25 万 IU，静脉注射 30 分钟，随后以每小时 10 万 IU 持续静脉滴注 24 小时。快速给药：150 万 IU，持续静脉滴注 2 小时。链激酶具有抗原性，用药前需肌内注射苯海拉明或地塞米松，以防止过敏反应。链激酶 6 个月内不宜再次使用。

（3）rt-PA：推荐 rt-PA 50 mg 持续静脉注射 2 小时为国人标准治疗方案。

使用尿激酶、链激酶溶栓时无须同时使用肝素治疗；但以 rt-PA 溶栓，当 rt-PA 注射结束后，应继续使用肝素。

3. 抗凝治疗

抗凝为 PTE 和 DVT 的基本治疗方法，可以有效防止血栓再形成和复发，为机体发挥自身的纤溶机制溶解血栓创造条件。抗凝药物主要有非口服抗凝剂普通肝素（UFH）、低分子肝素（LMWH），口服抗凝剂华法林。抗血小板药物阿司匹林或氯吡格雷的抗凝作用不能满足 PTE 或 DVT 的抗凝要求，不推荐使用。

临床疑诊 PTE 时，即可开始使用 UFH 或 LMWH 进行有效的抗凝治疗。用尿激酶或链激酶溶栓治疗后，应每 2～4 小时测定一次凝血酶原时间（PT）或活化部分凝血活酶时间（APTT），当其水平降至正常值的 2 倍时，即给予抗凝治疗。

UFH 给药时需根据 APTT 调整剂量，尽快使 APTT 达到并维持于正常值的 1.5～2.5 倍。LMWH 具有与 UFH 相同的抗凝效果。可根据体重给药且无须监测 APTT 和调整剂量。UFH 或 LMWH 一般连用 5～10 天，直到临床情况平稳。使用肝素 1～3 天后加用口服抗凝剂华法林，初始剂量为 3.0～5.0 mg。当连续 2 天测定的国际标准化比率（INR）达到 2.5（2.0～3.0）时，或 PT 延长至正常值的 1.5～2.5 倍时，停止使用肝素，单独口服华法林治疗。根据 INR 或 PT 调节华法林的剂量。一般口服华法林的疗程至少为 3～6 个月。对复发性 VTE、并发肺心病或危险因素长期存在者，抗凝治疗的时间应延长至 12 个月或以上，甚至终生抗凝。

4. 其他治疗

如肺动脉血栓摘除术、肺动脉导管碎解和抽吸血栓，仅适用于经积极内科治疗无效的紧急情况，或存在溶栓和抗凝治疗绝对禁忌证。为防止下肢深静脉大块血栓再次脱落阻塞肺动脉，可考虑放置下腔静脉滤器。若阻塞部位处于手术可及的肺动脉近端，可考虑行肺动脉血栓内膜剥脱术。

五、护理

1. 一般护理

安置患者于监护室，监测呼吸、心率、血压、静脉压、心电图及动脉血气的变化。患者应绝对卧床休息。避免大幅度的动作及用手按揉下肢深静脉血栓形成处，翻身时动作要轻柔，以防止血栓脱落，栓塞其他部位。做好各项基础护理，预防并发症。进食清淡、易消化的高维生素类食物。保持大便通畅，避免用力，以免促进深静脉血栓脱落。大便干燥时可酌情给予通便药或做结肠灌洗。

2. 镇静、止痛、给氧

患者胸痛剧烈时遵医嘱给予镇静、止痛药，以减轻患者的痛苦症状，缓解患者的紧张程度。保持呼吸道通畅，根据血气分析和临床情况合理给氧，改善缺氧症状。床旁备用气管插管用物及、呼吸机，便于患者出现呼吸衰竭时立即进行机械通气治疗。

3. 病情观察

密切观察患者的意识、血压、呼吸、脉搏、体温、尿量和皮肤色泽等，有无胸痛、晕厥、咯血及休克等现象。正确留取各项标本，观察动脉血气分析和各项实验室检查结果，如血小板计数、凝血酶原时间或活化部分凝血活酶时间、血浆纤维蛋白含量、硫酸鱼精蛋白副凝试验等。

4. 心理护理

PTE 患者多有紧张、焦虑、悲观的情绪，应减少不必要的刺激，给予相应的护理措施，如护理人员守护在患者床旁，允许家属陪伴，解释病情，满足患者所需等。鼓励患者配合治疗，树立战胜疾病的信心和勇气。

5. 溶栓及抗凝护理

（1）用药前：①溶栓前宜留置外周静脉套管针，以方便溶栓中取血监测，避免反复穿刺血管。②测定基础 APTT、PT 及血常规（含血小板计数、血红蛋白）等。③评估是否存在禁忌证，如活动性出血、凝血功能障碍、未予控制的严重高血压等。必要时应配血，做好输血准备。

（2）用药期间

1）注意观察出血倾向：①溶栓治疗的主要并发症为出血，包括皮肤、黏膜及脏器的出血，最严重的是颅内出血，发生率为1%~2%；在用药过程中，观察患者有无头痛、呕吐、意识障碍等情况；观察皮肤黏膜有无紫癜及穿刺点有无渗血；观察大小便的颜色，及时留取标本进行潜血检查。②肝素在使用的第1周每1~2天，第2周起每3~4天必须复查血小板计数1次，以发现肝素诱导的血小板减少症；若出现血小板迅速或持续降低达30%以上，或血小板计数<100×10⁹/L，应停用肝素；③华法林在治疗的前几周，有可能引起血管性紫癜，导致皮肤坏死；华法林所致出血可以用维生素K拮抗。

2）评估疗效：溶栓及抗凝后，根据医嘱定时采集血标本，对临床及相关辅助检查情况进行动态观察。

6. 健康教育

PTE的预防和早期识别极为重要，应做好本病的有关预防和发病表现的宣教。老年、体弱、久病卧床的患者，应注意加强腿部的活动，经常更换体位，抬高下肢，以减轻下肢血液的淤滞，预防下肢深静脉血栓形成。长途空中旅行、久坐或久站，或孕妇妊娠期内引起的下肢和脚部浮肿、下肢静脉曲张，可采取非药物预防方法，如穿充气加压袜、使用间歇充气加压泵，以促进下肢静脉回流。已经开始抗凝药物治疗的患者应坚持长期应用抗凝药物并告诉患者注意观察出血倾向。当出现不明原因的气急、胸痛、咯血等表现时，应及时到医院诊治。

（朱红燕）

第六节　急性呼吸窘迫综合征

急性呼吸窘迫综合征（ARDS）是多种原因引起的急性呼吸衰竭。ARDS不是独立的疾病，是多种疾病的严重并发症。ARDS晚期多诱发或合并多器官功能障碍综合征，甚至多器官功能衰竭（MOF），病情凶险，预后恶劣，病死率高达50%~70%。

一、病因

休克、创伤、淹溺、严重感染、吸入有毒气体、药物过量、尿毒症、糖尿病酮症酸中毒、弥散性血管内凝血、体外循环等原因均可导致ARDS。

二、临床表现

急性呼吸窘迫综合征通常发生于原发疾病或损伤起病后24~48小时。最初的症状为气促，伴有呼吸浅快，肺部可有湿啰音或哮鸣音。患者皮肤可见花斑状或青紫。随着病情进展，出现呼吸窘迫，吸气费力，发绀，烦躁不安，PaO_2明显降低、$PaCO_2$低。如病情继续恶化，呼吸窘迫和发绀继续加重，并出现酸中毒、MOF，甚至死亡。凡存在可能引起ARDS的各种基础疾病或诱因，一旦出现呼吸改变或血气异常，均应警惕有ARDS发生的可能。

三、治疗

治疗原则是改善换气功能，纠正缺氧，及时去除病因，控制原发病等。ARDS 治疗的关键在于原发病及其病因，包括氧疗、机械通气等呼吸支持治疗，维持适宜的血容量，根据病因早期应用肾上腺皮质激素，纠正酸碱和电解质紊乱，营养支持及体位治疗。

四、护理

在救治 ARDS 过程中，精心护理是抢救成功的重要环节。护士应做到及早发现病情，迅速协助医生采取有力的抢救措施。密切观察患者生命体征，做好各项记录，准确完成各种治疗，备齐抢救器械和药品，防止机械通气和气管切开的并发症。

1. 护理目标

（1）及早发现 ARDS 的迹象，及早有效地协助抢救。维持生命体征稳定，挽救患者生命。

（2）做好人工气道的管理，维持患者最佳气体交换，改善低氧血症，减少机械通气并发症。

（3）采取俯卧位通气护理，缓解肺部压迫，改善心脏的灌注。

（4）积极预防感染等各种并发症，提高救治成功率。

（5）加强基础护理，增加患者舒适感。

（6）减轻患者心理不适，使其合作、平静。

2. 护理措施

（1）及早发现病情变化：ARDS 通常在疾病或严重损伤的最初 24～48 小时后发生。首先出现呼吸困难，通常呼吸浅快。吸气时可存在肋间隙和胸骨上窝凹陷。皮肤可出现发绀和斑纹，吸氧不能使之改善。

护士发现上述情况要高度警惕，及时报告医生，进行动脉血气分析和胸部 X 线等相关检查。一旦诊断考虑 ARDS，立即积极治疗。若没有机械通气的相应措施，应尽早转至有条件的医院。患者转运过程中应有专职医生和护士陪同，并准备必要的抢救设备，氧气必不可少。若有指征行机械通气治疗，可以先行气管插管后转运。

（2）迅速连接监测仪，密切监护心率、心律、血压等生命体征，尤其是呼吸的频率、节律、深度及血氧饱和度等。观察患者意识、发绀情况、末梢温度等，注意有无呕血、黑便等消化道出血的表现。

（3）氧疗和机械通气的护理：治疗 ARDS 最紧迫问题在于纠正顽固性低氧，改善呼吸困难，为治疗基础疾病赢得时间。需要对患者实施氧疗甚至机械通气。

严密监测患者呼吸情况及缺氧症状。若单纯面罩吸氧不能维持满意的血氧饱和度，应予辅助通气。可尝试采用经面罩持续气道正压吸氧等无创通气，但大多需要机械通气吸入氧气。遵医嘱给予高浓度氧气吸入或使用呼气末正压通气（PEEP）并根据动脉血气分析值的变化调节氧浓度。

使用 PEEP 时应严密观察，防止患者出现气压伤。PEEP 是在呼气终末时给予气道以一恒定正压使之不能回复到大气压的水平。可以增加肺泡内压和功能残气量，改善氧合，防止呼气使肺泡萎陷，增加气体分布和交换，减少肺内分流，从而提高 PaO_2。由于 PEEP 使胸腔内压升高，静脉回流受阻，致心搏减少，血压下降，严重时可引起循环衰竭；另外正压过高，肺泡过度膨胀、破裂有导致气胸的危险。在监护过程中，注意观察有无心率增快、突然胸痛、呼吸困难加重等相关症状，发现异常立即调节 PEEP 压力并报告医生处理。

帮助患者采取有利于呼吸的体位，如端坐位或高枕卧位。

人工气道的管理有以下几方面。

妥善固定气管插管，观察气道是否通畅，定时对比听诊双肺呼吸音。经口插管者要固定好牙垫，防止阻塞气道。每班检查并记录导管刻度，观察有无脱出或误入一侧主支气管。套管固定松紧适宜，以能放入一指为准。

气囊充气适量。充气过少易产生漏气，充气过多可压迫气管黏膜导致气管食管瘘，可以采用最小漏气技术，用来减少并发症发生。方法：用 10 mL 注射器将气体缓慢注入，直至在喉及气管部位听不到漏气声，每次向外抽出气体 0.25 ~ 0.5 mL，至吸气压力到达峰值时出现少量漏气为止，再注入 0.25 ~ 0.5 mL 气体，此时气囊容积为最小封闭容积，气囊压力为最小封闭压力，记录注气量。观察呼吸机上气道峰压是否下降及患者能否发音说话，长期机械通气患者要观察气囊有无破损、漏气现象。

保持气道通畅。严格无菌操作，按需适时吸痰。过多反复抽吸会刺激黏膜，使分泌物增加。先吸气道再吸口、鼻腔，吸痰前给予充分气道湿化、翻身叩背、吸纯氧 3 分钟，吸痰管最大外径不超过气管导管内径的 1/2，迅速插吸痰管至气管插管，感到阻力后撤回吸痰管 1 ~ 2 cm，打开负压边后退边旋转吸痰管，吸痰时间不应超过 15 秒。吸痰后密切观察痰液的颜色、性状、量及患者心率、心律、血压和血氧饱和度的变化，一旦出现心律失常和呼吸窘迫，立即停止吸痰，给予吸氧。

用加温湿化器对吸入气体进行湿化，根据病情需要加入盐酸氨溴索、异丙托溴铵等，每日 3 次雾化吸入。湿化满意标准为痰液稀薄、无泡沫、不附壁能顺利吸出。

呼吸机使用过程中注意电源插头要牢固，不要与其他仪器共用一个插座；机器外部要保持清洁，上端不可放置液体；开机使用期间定时倒掉管道及集水瓶内的积水，集水瓶安装要牢固；定时检查管道是否漏气、有无打折、压缩机工作是否正常。

（4）维持有效循环，维持出入液量轻度负平衡。循环支持治疗的目的是恢复和提供充分的全身灌注，保证组织的灌流和氧供，促进受损组织的恢复。在能保持酸碱平衡和肾功能前提下达到最低水平的血管内容量。①护士应迅速帮助完成该治疗目标。选择大血管，建立 2 个以上的静脉通道，正确补液，改善循环血容量不足。②严格记录出入量、每小时尿量。出入量管理的目标是在保证血容量、血压稳定前提下，24 小时出量大于入量 500 ~ 1000 mL，利于肺内水肿液的消退。充分补充血容量后，护士遵医嘱给予利尿剂，消除肺水肿。观察患者对治疗的反应。

（5）俯卧位通气护理：由仰卧位改变为俯卧位，可使 75% ARDS 患者的氧合改善。可能与血流重新分布，改善背侧肺泡的通气，使部分萎陷肺泡再膨胀达到"开放肺"的效果有关。随着通气/血流比例的改善进而改善了氧合。但存在血流动力学不稳定、颅内压增高、脊柱外伤、急性出血、骨科手术、近期腹部手术、妊娠等为禁忌实施俯卧位。①患者发病 24 ~ 36 小时及以后取俯卧位，翻身前给予纯氧吸入 3 分钟；预留足够的管路长度，注意防止气管插管过度牵拉致脱出。②为减少特殊体位给患者带来的不适，用软枕垫高头部 15° ~ 30°，嘱患者双手放在枕上，并在髋、膝、踝部放软枕，每 1 ~ 2 小时更换 1 次软枕的位置，每 4 小时更换 1 次体位，同时考虑患者的耐受程度。③注意血压变化，因俯卧位时支撑物放置不当，可使腹压增加，下腔静脉回流受阻而引起低血压，必要时在翻身前提高吸氧浓度。④注意安全、防坠床。

（6）预防感染的护理：①注意严格无菌操作，每日更换气管插管切口敷料，保持局部清洁干燥，预防或消除继发感染。②加强口腔及皮肤护理，以防护理不当而加重呼吸道感染及发生褥疮。③密切观察体温变化，注意呼吸道分泌物的情况。

（7）心理护理，减轻恐惧，增加心理舒适度：①评估患者的焦虑程度，指导患者学会自我调整心理状态，调控不良情绪；主动向患者介绍环境，解释治疗原则，解释机械通气、监测及呼吸机的报警系统，尽量消除患者的紧张感。②耐心向患者解释病情，对患者提出的问题要给予明确、有效和积极的信息，消除心理紧张和顾虑。③护理患者时保持冷静和耐心，表现出自信和镇静。④如果患者由于呼吸困难或人工通气不能讲话，可提供纸笔或以手势与患者交流。⑤加强巡视，了解患者的需要，帮助患者解决问题。⑥帮助并指导患者及家属应用松弛疗法、按摩等。

（8）营养护理：ARDS 患者处于高代谢状态，应及时补充热量和高蛋白、高脂肪营养物质。能量的摄取既应满足代谢的需要，又应避免糖类的摄取过多，蛋白摄入量一般为每天 1.2 ~ 1.5 g/kg。

尽早采用肠内营养，协助患者取半卧位，充盈气囊，证实胃管在胃内后，用加温器和输液泵匀速泵入营养液。若有肠鸣音消失或胃潴留，暂停鼻饲，给予胃肠减压。一般留置5~7天拔除，更换到对侧鼻孔，以减少鼻窦炎的发生。

五、健康指导

在疾病的不同阶段，根据患者的文化程度做好有关知识的宣传和教育，让患者了解病情的变化过程。

（1）提供舒适安静的环境以利于患者休息，指导患者正确卧位休息，讲解由仰卧位改变为俯卧位的意义，尽可能减少特殊体位给患者带来的不适。

（2）向患者解释咳嗽、咳痰的重要性，指导患者掌握有效咳痰的方法，鼓励并协助患者咳嗽、排痰。

（3）指导患者自己观察病情变化，如有不适及时通知医护人员。

（4）嘱患者严格按医嘱用药，按时服药，不要随意增减药物剂量及种类。服药过程中，需密切观察患者用药后反应，以指导用药剂量。

（5）出院指导。指导患者出院后仍以休息为主，活动量要循序渐进，注意劳逸结合。此外，患者病后生活方式的改变需要家人的积极配合和支持，应指导患者家属给患者创造一个良好的身心休养环境。出院后 1 个月内来院复查 1 ~ 2 次，出现情况随时来院复查。

（邹　威）

第二章

心血管内科疾病护理

第一节　心力衰竭

一、概述

心力衰竭是由于各种心脏疾病导致心功能不全的临床综合征。心力衰竭通常伴有肺循环和（或）体循环的淤血，故又称为充血性心力衰竭。

心功能不全分为无症状和有症状两个阶段，无症状阶段是有心室功能障碍的客观指标如射血分数降低，但无充血性心力衰竭的临床症状；如果不积极治疗，将会发展成有症状心功能不全。

（一）临床类型分类

1. 按发展速度分类

按其发展速度可分为急性心力衰竭和慢性心力衰竭两种，临床上以慢性心力衰竭居多。急性心力衰竭常因急性的严重心肌损害或突然心脏负荷加重，心排血量在短时间内急剧下降，甚至丧失排血功能。临床以急性左侧心力衰竭为常见，表现为急性肺水肿、心源性休克。

慢性心力衰竭病程中常有代偿性心脏扩大、心肌肥厚和其他代偿机制参与的缓慢的发展过程。

2. 按发生部位分类

按其发生的部位可分为左侧心力衰竭、右侧心力衰竭和全心衰竭。左侧心力衰竭临床上较常见，是指左心室代偿功能不全而发生的以肺循环淤血为特征的心力衰竭。

右侧心力衰竭是以体循环淤血为主要特征的心力衰竭，临床上多见于肺源性心脏病、先天性心脏病、高血压、冠心病等。

全心衰竭常是左侧心力衰竭使肺动脉压力增高，加重右心负荷，长此以往，右心功能下降、衰竭，即表现出全心功能衰竭症状。

3. 按功能障碍分类

按有无舒缩功能障碍又可分为收缩性心力衰竭和舒张性心力衰竭。收缩性心力衰竭是指心肌收缩力下降，心排血量不能满足机体代谢的需要，器官、组织血液灌注不足，同时出现肺循环和（或）体循环淤血表现。

舒张性心力衰竭见于心肌收缩力没有明显降低，可使心排血量正常维持，心室舒张功能障碍以致左心室充盈压增高，使肺静脉回流受阻，而导致肺循环淤血。

（二）心力衰竭分期

心力衰竭的分期可以从临床上判断心力衰竭的不同时期，从预防着手，在疾病源头上给予干预，减少和延缓心力衰竭的发生，减少心力衰竭的发展和死亡。心力衰竭分期分为4期。

A 期：存在心力衰竭高危因素，但无器质性心脏结构异常或心力衰竭症状，如患者有高血压、代谢综合征、心绞痛、服用心肌毒性药物等，均可发展为心力衰竭的高危因素。

B 期：有器质性心脏病如心脏扩大、心肌肥厚、射血分数降低，但无心力衰竭症状。

C 期：有器质性心脏病，病程中有过心力衰竭的症状。

D 期：需要特殊干预治疗的难治性心力衰竭。

心力衰竭的分期在病程中是不能逆转的，只能停留在某一期或向前发展，只有在 A 期对高危因素进行有效治疗，才能减少发生心力衰竭，在 B 期进行有效干预，可以延缓发展到有临床症状的心力衰竭。

（三）心功能分级

1. 根据患者主观症状和活动能力，心功能分为4级

Ⅰ级：患者表现为体力活动不受限制，一般活动不出现疲乏、心悸、心绞痛或呼吸困难等症状。

Ⅱ级：患者表现为体力活动轻度受限制，休息时无自觉症状，但日常活动可引起气急、心悸、心绞痛或呼吸困难等症状。

Ⅲ级：患者表现为体力活动明显受限制，一般活动可有气急、心悸等症状，有脏器轻度淤血体征。

Ⅳ级：患者表现为体力活动重度受限制，休息状态也有气急、心悸等症状，体力活动后加重，有脏器重度淤血体征。

此分级方法多年来在临床应用，优点是简便易行，缺点是仅凭患者主观感觉，常有患者症状与客观检查有差距，患者个体之间差异比较大。

2. 根据客观评价指标，心功能分为 A、B、C、D 级

A 级：无心血管疾病的客观依据。

B 级：有轻度心血管疾病的客观依据。

C 级：有中度心血管疾病的客观依据。

D 级：有重度心血管疾病的客观依据。

此分级方法对于轻、中、重度的标准没有具体的规定，需要临床医师主观判断。但结合第一个根据患者主观症状和活动能力进行分级的方案，能弥补第一分级方案的主观症状与客观指标分离情况。如患者心脏超声检查提示轻度主动脉瓣狭窄，但没有体力活动受限制的情况，联合分级定为Ⅰ级 B；又如患者体力活动时有心悸、气急症状，但休息症状缓解，心脏超声检查提示左心室射血分数（LVEF）为 <35%，联合分级定为Ⅱ级 C。

3. 6 分钟步行试验

要求患者 6 分钟之内在平直走廊尽可能地快走，测定其所步行的距离，若 6 分钟步行距

离<150米，表明为重度心功能不全，150～425米为中度，426～550米为轻度心功能不全。

此试验简单易行、安全、方便，用于评定慢性心力衰竭患者的运动耐力，评价心脏储备能力，也常用于评价心力衰竭治疗的效果。

二、慢性心力衰竭

慢性心力衰竭是多数心血管疾病的终末阶段，也是主要的死亡原因。心力衰竭是一种复杂的临床综合征，特定的症状是呼吸困难和乏力，特定的体征是水肿，这些情况可造成器官功能障碍，影响生活质量。主要表现为心脏收缩功能障碍，主要指标是左心室射血分数下降，一般<40%；而心脏舒张功能障碍的患者左心室射血分数相对正常，通常心脏无明显扩大，但有心室充盈指标受损。

我国引起慢性心力衰竭的基础心脏病的构成比与过去有所不同，过去我国以风湿性心脏病为主，近年来其所占比例趋于下降，而冠心病、高血压的所占比例明显上升。

（一）病因与发病机制

1. 病因

各种原因引起的心肌、心瓣膜、心包或冠状动脉、大血管的结构损害，导致心脏容量负荷或压力负荷过重均可造成慢性心力衰竭。

冠心病、高血压、瓣膜病和扩张性心肌病是慢性心力衰竭的主要病因；心肌炎、肾炎、先天性心脏病是较常见的病因；而心包疾病、贫血、甲状腺功能亢进与减退症、脚气病、心房黏液瘤、动静脉瘘、心脏结缔组织病、高原病及少见的内分泌病等，是比较少见易被忽视的病因。

2. 诱因

（1）感染：感染是最主要的诱因，最常见的呼吸道感染，其次是风湿热，在幼儿患者中风湿热则占首位。女性患者中泌尿系统感染则是常见诱因，感染性心内膜炎、全身感染均是诱发因素。

（2）心律失常：特别是快速心律失常，如房颤等。

（3）生理、心理压力过大：如劳累过度、情绪激动、精神紧张。

（4）血容量增加：液体摄入过多过快、高钠饮食。

（5）妊娠与分娩。

（6）其他：大量失血、贫血；各种原因引起的水、电解质、酸碱平衡紊乱；某些药物应用不当等。

3. 发病机制

慢性心力衰竭的发病机制是很复杂的过程，心脏功能大致经过代偿期和失代偿期。

（1）心力衰竭代偿期：心脏受损初始引起机体短期的适应性和代偿性反应，启动了Frank-Starling机制，增加心脏的前负荷，使回心血量增加，心室舒张末容积增加，心室扩大，心肌收缩力增强，而维持心排血量的基本正常或相对正常。

机体的适应性和代偿性反应，激活交感神经体液系统，交感神经兴奋性增强，增强心肌收缩力并提高心率，以增加心排血量，但同时机体周围血管收缩，增加了心脏后负荷，心肌增厚，心率加快，心肌耗氧量加大。

心脏功能下降，心排血量降低、肾素—血管紧张素—醛固酮系统也被激活，代偿性增加血管阻力和潴留水、钠，以维持灌注压；交感神经兴奋性增加，同时激活神经内分泌细胞因子如心钠素、血管升压素、缓激肽等，参与调节血管舒缩，排钠利尿，对抗由于交感神经兴奋和肾素—血管紧张素—醛固酮系统激活造成的水钠潴留效应。在多因素作用下共同维持机体血压稳定、保证了重要脏器的灌注。

（2）心力衰竭失代偿期：长期、持续的交感神经和肾素—血管紧张素—醛固酮系统高兴奋性，多种内源性的神经激素和细胞因子的激活与失衡，又造成继发心肌损害，持续性心脏扩大、心肌肥厚，使心肌耗氧量增加，加重心肌的损伤。神经内分泌系统活性不断增加，加重血流动力学紊乱，损伤心肌细胞，导致心排血量不足，出现心力衰竭症状。

心室重塑是在心脏扩大、心肌肥厚的过程中，心肌细胞、胞外基质、胶原纤维网等均有相应变化，左心室结构、形态、容积和功能发生一系列变化。研究表明，心力衰竭发生发展的基本机制就是心室重塑。由于基础病的不同、进展情况不同和各种代偿机制的复杂作用，有些患者心脏扩大、肥厚已很明显，但临床可无心力衰竭表现。但如基础病病因不除，随着时间的推移，心室重塑的病理变化，可自身不断发展，心力衰竭必然会出现。

从代偿到失代偿，除了因为代偿能力限度、代偿机制中的负面作用外，心肌细胞的能量供应和利用障碍，导致心肌细胞坏死、纤维化也是重要因素。

心肌细胞的减少使心肌收缩力下降，又因纤维化的增加使心室的顺应性下降，心室重塑更趋明显，最终导致不可逆的心肌损害和心力衰竭。

（二）临床表现

慢性心力衰竭早期可以无症状或仅出现心动过速、面色苍白、出汗、疲乏和活动耐力减低等症状。

1. 左侧心力衰竭

（1）症状。

1）呼吸困难：劳力性呼吸困难是最早出现的呼吸困难症状，因为体力活动会使回心血量增加，左心房压力升高，肺淤血加重。开始仅剧烈活动或体力劳动后出现症状，休息后缓解，随肺淤血加重，逐渐发展到更轻活动后，甚至休息时也出现呼吸困难。

夜间阵发性呼吸困难是左侧心力衰竭早期最典型的表现，又称为"心源性哮喘"。是由于平卧血液重新分布使肺血量增加，夜间迷走神经张力增加，小支气管收缩，膈肌位高，肺活量减少所致。典型表现是患者熟睡 1~2 小时，突然憋气而惊醒，被迫坐起，同时伴有咳嗽、咳泡沫痰和（或）哮鸣性呼吸音。多数患者端坐休息后可自行缓解，次日白天无异常感觉。严重者可持续发作，甚至发生急性肺水肿。

端坐呼吸多在病程晚期出现，是肺淤血达到一定程度的表现。平卧回心血量增多、膈肌上抬，呼吸更困难，必须采用高枕卧位、半卧位，甚至坐位，才可减轻呼吸困难。最严重的患者即使端坐床边，下肢下垂，上身前倾，仍不能缓解呼吸困难。

2）咳嗽、咳痰、咯血：咳嗽、咳痰早期即可出现，是肺泡和支气管黏膜淤血所致，多发生在夜间，直立或坐位症状减轻。咳白色浆液性泡沫样痰为其特点，偶见痰中带血丝。如发生急性肺水肿，则咳大量粉红色泡沫痰。

3）其他症状：倦怠、乏力、心悸、头晕、失眠、嗜睡、烦躁等症状，重者可有少尿，是与心排血量低下，组织、器官灌注不足的有关表现。

（2）体征。

1）慢性左侧心力衰竭可有心脏扩大，心尖冲动向左下移位。心率加快、第一心音减弱、心尖区舒张期奔马律等表现，最有诊断价值。部分患者可出现交替脉，是左侧心力衰竭的特征性体征。

2）肺部可闻湿啰音，急性肺水肿时可出现哮鸣音。

2. 右侧心力衰竭

（1）症状：主要表现为体循环静脉淤血。消化道症状如食欲缺乏、恶心、呕吐、水肿、腹胀、肝区胀痛等为右侧心力衰竭的最常见症状。

劳力性呼吸困难也是右侧心力衰竭的常见症状。

（2）体征。

1）水肿：早期在身体的下垂部位和组织疏松部位，出现凹陷性水肿，为对称性。重者可出现全身水肿，并伴有胸腔积液、腹水和阴囊水肿。胸腔积液是因体静脉压力增高所致，胸腔静脉有一部分回流到肺静脉，所以胸腔积液更多见于全心衰竭，以双侧为多见。

2）颈静脉征：颈静脉怒张是右侧心力衰竭的主要体征，其程度与静脉压升高的程度呈正相关；压迫患者的腹部或肝，回心血量增加而使颈静脉怒张更明显，称为肝颈静脉回流征阳性，肝颈静脉回流征阳性则更是具有特征性。

3）肝大和压痛：可出现肝大和压痛；持续慢性右侧心力衰竭可发展为心源性肝硬化，晚期肝脏压痛不明显，但伴有黄疸、肝功能损害和腹水。

4）发绀：发绀是由于供血不足，组织摄取血氧相对增加，静脉血氧降低所致。表现为面部毛细血管扩张、发绀、色素沉着。

3. 全心衰竭

右侧心力衰竭继发于左侧心力衰竭而形成全心衰竭，但当右侧心力衰竭后，肺淤血的临床表现减轻。扩张型心肌病等表现左心、右心同时衰竭者，肺淤血症状都不严重，左侧心力衰竭的表现主要是心排血量减少的相关症状和体征。

（三）辅助检查

1. X线检查

（1）心影的大小、形态可为病因诊断提供重要依据，根据心脏扩大的程度和动态改变，间接反映心功能状态。

（2）肺门血管影增强是早期肺静脉压增高的主要表现；肺动脉压力增高可见右下肺动脉增宽；肺间质水肿可使肺野模糊；克利（Kerley）B线是在肺野外侧清晰可见的水平线状影，是肺小叶间隔内积液的表现，是慢性肺淤血的特征性表现。

2. 超声心动图

超声心动图比X线检查更能准确地提供各心腔大小变化及心瓣膜结构情况。左心室射血分数（LVEF值）可反映心脏收缩功能，正常左心室射血分数值>50%，左心室射血分数值≤40%为收缩期心力衰竭诊断标准。

应用多普勒超声是临床上最实用的判断心室舒张功能的方法，E峰是心室舒张早期心室充盈速度的最大值，A峰是心室舒张末期心室充盈的最大值，正常人E/A的比值不小于1.2，中青年应更大。

3. 有创性血流动力学检查

此检查常用于重症心力衰竭患者，可直接反映左心功能。

4. 放射性核素检查

帮助判断心室腔大小，反映左心室射血分数值和左心室最大充盈速率。

（四）治疗

1. 病因治疗

（1）基本病因治疗：对有损心肌的疾病应早期进行有效治疗，如高血压、冠心病、糖尿病、代谢综合征等；心血管畸形、心瓣膜病力争在发生心脏衰竭之前进行介入或外科手术治疗；对于一些病因不明的疾病应早期干预，如原发性扩张型心肌病，以延缓心室重塑。

（2）诱因治疗：积极消除诱因，最常见的诱因是感染（特别是呼吸道感染），积极应用有针对性的抗生素控制感染。心律失常特别是房颤是引起心脏衰竭的常见诱因，对于快速房颤要积极控制心室率，及时复律。纠正贫血、控制高血压等均可防止心力衰竭发生和（或）加重。

2. 一般治疗

减轻心脏负担，限制体力活动，避免劳累和精神紧张。低钠饮食，少食多餐，限制饮水量。给予持续氧气吸入，流量 2~4 L/min。

3. 利尿药

利尿药是治疗心力衰竭的常用药物，通过排钠排水减轻水肿、减轻心脏负荷、缓解淤血症状。原则上应长期应用，但在水肿消失后应以最小剂量维持，如氢氯噻嗪 25 mg，隔日 1 次。常用利尿药有排钾利尿药如氢氯噻嗪等；襻利尿药如呋塞米、布美他尼（丁脲胺）等；保钾利尿药如螺内酯、氨苯蝶啶等。排钾利尿药主要不良反应是可引起低血钾，应补充氯化钾或与保钾利尿药同用。噻嗪类利尿药可抑制尿酸排泄，引起高尿酸血症，大剂量长期应用可影响胆固醇及糖的代谢，应严密监测。

4. 肾素—血管紧张素—醛固酮系统抑制药

（1）血管紧张素转化酶（ACE）抑制药的应用：ACE 抑制药扩张血管，改善淤血症状，更重要的是降低心力衰竭患者代偿性神经体液的不利影响，限制心肌、血管重构，维护心肌功能，推迟心力衰竭的进展，降低远期病死率。

1）用法：常用 ACE 抑制药如卡托普利 12.5~25 mg，2 次/天，培哚普利 2~4 mg，1 次/天，贝那普利对有早期肾功能损害患者较适用，使用量是 5~10 mg，1 次/天。临床应用一定要从小剂量开始，逐渐加量。

2）ACE 抑制药的不良反应：有低血压、肾功能一过性恶化、高血钾、干咳等。

3）ACE 抑制药的禁忌证：无尿性肾衰竭、肾动脉狭窄、血肌酐升高≥225 μmol/L、高血压、低血压、妊娠、哺乳期妇女及对此药过敏者。

（2）血管紧张素受体阻滞药（ARB）的应用：ARB 在阻断肾素—血管紧张素系统作用与 ACE 抑制药作用相同，但缺少对缓激肽降解的抑制作用。当患者应用 ACE 抑制药出现干咳不能耐受，可应用 ARB 类药，常用 ARB 如坎地沙坦、氯沙坦、缬沙坦等。

ARB 类药的用药注意事项、不良反应除干咳以外，其他均与 ACE 抑制药相同。

（3）醛固酮拮抗药的应用：研究证明，螺内酯 20 mg，1~2 次/天小剂量应用，可以阻断醛固酮效应，延缓心肌、血管的重构，具有改善慢性心力衰竭的远期效果。

注意事项：中重度心力衰竭患者应用时，需注意血钾的监测；肾功能不全、血肌酐异常、高血钾及应用胰岛素的糖尿病患者不宜使用。

5. β受体阻滞药

β受体阻滞药可对抗交感神经激活，阻断交感神经激活后各种有害影响。临床应用上，其疗效常在用药后 2～3 个月才出现，但明显提高运动耐力，改善心力衰竭预后，降低病死率。

β受体阻滞药具有负性肌力作用，临床中应慎重应用，应用药物应从小剂量开始，如美托洛尔 12.5 mg，1 次/天；比索洛尔 1.25 mg，1 次/天；卡维地洛 6.25 mg，1 次/天，逐渐加量，适量维持。

注意事项：用药应在心力衰竭稳定、无体液潴留情况下，小剂量开始应用。患有支气管痉挛性疾病、心动过缓、二度以上（包括二度）房室传导阻滞的患者禁用。

6. 正性肌力药物

正性肌力药是治疗心力衰竭的主要药物，适于治疗以收缩功能异常为特征的心力衰竭，尤其对心腔扩大引起的低心排血量心力衰竭，伴快速心律失常的患者作用最佳。

（1）洋地黄类药物：是临床最常用的强心药物，具有正性肌力和减慢心率作用，在增加心肌收缩力的同时，不增加心肌耗氧量。

1）适应证：充血性心力衰竭，尤其伴有心房颤动和心室率增快的心力衰竭是最好指征，对心房颤动、心房扑动和室上性心动过速均有效。

2）禁忌证：严重房室传导阻滞、肥厚性梗阻型心肌病、急性心肌梗死 24 小时内不宜使用。洋地黄中毒或过量者为绝对禁忌证。

3）用法：地高辛为口服制剂，维持量用法，0.25 mg，1 次/天。此药口服后 2～3 小时血浓度达高峰，4～8 小时获最大效应，半衰期为 1.6 天，连续口服 7 天后血浆浓度可达稳态。适用于中度心力衰竭的维持治疗。

毛花苷 C 为静脉注射制剂，注射后 10 分钟起效，1～2 小时达高峰，每次 0.2～0.4 mg，稀释后静脉注射，24 小时总量 0.8～1.2 mg。该药适用于急性心力衰竭或慢性心力衰竭加重时，尤其适用于心力衰竭伴快速心房颤动者。

4）毒性反应：药物的治疗剂量和中毒剂量接近，易发生中毒。易导致洋地黄中毒的情况主要有急性心肌梗死、急性心肌炎引起的心肌损害、低血钾、严重缺氧、肾衰竭等。

常见毒性反应有：胃肠道表现如恶心、呕吐；神经系统表现如视物模糊、黄视、绿视；心血管系统表现多为各种心律失常，也是洋地黄中毒最重要的表现，最常见的心律失常是室性期前收缩，多呈二联律。快速房性心律失常伴有传导阻滞是洋地黄中毒特征性的表现。

（2）β受体激动药：临床通常短期应用治疗重症心力衰竭、急性心肌梗死伴心力衰竭的患者，常用静脉滴注多巴酚丁胺、多巴胺。小剂量多巴胺 2～5 μg/（kg·min）能扩张肾动脉，增加肾血流量和排钠利尿，用于充血性心力衰竭的治疗。

（五）护理

1. 环境与心理护理

保持环境安静、舒适，空气流通；限制探视，减少精神刺激；注意患者情绪变化，做好心理护理，要求患者家属要积极给予患者心理支持和治疗的协助，使患者心情放松情绪稳定，减少机体耗氧量。

2. 休息与活动

心功能 I 级：不限制一般的体力活动，但避免剧烈运动和重体力劳动。心功能 II 级：可适当进行轻体力工作和家务劳动，强调下午多休息。心功能 III 级：日常生活可以自理或在他人协助下自理，严格限制一般的体力活动。心功能 IV 级：绝对卧床休息，生活需要他人照顾，可在床上做肢体被动运动和翻身，逐步过渡到坐床边或下床活动。当病情好转后，鼓励患者尽早做适量的活动，防止因长期卧床导致的静脉血栓、肺栓塞、便秘和压疮的发生。在活动中要监测有无呼吸困难、胸痛、心悸、疲劳等症状，如有不适应停止活动，并以此作为限制最大活动量的指征。

3. 病情观察

（1）观察水肿情况：注意观察水肿的消长情况，每日测量并记录体重，准确记录液体出入量。

（2）保持呼吸道通畅：监测患者呼吸困难的程度、发绀情况、肺部啰音的变化以及血气分析和血氧饱和度等变化，根据缺氧的轻重程度调节氧流量和吸氧方式。

（3）注意水、电解质变化及酸碱平衡情况：低钾血症可出现乏力、腹胀、心悸、心电图出现 u 波增高及心律失常，并可诱发洋地黄中毒。少数因肾功能减退，补钾过多而致高血钾，严重者可引起心搏骤停。低钠血症表现为乏力、食欲缺乏、恶心、呕吐、嗜睡等症状。如出现上述症状，要及时通报医师，以及时给予检查、纠正。

4. 保持排便通畅

患者常因精神因素使规律性排便活动受抑制，排便习惯改变，加之胃肠道淤血、进食减少、卧床过久影响肠蠕动，易致便秘。应帮助患者训练床上排便习惯，同时饮食中增加膳食纤维，如发生便秘，应用小剂量缓泻药和润肠药，病情许可时扶患者坐起使用便器，并注意观察患者的心率、反应，以防发生意外。

5. 输液的护理

根据患者液体出入情况及用药要求，控制输液量和速度，以防诱发急性肺水肿。

6. 饮食护理

给予高蛋白、高维生素的易消化清淡饮食，注意补充营养。少量多餐，避免过饱；限制水、钠摄入，每日食盐摄入量少于 5 g，服利尿药者可适当放宽。

7. 用药护理

（1）使用利尿药的护理：遵医嘱正确使用利尿药，并注意有关不良反应的观察和预防。监测血钾及有无乏力、腹胀、肠鸣音减弱等低钾血症的表现，同时多补充含钾丰富的食物，必要时遵医嘱补充钾盐。口服补钾宜在饭后或将水剂与果汁同饮；静脉补钾时每 500 mL 液体中氯化钾含量不宜超过 1.5 g。

应用保钾利尿药需注意有无胃肠道反应、嗜睡、乏力、皮疹、高血钾等不良反应。

利尿药的应用时间选择早晨或日间为宜，避免夜间排尿过频而影响患者的休息。

（2）使用洋地黄的护理。

1）给药要求：严格遵医嘱给药，发药前要测量患者脉搏 1 分钟，当脉搏 < 60 次/分或节律不规则时，应暂停给药并通知医生。静脉给药时务必稀释后缓慢静脉注射，并同时监测心率、心律及心电图变化。

2）遵守禁忌：注意不与奎尼丁、普罗帕酮、维拉帕米、钙剂、胺碘酮等药物合用，以免降低洋地黄类药物肾排泄率，增加药物毒性。

3）用药后观察：应严密观察患者用药后毒性反应，监测血清地高辛浓度。

4）毒性反应的处理：立即停用洋地黄类药；停用排钾利尿药；积极补充钾盐；快速纠正心律失常，血钾低者快速补钾，不低者可应用利多卡因等治疗，但一般禁用电复律，防止发生室颤；对缓慢心律失常，可使用阿托品 0.5~1 mg 皮下注射或静脉注射治疗，一般不用安置临时起搏器。

（3）肾素—血管紧张素—醛固酮系统抑制药使用的护理：应用 ACE 抑制药时，需预防直立性低血压、皮炎、蛋白尿、咳嗽、间质性肺炎等不良反应的发生。应用 ACE 抑制药和（或）ARB 期间要注意观察血压、血钾的变化，同时注意要小剂量开始，逐渐加量。

8. 并发症的预防与护理

（1）感染：室内空气流通，每天开窗通风 2 次，寒冷天气注意保暖，长期卧床者鼓励翻身，协助拍背，以防发生呼吸道感染和坠积性肺炎；加强口腔护理，以防发生由于药物治疗引起菌群失调导致的口腔黏膜感染。

（2）血栓形成：长期卧床和使用利尿药引起的血流动力学改变，下肢静脉易形成血栓。应鼓励患者在床上活动下肢和做下肢肌肉收缩运动，协助患者做下肢肌肉按摩。每天用温水浸泡足以加速血液循环，减少静脉血栓形成。当患者肢体远端出现局部肿胀时，提示有发生静脉血栓的可能，应及早与医师联系。

（3）皮肤损伤：应保持床褥柔软、清洁、干燥，患者衣服柔软、宽松。对于长期卧床患者应加强皮肤护理，保持皮肤清洁、干燥，定时协助患者更换体位，按摩骨突出处，防止推、拉、扯等强硬动作，以免皮肤完整性受损。如需使用热水袋取暖，水温不宜过高，40~50 ℃为宜，以免烫伤。

对于有阴囊水肿的男患者可用托带支托阴囊，保持会阴部皮肤清洁、干燥；如水肿局部有液体外渗情况，要防止继发感染；注意观察皮肤有无发红、破溃等压疮发生，一旦发生压疮要积极给予减少受压、预防感染、促进愈合的护理措施。

9. 健康教育

（1）治疗病因、预防诱因：指导患者积极治疗原发心血管疾病，注意避免各种诱发心力衰竭的因素，如呼吸道感染、过度劳累和情绪激动、钠盐摄入过多、输液过多过快等。育龄妇女注意避孕，要在医师的指导下妊娠和分娩。

（2）饮食要求：饮食要清淡、易消化、富营养，避免饮食过饱，少食多餐。戒烟、酒，多食蔬菜、水果，防止便秘。

（3）合理安排活动与休息：根据心功能的情况，安排适当体力活动，有利于提高心脏储备力，提高活动耐力，同时也帮助改善心理状态和生活质量。但避免重体力劳动，建议患者进行散步、练气功、打太极拳等运动，掌握活动量，以不出现心悸、气促为度，保证充分睡眠。

（4）服药要求：指导患者遵照医嘱按时服药，不要随意增减药物，帮助患者认识所服药物的注意事项，如出现不良反应及时就医。

（5）坚持诊治：慢性心力衰竭治疗过程是终身治疗，应嘱患者定期门诊复诊，防止病情发展。

（6）家属教育：帮助患者家属认识疾病和目前治疗方法，熟悉目前护理措施和心理支持的技巧，教育家属要给予患者积极心理支持和生活帮助，使患者树立战胜疾病的信心，保持情绪稳定。

三、急性心力衰竭

急性心力衰竭是指心肌遭受急性损害或心脏负荷突然增加，使心排血量急剧下降，导致组织灌注不足和急性淤血的综合征。以急性左侧心力衰竭最常见，多表现为急性肺水肿或心源性休克。

（一）病因与发病机制

急性广泛心肌梗死、高血压急症、严重心律失常、输液过多过快等原因。心脏收缩力突然严重减弱，心排血量急剧减少或左心室瓣膜性急性反流，左心室舒张末压迅速升高，肺静脉回流不畅，导致肺静脉压快速升高，肺毛细血管压随之升高，使血管内液体渗入肺间质和肺泡内，形成急性肺水肿。

（二）临床表现

突发严重呼吸困难为特征性表现，呼吸频率达 30～40 次/分，患者被迫采取坐位，两腿下垂，双臂支撑以助呼吸，极度烦躁不安、大汗淋漓、口唇发绀、面色苍白。同时频繁咳嗽、咳大量粉红色泡沫痰。病情极重者可以出现意识模糊。

早期血压可以升高，随病情不缓解血压可降低直至休克；听诊可见心音较弱，心率增快，心尖部可闻及舒张期奔马律；两肺满布湿啰音和哮鸣音。

（三）治疗

1. 体位

置患者于两腿下垂坐位或半卧位。

2. 吸氧

吸入高流量（每分钟 6～8 L）氧气，加入 30%～50% 乙醇湿化。对病情严重患者可采用呼吸机持续加压面罩吸氧或双水平气道加压吸氧，以增加肺泡内的压力，促进气体交换，对抗组织液向肺泡内渗透。

3. 镇静

吗啡 3～10 mg 皮下注射或静脉注射，必要时每 15 分钟重复 1 次，可重复 2～3 次。老年患者须酌情减量或肌内注射。伴颅内出血、意识障碍、慢性肺部疾病时禁用。

4. 快速利尿

呋塞米 20～40 mg 静脉注射，在 2 分钟内推注完，每 4 小时可重复 1 次。呋塞米不仅有利尿作用，还有静脉扩张作用，利于肺水肿的缓解。

5. 血管扩张药

血管扩张药应用过程中，要严密监测血压，用量要根据血压进行调整，收缩压一般维持在 100 mmHg 左右，对原有高血压的患者血压降低幅度以不超过 80 mmHg 为度。

（1）硝普钠应用：硝普钠缓慢静脉滴注，可扩张小动脉和小静脉，初始用药剂量为每分钟 0.3 μg/kg，根据血压变化逐渐调整剂量，最大剂量为每分钟 5 μg/kg，一般维持量每分钟 50～100 μg。因本药含有氰化物，用药时间不宜连续超过 24 小时。

（2）硝酸甘油应用：硝酸甘油有利于扩张小静脉，降低回心血量。初始用药剂量为每分钟 10 μg，然后每 10 分钟调整 1 次，每次增加初始用药剂量为 5～10 μg。

（3）酚妥拉明应用：酚妥拉明可扩张小动脉及毛细血管。静脉用药以每分钟 0.1 mg 开始，每 5～10 分钟调整 1 次，增至最大用药剂量为每分钟 1.5～2.0 mg。

6. 洋地黄类药物

可应用毛花苷 C 0.4～0.8 mg 缓慢静脉注射，2 小时后可酌情再给 0.2～0.4 mg。近期使用过洋地黄药物的患者，应注意洋地黄中毒。急性心肌梗死者在 24 小时内不宜使用，重度二尖瓣狭窄患者禁用。

7. 平喘

氨茶碱可以解除支气管痉挛，并有一定的正性肌力及扩血管利尿作用。氨茶碱 0.25 mg 加入 100 mL 液体内静脉滴注，但应警惕氨茶碱过量，肝肾功能减退患者、老年人应减量。

（四）护理

1. 保证休息

立即协助患者取半卧位或坐位休息，双腿下垂，以减少回心血量，减轻心脏前负荷。注意加强皮肤护理，防止因被迫体位而发生的皮肤损伤。

2. 吸氧

一般吸氧流量为每分钟 6～8 L，加入 30%～50% 乙醇湿化，使肺泡内的泡沫表面张力降低破裂，增加气体交换的面积，改善通气。观察呼吸情况，随时评估呼吸困难改善的程度。

3. 饮食

给予高营养、高热量、少盐、易消化的清淡饮食，少量多餐，避免食用产气食物。

4. 病情观察

（1）早期观察：注意早期心力衰竭表现，一旦出现劳力性呼吸困难或夜间阵发性呼吸困难，心率增快、失眠、烦躁、尿量减少等症状，应及时与医师联系并加强观察。如迅速发生极度烦躁不安、大汗淋漓、口唇发绀等表现，同时胸闷、咳嗽、呼吸困难、发绀、咳大量白色或粉红色泡沫痰，应警惕急性肺水肿发生，立即配合抢救。

（2）保持呼吸道通畅：严密观察患者呼吸频率、深度，观察患者的咳嗽情况，痰液的性质和量，协助患者咳嗽、排痰，保持呼吸道通畅。

（3）防止心源性休克：观察患者意识、精神状态，观察患者血压、心率的变化及皮肤颜色、温度变化。

（4）防止病情发展：观察肺部啰音的变化，监测血气分析结果。控制静脉输液速度，一般为每分钟 20～30 滴。准确记录液体出入量。

（5）心理护理：患者常伴有濒死感、焦虑和恐惧，应加强床旁监护，给予安慰及心理支持，以增加战胜疾病信心。医护人员抢救时要保持镇静，表现出忙而不乱，操作熟练，以增加患者的信任和安全感。避免在患者面前议论病情，以免引起误会，加剧患者的恐惧。必要时可留亲属陪伴患者。

（6）用药护理：应用吗啡时注意有无呼吸抑制、心动过缓；用利尿药要准确记录尿量，注意水、电解质和酸碱平衡情况；用血管扩张药要注意输液速度、监测血压变化；用硝普钠应现用现配，避光滴注，有条件者可用输液泵控制滴速；洋地黄制剂静脉使用时要稀释，推注速度宜缓慢，同时观察心电图变化。

（高成凤）

第二节 心律失常

心律失常是指心脏冲动的频率、节律、起源部位、传导速度或激动顺序的异常。

一、概述

（一）发病机制

1. 冲动形成异常

窦房结、房室结等具有自律性的组织本身发生病变，或自主神经系统兴奋性改变，均可导致不适当的冲动发放。此外在缺氧、电解质紊乱、儿茶酚胺增多等病理状态下，原无自律性的心肌细胞如心房肌和心室肌细胞出现自律性异常增高，可导致快速性心律失常。

2. 冲动传导异常

折返是快速性心律失常的最常见发病机制。产生折返的基本条件是传导异常，包括：①心脏两个或多个部位的传导性与不应期各不相同，相互连接成一个闭合环。②其中一条通路发生单向传导阻滞。③另一条通路传导缓慢，使原先发生阻滞的通道有足够时间恢复兴奋性。④原先阻滞的通道再次激动，从而完成一次折返冲动。激动在环内反复循环，产生持续而快速的心律失常（图2-1）。

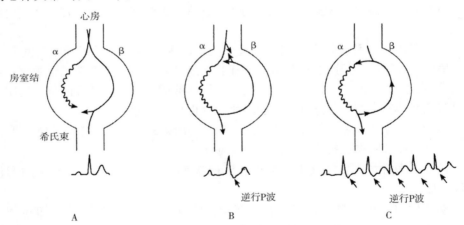

图2-1 房室结内折返示意图

注：房室结内有 α 与 β 两条通路。α 传导速度慢，不应期短；β 传导速度快，不应期长。A. 窦性心律时，冲动沿 β 路径前传至心室，同时沿 α 路径前传，但遭遇不应期未能抵达希氏束；B. 房性期前收缩受阻于 β 路径，由 α 路径缓慢传导到心室；冲动沿 β 路径逆向传导返回至心房，完成单次折返；C. 心房回波再循 α 路径前传，折返持续，引起折返性心动过速

（二）分类

1. 按其发生原理

可分为激动起源异常和激动传导异常两大类，见图2-2。

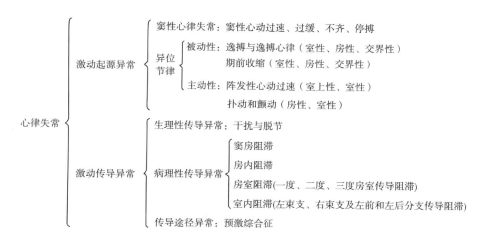

图 2-2　心律失常按发生原理分类

2. 按心律失常发生时心率的快慢

可分为快速性心律失常与缓慢性心律失常。前者包括期前收缩、心动过速、扑动或颤动等，后者包括窦性心动过缓、房室传导阻滞等。

（三）病因

1. 老化

随着增龄，心脏传导系统有老化现象，起搏细胞和传导细胞的数量减少，导致自律性降低，故老年人易出现窦房结功能低下和各种传导阻滞。另外，老年人 β 受体数目减少或变性，对 β 肾上腺素能调节的反应性减弱，心脏对血液中儿茶酚胺敏感性降低，压力感受器和副交感神经对心率或心律的调节功能也减弱，从而易发生各种心律失常。

2. 器质性心脏病

其中以冠心病、心肌病、心肌炎和风湿性心脏病为多见，尤其在发生心力衰竭或急性心肌梗死时。

3. 药物和电解质紊乱

如洋地黄、奎尼丁、低血钾等。

4. 其他病因

如甲状腺功能亢进或减退，心脏自主神经功能失调，高热，麻醉，低温，胸腔或心脏手术等；正常人在劳累、情绪激动或紧张、摄取刺激性食物，如咖啡、浓茶、吸烟、饮酒或辛辣制品，也可发生心律失常，如期前收缩、心动过速。

二、窦性心律失常

源于窦房结的心脏激动为窦性心律。其心电图表现为：①窦性 P 波在 Ⅰ 、Ⅱ 、aVF 导联直立，aVR 倒置。②P-R 间期 0.12～0.20 秒；同一导联的 P-P 间期差值 <0.12 秒。③频率为 60～100 次/分。窦性心律的频率因年龄、性别、体力活动等不同有显著的差异。由于窦房结冲动形成过快、过慢或不规则或窦房结冲动传导障碍所致的心律失常称为窦性心律失常。

（一）窦性心动过速、窦性心动过缓

1. 心电图特征

心电图表现符合窦性心律特征，如成人窦性心律的频率 > 100 次/分，称为窦性心动过速；心率 < 60 次/分，称为窦性心动过缓，常同时伴窦性心律不齐（不同 PP 间期差异 > 0.12 秒）。

2. 病因

窦性心动过速可见于健康人吸烟、饮茶或咖啡、饮酒、体力活动及情绪激动时。某些病理状态如发热、贫血、甲状腺功能亢进、休克、心肌缺血、充血性心力衰竭以及应用肾上腺素、阿托品等药物时亦可出现窦性心动过速。窦性心动过缓常见于健康青年人、运动员及睡眠状态；其他原因如颅内出血、甲状腺功能减退、低温、严重缺氧、阻塞性黄疸，以及应用胺碘酮等抗心律失常药物；窦房结病变及急性下壁心肌梗死常伴发窦性心动过缓。

3. 临床表现

窦性心动过速可无症状或有心悸感。窦性心动过缓一般也无症状，但心率过慢时可出现胸闷、头晕、晕厥等心排血量不足的表现。

4. 治疗

窦性心动过速应先针对病因治疗，同时去除诱因。如治疗甲状腺功能亢进、充血性心力衰竭等。必要时给予 β 受体阻滞剂或非二氢吡啶类钙通道拮抗剂，以减慢心率。

无症状的窦性心动过缓无须治疗。如因心率过慢出现心排血量不足症状时，可应用阿托品或异丙肾上腺素等药物治疗，但长期应用易产生严重不良反应，宜考虑心脏起搏治疗。

（二）病态窦房结综合征

此病简称病窦综合征，是指由于窦房结病变导致其功能减退，产生多种心律失常的综合表现。患者可出现一种以上的心律失常。主要特征为窦性心动过缓，当伴快速性心动过速时称心动过缓—心动过速综合征（简称慢快综合征）。

1. 病因

（1）诸多病变如冠心病、心肌病、心肌淀粉样变、风湿性心脏病或外科手术损伤等原因均可损害窦房结，导致窦房结起搏及传导功能受损。

（2）窦房结周围神经及心房肌的病变，窦房结动脉供血减少亦是其病因。

2. 心电图特征

①持续而显著的窦性心动过缓，心率在 50 次/分以下，并非由药物引起，且用阿托品不易纠正。②窦性停搏（较长时间内无 P 波与 QRS 波群出现，长的 PP 间期与基本的窦性 PP 间期无倍数关系）或窦房传导阻滞。③窦房传导阻滞及房室传导阻滞并存。④慢快综合征。⑤交界性逸搏心律。

3. 临床表现

患者可出现与心动过缓相关的脑、心、肾等重要脏器供血不足表现，如发作性头晕、黑矇、乏力、胸痛、心悸等，严重者可发生晕厥，甚至发生阿—斯综合征。

4. 治疗

治疗原则为：无症状者无须治疗，但要定期随访。对于有症状的病窦综合征患者应行起搏治疗。慢快综合征心动过速发作者，单独应用抗心律失常药物可能加重心动过缓，应先起搏治疗后再应用抗心律失常药物治疗。

三、房性心律失常

房性心律失常包括房性期前收缩（房早）、房性心动过速（房速）、心房扑动（房扑）、心房颤动（房颤）。房颤是成人最常见的持续性心律失常，在此将主要介绍。房颤是指规律有序的心房电活动丧失，代之以快速且无序的颤动波，是最严重的心房电活动紊乱。患病率随年龄的增长而增多，60 岁以上的人群中，房颤的发生率占 6% 以上，因此，房颤是老年人最常见的心律失常之一。

1. 病因

房颤主要见于器质性心脏病患者，如风湿性心瓣膜病、冠心病、高血压性心脏病、甲状腺功能亢进等，正常人情绪激动、运动或大量饮酒时后也可发生。有不到 1/3 的患者无明确心脏病依据，称为特发性（孤立性、良性）房颤。

2. 心电图特征

①P 波消失，代之以小而不规则的 f 波，频率为 350～600 次/分，扑动波间的等电位线消失。②心室率极不规则，一般在 100～160 次/分，交感神经兴奋、甲状腺功能亢进等可加快心室率，洋地黄可延长房室结不应期而减慢心室率。③QRS 波形态基本正常，伴有室内差异性传导可增宽变形。

3. 临床表现

临床表现取决于心室率。房颤不伴快心室率时，患者可无症状；伴快心室率（＞150 次/分）时可诱发心绞痛、心力衰竭。血栓栓塞和心力衰竭是房颤最主要的并发症。房颤时心房丧失收缩功能，血液容易在心房内淤滞而形成血栓，栓子脱落可导致体循环栓塞，其中以脑动脉栓塞发生率最高。二尖瓣狭窄或脱垂伴房颤时脑栓塞的发生率更高。房颤时心房收缩功能丧失和长期心率增快可导致心力衰竭，增加死亡率。

房颤时心脏听诊示第一心音强弱不等，心律极不规则，心室率快时可出现脉搏短绌。一旦房颤患者的心室率变得规则，应考虑以下几种可能：①恢复窦性心律。②转变为房速或房扑。③发生房室交界性心动过速或室性心动过速。④如心室律变得慢且规则（30～60 次/分），提示可能出现完全性房室传导阻滞。

4. 治疗

（1）积极治疗原发病：对于某些疾病如甲状腺功能亢进、急性酒精中毒、药物所致的房颤，在祛除病因之后，房颤可能自行消失，也可能持续存在。

（2）恢复窦性心律：这是房颤治疗的最佳结果。只有恢复窦性心律（正常心律），才能达到完全治疗房颤的目的；所以对于任何房颤患者均应该尝试恢复窦性心律的治疗方法。可采取直流电复律或药物复律，常用和证实有效的药物有胺碘酮、伊布利特、多非利特等。射频消融可根治房颤。

（3）控制快速心室率：对于不能恢复窦性心律的房颤患者，可以应用药物减慢较快的心室率。常用药物如下。①β 受体阻滞药：是最有效、最常用的药物，可单独应用。②钙通道阻滞药：如维拉帕米和地尔硫䓬也可有效用于房颤时的心室率控制，尤其对于运动状态下的心室率的控制优于地高辛，和地高辛合用的效果也优于单独使用；尤其多用于无器质性心脏病或左室收缩功能正常以及伴有慢性阻塞性肺疾病的患者。③洋地黄：一直被认为是在紧急情况下控制房颤心室率的一线用药，目前临床上多用于伴有左心衰时的心室率控制。④胺碘酮：在其他药物控制无效或禁忌时、在房颤合并心力衰竭需紧急控制心室率时可首选胺碘酮与洋地黄合用。

（4）抗凝治疗：慢性房颤患者不能恢复窦性心律，有较高的栓塞发生率。过去有栓塞史、瓣膜病、高血压、糖尿病、老年患者、左心房扩大及冠心病者发生栓塞的危险性更大。存在上述任何一种情况者均应接受抗凝治疗。口服华法林使凝血酶原时间国际标准化比值（INR）维持在 2.0 ~ 3.0，能有效预防脑卒中的发生。不宜用华法林及无以上危险因素者，可用阿司匹林每天 100 ~ 300 mg；抗凝治疗时应严密监测有无出血倾向。

四、房室交界性心律失常

房室交界性心律失常包括房室交界区性期前收缩（交界早）、房室交界区性逸搏与逸搏心律、非阵发性房室交界区性心动过速、与房室交界区相关的折返性心动过速、预激综合征。与房室交界区相关的折返性心动过速或称为阵发性室上性心动过速，简称室上速，本节重点阐述。室上速由折返机制引起者多见，以房室结内折返性心动过速最常见。室上速常无器质性心脏病表现，不同性别及年龄均可发病。

1. 心电图特征

①心率 150 ~ 250 次/分，节律规则。②QRS 波形态与时限正常，如发生室内差异性传导，QRS 波时间与形态异常。③P 波为逆行性，常埋于 QRS 波内或位于其终末部分，且两者保持固定关系。④起始突然，通常由一个房性期前收缩触发，其下传的 P-R 间期显著延长，随之出现心动过速发作。

2. 临床表现

心动过速发作呈突然发生与终止，持续时间长短不一。患者可有心悸、胸闷、焦虑、头晕，少数有晕厥、心绞痛等，症状轻重取决于发作时心室率的快速程度及持续时间，也与原发病严重程度有关。体格检查心尖区第一心音强度恒定，心律绝对规则。

3. 治疗

（1）急性发作期根据患者的基础心脏情况，既往发作史，对心动过速耐受程度进行适当处理以终止发作。

1）刺激迷走神经。如患者心功能正常，可先尝试刺激迷走神经的方法。①诱导恶心、冰水敷面。②瓦尔萨尔瓦（Valsalva）动作（深吸气后屏气，再用力呼气的动作）。③按摩一侧颈动脉窦或压迫一侧眼球（青光眼或高度近视者禁用）5 ~ 10 秒；可终止心动过速的发作，但停止刺激后有时又恢复原来的心率。

2）药物治疗。①腺苷及钙通道阻滞药：首选腺苷 6 ~ 12 mg 快速静脉注射，起效迅速；无效者可改用维拉帕米治疗，低血压或心力衰竭者不应选用钙通道阻滞药。②洋地黄与 β 受体阻滞剂：房室结折返性心动过速伴心功能不全时首选洋地黄，其他患者已少用此药；β 受体阻滞剂也能终止发作，但应注意禁忌证，如避免用于失代偿的心力衰竭、支气管哮喘患者。③其他：可选用普罗帕酮 1 ~ 2 mg/kg 静脉注射。

3）非药物治疗：食管心房调搏术亦可有效终止发作。直流电复律可用于患者发作时伴有严重心绞痛、低血压、充血性心力衰竭表现。

（2）预防复发。

1）射频消融术可有效根治心动过速，应优先考虑使用。

2）药物可选用洋地黄、钙通道阻滞药及 β 受体阻滞剂。

五、室性心律失常

室性心律失常主要包括室性期前收缩、室性心动过速、心室扑动与颤动。由于室性心律失常易导致心肌收缩不协调等，相对而言对机体所造成的危害更大。

（一）室性期前收缩

室性期前收缩也称室性早搏，简称室早，是最常见的心律失常，为提早出现的、源于窦房结以外心室任何部位的异位心律。

1. 病因

正常人与各种心脏病患者均可发生室早。正常人发生室早的机会随年龄增长而增加，心肌缺血缺氧、麻醉、心肌炎等也可发生室早。洋地黄等中毒发生严重心律失常前，常先有室早出现。另外，电解质紊乱、焦虑、过量烟酒及咖啡可为室早的诱因。

2. 心电图特征

①提前发生的宽大畸形的 QRS 波群，时限 >0.12 秒，其前无 P 波，ST-T 波与主波方向相反。②其后有完全性代偿间歇，即包含室性期前收缩在内的、前后 2 个下传的窦性 RR 间期，等于 2 个窦性 RR 间期。二联律是指每个窦性搏动后跟随 1 个室早；三联律是每 2 个正常搏动后跟随 1 个室早。连续 2 个室早称为成对室早。同一导联内室早形态相同者为单形性室早；形态不同者为多形性或多源性室早。室性期前收缩的 QRS 波群起始部落在前面的 T 波上，称为"RonT"现象。

3. 临床表现

患者可无症状，或有心悸、心前区不适和乏力等。听诊时，室早的第二心音减弱或听不到，第一心音后出现较长的停顿。患者是否有症状及症状的严重程度与期前收缩的频发程度常常不直接相关。频发性、成对出现、多源性、RonT 现象的室性期前收缩，因有进一步发展为室速甚至室颤的可能，又称为危险性室性期前收缩，应引起重视。

4. 治疗

应考虑有无器质性心脏病，是否影响心排血量以及发展为严重心律失常的可能性来决定治疗原则。

（1）无器质性心脏病：如无明显症状常无须用药治疗。如症状明显，宜做好解释，说明良性预后，消除患者顾虑；避免诱因如情绪紧张、劳累、吸烟、咖啡等。药物可选用镇静剂、β 受体阻滞剂、普罗帕酮、美西律等。

（2）急性心肌缺血：急性心肌梗死初期一旦出现室早与室性心动过速，应立即静脉使用利多卡因，以防室颤发生；若患者发生窦性心动过速与室早，早期应用 β 受体阻滞剂也可能减少室颤的危险。但室颤与室早之间并无必然联系，无须预防性使用抗心律失常药。

（3）慢性心脏病变：心肌梗死后与心肌病患者常伴室早，若无禁忌证，可用 β 受体阻滞剂或胺碘酮治疗。

（二）室性心动过速

室性心动过速简称室速。

室速常发生于各种器质性心脏病患者，最常见的是冠心病急性心肌梗死。发作时间稍长，常出现严重血流动力学的改变，心脑器官供血不足明显，因此，临床上都表现较为紧急，是心血管病常见急症之一。

1. 心电图特征

①3个或3个以上的室性期前收缩连续出现。②QRS波群宽大畸形，时限>0.12秒，ST-T波与QRS主波方向相反。③心室率通常100~250次/分，节律规则或略不规则。④心房波与QRS无固定关系，形成房室分离，可有心室夺获和室性融合波。⑤发作通常突然开始。

2. 临床表现

临床症状的轻重与室速发作时的心室率、持续时间、基础心脏病变和心功能状况有关。发作时间<30秒、能自行终止的、非持续性室速的患者常无症状。持续性室速（发作时间>30秒，需药物或电复律方能终止）常伴血流动力学障碍和心肌缺血，患者可有血压下降、少尿、晕厥、心绞痛等症状。听诊时心率轻度不规则，第一心音、第二心音分裂。

3. 治疗

治疗原则为有器质性心脏病或有明确诱因者首先给予针对性治疗；无器质性心脏病者发生非持续性室速，如无症状或无血流动力学障碍，处理原则同室早。持续性室速发作者，无论有无器质性心脏病，都应给予治疗。兴奋迷走神经的方式大多不能终止室速的发作。

（1）急性发作期的处理：急性发作期的处理原则为终止室速发作。

1）同步直流电复律：已出现低血压、休克、心绞痛、充血性心力衰竭或脑血流灌注不良等症状，应首选迅速施行电复律，但洋地黄中毒引起者不宜用电复律。

2）药物治疗：血流动力学尚稳定时，可先用抗心律失常药物治疗，无效再行电复律。首选利多卡因，其他药物可选用普罗帕酮、胺碘酮、普鲁卡因胺等。

（2）预防复发：治疗原则包括治疗基础疾病和消除诱因、抗心律失常药物治疗（如β受体阻滞剂、胺碘酮、普罗帕酮等）、外科治疗、射频消融治疗及植入型心律转复除颤器治疗等。

（三）心室扑动与心室颤动

心室扑动与心室颤动简称室扑与室颤，是致命性的心律失常，如不治疗3~5分钟内患者可死亡。室扑是室颤的前奏，室颤是导致心源性猝死的常见心律失常，也是临终前循环衰竭的心律改变。引起室扑与室颤的常见原因是缺血性心脏病，如冠心病、心肌病、瓣膜病；另外，抗心律失常药特别是引起长QT间期延长的药物如奎尼丁，严重缺血缺氧，预激综合征合并房颤等亦可引起室扑或室颤。

1. 心电图特征

（1）室扑：无正常的QRS-T波群，代之以连续快速的正弦波图形，波幅大而规则，频率为150~300次/分。

（2）室颤：出现波形、振幅及频率均极不规则的低小波（<0.2 mv），无法辨别QRS-T波群，频率达200~500次/分。

2. 临床表现

包括抽搐、意识丧失、呼吸停顿甚至死亡。听诊心音消失，测不到脉搏及血压。无泵衰竭或心源性休克的急性心肌梗死患者出现的原发性室颤，预后较佳，抢救成功率较高，复发率很低。反之，非伴随急性心肌梗死的室颤，一年内复发率高达20%～30%。

3. 治疗

应争分夺秒进行抢救，尽快恢复有效心室收缩。抢救应遵循心肺复苏原则进行。最有效的方法是立即非同步直流电除颤，无条件电除颤的应即刻给予胸外心脏按压。

六、房室传导阻滞

房室传导阻滞是指由于生理或病理的原因，窦房结的冲动经心房传至心室的过程中，房室交界区出现部分或完全的传导阻滞。按阻滞的严重程度可将传导阻滞分三度：一度、二度为不完全性房室传导阻滞；三度为完全性传导阻滞，所有冲动都不能传导至心室。

1. 病因

（1）正常人或运动员可发生莫氏Ⅰ型（文氏型）房室传导阻滞，夜间多见，与迷走神经张力增高有关。

（2）器质性心脏病：是房室传导阻滞最常见的病因，如高血压性心脏病、冠心病、心脏瓣膜病。

（3）其他：心脏手术、电解质紊乱、药物中毒、甲状腺功能低下等都是房室传导阻滞的病因。

2. 心电图特征

（1）一度房室传导阻滞：一度房室传导阻滞仅有房室传导时间的延长，时间 > 0.20 秒，无 QRS 波群脱落。

（2）二度房室传导阻滞

1）Ⅰ型：又名文氏阻滞，较常见，极少发展为三度房室传导阻滞。心电图表现为：①P-R 间期进行性延长，直至一个 P 波受阻不能下传心室。②包含受阻 P 波在内的 R-R 间期小于正常窦性 PP 间期的 2 倍。③QRS 波群大多正常。最常见的房室传导比例为 3：3 或 5：4。

2）Ⅱ型：又称莫氏现象，易转变成三度房室传导阻滞。心电图特征为：①下传的搏动中，P-R 间期固定不变，时限可正常也可延长。②有间歇性 QRS 波群脱落，常呈 2：1 或 3：1。③QRS 波形态正常，则阻滞可能位于房室结内。

PR 间期逐渐延长，直至 P 波后的 QRS 波脱落，出现长间歇，此为文氏型传导阻滞。P 波规律出现，PR 间期固定，P 波与 QRS 波之比为 2：1 至 3：2，此为莫氏Ⅱ型房室传导阻滞。

（3）三度房室传导阻滞：心电图特征如下。①心房和心室的激动各自独立，互不相关。②心房率快于心室率，心房冲动来自窦房结或异位心房节律。③心室起搏点通常在阻滞部位以下，如为希氏束及其近邻，则频率 40～60 次/分，QRS 波正常；如位于室内传导系统的远端，则心室率在 40 次/分以下，QRS 波增宽。

3. 临床表现

一度房室传导阻滞的患者常无症状。二度房室传导阻滞可有心悸，也可无症状。三度房室阻滞的症状取决于心室率快慢与原发病变，可有疲倦、乏力、头晕，甚至晕厥、心肌缺血和心力衰竭的表现。突发的三度房室传导阻滞常因心室率过慢导致急性脑缺血，患者可出现意识丧失甚至抽搐等症状，称为阿—斯综合征，严重者可发生猝死。

听诊时，一度房室传导阻滞可有第一心音减弱；二度房室传导阻滞文氏型可有第一心音逐渐减弱，并有心搏脱落；莫氏型有间歇性心搏脱落，但第一心音强度恒定。三度房室传导阻滞的第一心音强度经常变化，可闻及大炮音，心率多在 40～60 次/分，伴有低血压。

4. 治疗

针对不同病因、不同阻滞程度及症状轻重进行不同的治疗。

（1）一度与二度Ⅰ型房室阻滞：心室率不太慢，故无须特殊治疗。

（2）二度Ⅱ型与三度房室阻滞：心室率显著减慢，伴有明显症状与血流动力学障碍，甚至出现阿—斯综合征，应及时提高心室率。

1）药物治疗：阿托品（0.5～2.0 mg，静脉注射），适用于房室结阻滞的患者。异丙肾上腺素（每分钟 1～4 μg，静脉滴注）适用于任何部位的房室传导阻滞，但急性心肌梗死患者易产生严重室性心律失常，故此类患者应慎用。上述药物不应长期使用。

2）心脏起搏治疗：心室率低于 40 次/分，症状严重，特别是有阿—斯综合征发作者，应首选临时或埋藏式心脏起搏治疗。

七、心律失常患者的护理

（一）主要护理诊断/问题

1. 活动无耐力

与心律失常导致心排血量减少有关。

2. 焦虑/恐惧

与疾病带来的不适感、意识到自己的病情较重及不适应监护室气氛等有关。

3. 潜在的并发症

猝死。

4. 有受伤的危险

与心律失常引起的头晕及晕厥有关。

（二）护理措施

1. 病情观察

（1）心电监护：密切监测患者的血压、脉搏及呼吸的变化。应注意有无引起猝死的严重心律失常征兆，如频发性、多源性或成对室早、室速，密切监测高度房室传导阻滞、病窦综合征等患者的心室率。发现上述情况应立即汇报医师处理，同时做好抢救准备。

（2）组织灌注不足的征象：倾听患者的主诉，观察患者的意识、面色、四肢末梢循环的变化，同时监测尿量。对行房颤电复律的患者，应注意有无栓塞征象的出现。

2. 休息与活动

功能性或轻度器质性心律失常且血流动力学改变不大的患者，应注意劳逸结合，可维持正常工作和生活，积极参加体育锻炼，以改善自主神经功能。血流动力学不稳定的患者应绝对卧床休息，以减少心肌耗氧量，降低交感神经活性。协助做好生活护理，保持大便通畅，避免和减少不良刺激。

3. 饮食护理

食物宜清淡、低脂、富纤维素及含钾丰富，少食多餐，避免饱食。合并心衰者应限制钠盐的摄入；鼓励进食含钾丰富的食物，避免低血钾诱发心律失常；鼓励多食纤维素丰富的食物，以保持大便通畅；戒烟酒，避免食用刺激性强的食物如咖啡、浓茶等。

4. 对症护理

（1）心悸：各种原因引起的心律失常均可导致心悸。①告诫患者保持情绪稳定，避免不良刺激与诱发因素。②症状明显时尽量避免左侧卧位，因该卧位时患者感觉到心脏搏动而使不适感加重。③伴呼吸困难、发绀时，给予每分钟 2～4 L 氧气吸入，必要时遵医嘱服用 β 受体阻滞剂等药物。④做好基础心脏病的护理工作，因多数严重心悸患者的心律失常均存在基础心脏病。

（2）眩晕、晕厥：该病多为骤发，严重心律失常造成长时间心脏停搏或无有效的心排血量是心源性晕厥的最常见病因。常历时短暂，多在 1～2 分钟内恢复。

1）避免诱因：嘱患者避免剧烈活动、情绪激动或紧张、快速改变体位以及屏气动作等。

2）一旦出现眩晕、晕厥症状。①应立即使患者平卧位，保持气道通畅。②检查患者有无呼吸和脉搏，如无，则应立即叩击心前区 1～2 次，做体外心脏按压，并尽早电击除颤。③建立静脉通道。④给予氧气吸入。

（3）阿—斯综合征和猝死

1）加强心律失常高危患者的评估与监护，如冠心病、心力衰竭、心肌病、心肌炎、药物中毒、电解质紊乱和低氧血症、酸碱失衡。

2）避免诱因：情绪创伤、劳累、寒冷、失眠、排便用力等是诱发猝死的因素，护士应正确指导患者的休息和活动，注意心理疏导，保持安静、舒适的生活环境，减少干扰，以降低猝死的发生率。

3）当患者发生较严重心律失常时：①绝对卧床休息，保持情绪稳定。②给予鼻导管吸氧，持续心电监护，建立静脉通路并保持通畅。③准备好抗心律失常的药物、抢救药品、除颤仪、临时起搏器等，随时做好抢救准备。④对于突然发生室扑或室颤的患者，立即行非同步直流电除颤。

5. 用药护理

①正确、准确使用抗心律失常药：口服药应按时按量服用；静脉注射速度应缓慢（腺苷除外），宜 5～15 分钟内注完；静脉滴注药物可用输液泵调节速度；用药过程中及用药后要注意观察患者心律、心率、血压、呼吸及意识状况，以判断疗效。②观察药物不良反应（表 2-1）。

表 2-1　常用抗心律失常药物的适应证及不良反应

药名	适应证	不良反应
奎尼丁	房性与室性期前收缩；各种快速性心动过速；心房颤动和扑动；预防上述心律失常复发	（1）消化道症状：厌食、呕吐、恶心、腹泻、腹痛等 （2）心脏方面：窦性停搏、房室阻滞、QT 间期延长与尖端扭转性室速、晕厥、低血压 （3）其他：视听觉障碍、意识模糊、皮疹、发热

药名	适应证	不良反应
普鲁卡因胺	室性心律失常如室性期前收缩、室性心动过速等，也可预防室性心动过速及心室颤动	（1）心脏方面：中毒浓度抑制心肌收缩力，低血压、传导阻滞与 QT 间期延长及多形性室速 （2）胃肠道反应较奎尼丁少见，中枢神经系统反应较利多卡因少见 （3）其他：可见发热、粒细胞减少症；药物性狼疮
利多卡因	急性心肌梗死或复发性室性快速性心律失常；心室颤动复苏后防止复发	（1）神经系统方面：眩晕、感觉异常、意识模糊、谵妄、昏迷 （2）心脏方面：少数可引起窦房结抑制，房室传导阻滞
美西律	急性、慢性室性快速性心律失常（特别是 QT 间期延长者）；常用于小儿先天性心脏病及室性心律失常	（1）心脏方面：低血压（发生于静脉注射时）、心动过缓 （2）其他：呕吐、恶心、运动失调、震颤、步态障碍、皮疹
普罗帕酮	室性期前收缩；各种类型室上性心动过速，难治性、致命性室速	（1）心脏方面：窦房结抑制、房室传导阻滞、加重心力衰竭 （2）其他：眩晕、味觉障碍、视力模糊；胃肠道不适；可能加重支气管痉挛
β 受体阻滞剂	甲状腺功能亢进、嗜铬细胞瘤、麻醉、运动与精神因素诱发的心律失常；房颤与房扑时减慢心室率；室上性心动过速；洋地黄中毒引起的心动过速、期前收缩等；长 QT 间期延长综合征；心肌梗死后	（1）心脏方面：低血压、心动过缓、充血性心力衰竭、心绞痛患者突然撤药引起症状加重、心律失常、急性心肌梗死 （2）其他：加剧哮喘与慢性阻塞性肺疾病；间歇性跛行、雷诺现象、精神抑郁，糖尿病患者可能出现低血糖、乏力
胺碘酮	各种快速心律失常；肥厚型心肌病，心肌梗死后室性心律失常、复苏后预防室性心律失常复发	（1）最严重心外毒性为肺纤维化；转氨酶升高；光过敏，角膜色素沉着；甲状腺功能亢进或减退；胃肠道反应 （2）心脏方面：心动过缓，致心律失常作用少
维拉帕米	各种折返性室上性心动过速；房颤与房扑时减慢心室率，某些特殊类型的室速	（1）增加地高辛浓度 （2）心脏方面：低血压、心动过缓、房室阻滞、心搏停顿。禁用于严重心力衰竭、严重房室传导阻滞、房室旁路前传的房颤、严重窦房结病变、室性心动过速、心源性休克
腺苷	折返环中含有房室结的折返性心动过速的首选药；心力衰竭、严重低血压适用	潮红，短暂的呼吸困难、胸部压迫感（1分钟左右），可有短暂的窦性停搏、室性期前收缩或短阵室性心动过速

6. 心理护理

经常与患者交流，倾听心理感受，给予必要的解释与安慰，加强巡视。鼓励家属安慰患者，酌情增减家属探视时间。

（三）健康教育

心律失常的预后取决于有无器质性心脏病及心律失常的类型、严重程度。健康教育主要体现在以下几个方面。

1. 疾病知识宣教

向患者讲解心律失常的病因、诱因、临床表现及防治知识。教会患者及家属自测脉搏和心律并做好记录，每天 1 次，每次 1 分钟。积极治疗原发病，遵医嘱服用抗心律失常药，不可自行增减或停药，同时注意药物的不良反应。有晕厥史的患者应避免从事驾驶、高空作业等危险工作，出现头晕等脑缺血症状时，应立即平卧，下肢适当抬高。教会家属心肺复苏术，以备急用。

2. 避免诱因

注意休息，劳逸结合，情绪稳定，防止增加心脏负担。无器质性心脏病的患者应积极参与体育锻炼，改善自主神经功能。有器质性心脏病的患者根据心功能情况酌情活动。快速型心律失常患者应戒烟酒、避免摄入刺激性食物，如咖啡、浓茶、槟榔等；心动过缓者应避免屏气用力动作，如用力排便，以免兴奋迷走神经而加重心动过缓。

3. 及时就诊

有以下情况，应及时就诊。①脉搏过缓，少于 60 次/分，并有头晕、目眩或黑矇。②脉搏过快，超过 100 次/分，休息及情绪稳定时仍不减慢。③脉律不齐，有漏搏、期前收缩超过 5 次/分。④原来整齐的脉搏出现脉搏忽强忽弱、忽快忽慢。⑤应用抗心律失常药物后出现不良反应。

4. 其他

定期门诊复查心电图。

（吕　霞）

第三节　冠状动脉粥样硬化性心脏病

冠状动脉粥样硬化性心脏病是冠状动脉粥样硬化后造成管腔狭窄、阻塞和（或）冠状动脉功能性痉挛，导致心肌缺血、缺氧引起的心脏病，简称冠心病，又称缺血性心脏病，是动脉硬化引起器官病变的最常见类型，也是严重危害人们健康的常见病。本病发病多在 40 岁以后，早期男性发病率多于女性。

根据本病的病理解剖和病理生理变化的不同和临床表现特点，1979 年世界卫生组织将冠状动脉粥样硬化性心脏病分为：隐匿型冠心病、心绞痛型冠心病、心肌梗死型冠心病、缺血性心肌病及猝死型冠心病 5 种临床类型。

近年来临床专家将冠状动脉粥样硬化性心脏病分为急性冠状动脉综合征和慢性缺血综合征两大类。急性冠状动脉综合征类型中包括不稳定型心绞痛、非 ST 段抬高性心肌梗死、ST 抬高性心肌梗死、猝死型冠心病。慢性缺血综合征类型中包括稳定型心绞痛、冠状动脉正常的心绞痛（X 综合征）、无症状性心肌缺血、缺血性心肌病。

一、心绞痛

心绞痛临床分型分为稳定型心绞痛和不稳定型心绞痛。稳定型心绞痛是指在冠状动脉粥样硬化的基础上，由于心肌负荷增加，发生冠状动脉供血不足，导致心肌急剧暂时的缺血、缺氧所引起的临床综合征。

（一）病因与发病机制

当冠状动脉的供血与心肌需血量之间发生矛盾时，冠状动脉血流量不能满足心肌细胞代谢需要，造成心肌暂时的出现缺血、缺氧，心肌在缺血、缺氧情况下产生的代谢产物，刺激心脏内的传入神经末梢、$C_1 \sim C_5$交感神经节和相应的脊髓段，传入大脑，再与自主神经进入水平相同脊髓段的脊神经所分布的区域，即胸骨后、胸骨下段、上腹部、左肩、左臂前内侧与小指，产生疼痛感觉。由于心绞痛不是躯体神经传入，因此不能准确定位，常不是锐痛。

正常心肌耗氧的多少主要取决心肌张力、心肌收缩强度、心率，因此常用"心率×收缩压"作为评估心肌耗氧的指标。心肌能量的产生需要心肌细胞将血液中大量的氧摄入，因此，当氧供需增加时，就难从血液中摄入更多的氧，只能增加冠状动脉的血流量提供。在正常情况下，冠状动脉血流量是随机体生理需要而变化，在剧烈体力活动、缺氧等情况下，冠状动脉就要扩张，使血流量增加，满足机体需要。

当冠状动脉粥样硬化所致的冠脉管腔狭窄和（或）部分分支闭塞时，冠状动脉扩张能力减弱，血流量减少，对心肌供血处于相对固定状态，一般休息状态可以无症状。当心脏负荷突然增加时，如劳累、情绪激动等，使心肌张力增加、心肌收缩力增加、心率增快，都可以引起心肌耗氧量增加，冠状动脉不能相应扩张以满足心肌需血量，引起心绞痛发作。另外如主动脉瓣膜病变、严重贫血、肥厚型心肌病等，由于血液携带氧的能力降低或肥厚的心肌使心肌耗氧增加，或心排血量过低/舒张压过低，均可造成心肌氧的供需失衡，心肌缺血、缺氧，引发心绞痛。各种原因引起冠状动脉痉挛，不能满足心肌需血量，也可引发心绞痛。

稳定型心绞痛常发生于劳累、激动的当时，典型心绞痛在相似的情况下可重复出现，但是同样的诱因情况，可以只是在早晨而不在下午出现心绞痛，提示与早晨交感神经兴奋性增高等昼夜节律变化有关。当发作的规律有变化或诱因强度降低仍诱发心绞痛发作，常提示患者发生不稳定型心绞痛。

（二）临床表现

1. 症状

阵发性胸痛或心前区不适是典型心绞痛的特点。

（1）疼痛部位：胸骨体中上段、胸骨后可波及心前区，甚至整个前胸，边界表达不清。可放射至左肩、左臂内侧，甚至可达左手环指和小指，也可向上放射至颈部、咽部和下颊部，也可向下放射至上腹部甚至下腹部。

（2）疼痛性质：常为压迫感、发闷、紧缩感也可为烧灼感，偶可伴有濒死、恐惧感。患者可因疼痛而被迫停止原来的活动，直至症状缓解。

（3）持续时间：$1 \sim 5$分钟，一般不超过15分钟。

（4）缓解方式：休息或含服硝酸甘油后几分钟内缓解。

（5）发作频率：发作频率不固定，可数天或数周发作 1 次，也可 1 天内多次发作。

（6）诱发因素：有体力劳动、情绪激动、饱餐、寒冷、吸烟、休克等情况。

2. 体征

发作时可有心率增快，暂时血压升高。有时出现第四或第三心音奔马律。也可有心尖部暂时性收缩期杂音，出现交替脉。

（三）辅助检查

1. 心电图检查

心电图检查是发现心肌缺血，诊断心绞痛最常用的检查方法。

（1）静息心电图检查：缓解期可无任何表现。心绞痛发作期特征性的心电图可见 ST 段压低 >0.1 mV，T 波低平或倒置，ST 段改变比 T 波改变更具有特异性。少部分患者发作时有低平、倒置的 T 波变为直立，也可以诊断心肌缺血。T 波改变对于心肌缺血诊断的特异性不如 ST 段改变，但发作时的心电图与发作前的心电图进行比较有明显差别，而且发作之后心电图有所恢复，有时具有诊断意义。

部分患者发作时可出现各种心律失常，最常见的是左束支传导阻滞和左前分支传导阻滞。

（2）心电图负荷试验：心电图负荷试验是最常用的运动负荷试验。心绞痛患者在运动中出现典型心绞痛，心电图有 ST 段水平型或下斜型压低 ≥0.1 mV，持续 2 分钟即为运动负荷试验阳性。

2. 超声心动图

缓解期可无异常表现，心绞痛发作时可发现节段性室壁运动异常，可有一过性心室收缩、舒张功能障碍的表现。

超声心动图负荷试验是诊断冠心病的方法之一，敏感性和特异性高于心电图负荷试验，可以识别心肌缺血的范围和程度。

3. 放射性核素检查

^{201}TI（铊）静息和负荷心肌灌注显像，在静息状态可以见到心肌梗死后瘢痕部位的铊灌注缺损的显像。负荷心肌灌注显像是在运动诱发心肌缺血时，显示冠状动脉供血不足而导致的灌注缺损。

4. 冠状动脉造影

冠状动脉造影目前是诊断冠心病的金标准。可发现冠状动脉系统病变的范围和程度，当管腔直径缩小 75% 以上时，将严重影响心肌供血。

（四）治疗

心绞痛治疗的主要目的：一是预防心肌梗死及猝死，改善预后；二是减轻症状，提高生活质量。

1. 心绞痛发作期治疗

（1）休息：发作时立刻休息，一般在停止活动后 3~5 分钟症状即可消失。

（2）应用硝酸酯类药物：硝酸酯类药物是最有效、作用最快终止心绞痛发作的药物，如舌下含化硝酸甘油 0.3~0.6 mg，1~2 分钟开始起效，作用持续 30 分钟左右，或舌下含化硝酸异山梨酯 5~10 mg，2~5 分钟起效，作用持续 2~3 小时。

2. 缓解期治疗

（1）去除诱因：尽量避免已确知的诱发因素，保持体力活动，调整活动量，避免过度劳累；保持平和心态，避免心情紧张、情绪激动；调整饮食结构，严禁烟酒，避免饱餐。

控制血压，将血压控制在 130/80 mmHg 以下；改善生活方式，控制体重；积极治疗糖尿病，控制糖化血红蛋白≤7%。

（2）应用硝酸酯制剂：硝酸酯制剂可以扩张容量血管，减少静脉回流，同时对动脉也有轻度扩张，降低心脏后负荷，进而降低心肌耗氧量。硝酸酯制剂可以扩张冠状动脉，增加心肌供血，改善需血氧与供血氧的矛盾，缓解心绞痛症状。

1）硝酸甘油：舌下含服，起效快，常用于缓解心绞痛发作。

2）硝酸甘油气雾剂：也常可用于缓解心绞痛发作，作用方式如同舌下含片。

3）2% 硝酸甘油贴剂：适用于预防心绞痛发作，贴在胸前或上臂，缓慢吸收。

4）二硝酸异山梨酯：二硝酸异山梨酯口服，每次 5～20 mg，每天 3 次，服用后 30 分钟起效，作用维持 3～5 小时。舌下含服 2～5 分钟起效，每次可用 5～10 mg，维持时间为 2～3 小时。

硝酸酯制剂不良反应有头晕、头部跳痛感、面红、心悸等，静脉给药还可有血压下降。硝酸酯制剂持续应用可以产生耐药性。

（3）应用 β 受体阻滞剂：β 受体阻滞剂是冠心病二级预防的首选药，应终身服用。如普萘洛尔、阿替洛尔、美托洛尔等。使用剂量应个体化，在治疗过程中以清醒时静息心率不低于 50 次/分为宜。从小剂量开始，逐渐增加剂量，以达到缓解症状，改善预后目的。如果必须停药应逐渐减量，避免突然停药引起症状反跳，甚至诱发急性心肌梗死。对于心动过缓、房室传导阻滞患者不宜使用。慢性阻塞性肺疾病、支气管哮喘、心力衰竭、外周血管病患者均应慎用。

（4）应用钙通道阻滞药：钙通道阻滞药抑制心肌收缩，扩张周围血管，降低动脉压，降低心脏后负荷，减少心肌耗氧量；还可以扩张冠状动脉，缓解冠状动脉痉挛，改善心内膜下心肌的供血。临床常用制剂有硝苯地平、地尔硫䓬等。

常见不良反应有胫前水肿、面色潮红、头痛、便秘、嗜睡、心动过缓、房室传导阻滞等。

（5）应用抑制血小板聚集的药物：冠状动脉内血栓形成是急性冠心病事件发生的主要特点，抑制血小板功能对于预防事件、降低心血管死亡具有重要意义。临床常用阿司匹林肠溶片每天 75～150 mg，主要不良反应是胃肠道症状，严重程度与药物剂量有关，引发消化道出血的年发生率为 1‰～2‰。如有消化道症状及不能耐受、过敏、出血等情况，可应用氯吡格雷和质子泵抑制药如奥美拉唑，替代阿司匹林。

（五）护理

1. 一般护理

发作时应立即休息，同时舌下含服硝酸甘油。缓解期可适当活动，避免剧烈运动，保持情绪稳定。秋冬季外出应注意保暖。对吸烟患者应鼓励戒烟，以免加重心肌缺氧。

2. 病情观察

了解患者发生心绞痛的诱因，发作时疼痛的部位、性质、持续时间、缓解方式、伴随症状等。发作时应尽可能描记心电图，以明确心肌供血情况。如症状变化应警惕急性心肌梗死的发生。

3. 用药护理

应用硝酸甘油时，嘱咐患者舌下含服或嚼碎后含服，应在舌下保留一些唾液，以利于药物迅速溶解而吸收。含药后应平卧，以防低血压的发生。服用硝酸酯类药物后常有头胀、面红、头晕、心悸等血管扩张的表现，一般持续用药数天后可自行好转。对于心绞痛发作频繁或含服硝酸甘油效果不好的患者，可静脉滴注硝酸甘油，但需注意滴速，监测血压、心率变化，以免造成血压降低。青光眼、低血压者禁忌。

4. 饮食护理

给予低热量、低脂肪、低胆固醇、少糖、少盐、适量蛋白质、丰富的维生素饮食，宜少食多餐，不饮浓茶、咖啡，避免辛辣刺激性食物。

5. 健康教育

（1）饮食指导：告诉患者宜摄入低热量、低动物脂肪、低胆固醇、少糖、少盐、适量蛋白质食物，饮食中应有适量的纤维素和丰富的维生素，宜少食多餐，不宜过饱，不饮浓茶、咖啡，避免辛辣刺激性食物。肥胖者控制体重。

（2）预防疼痛：寒冷可使冠状动脉收缩，加重心肌缺血，故冬季外出应注意保暖。告诉患者洗澡不要在饱餐或饥饿时进行，洗澡水温不要过冷或过热，时间不宜过长，不要锁门，以防意外。有吸烟习惯的患者应戒烟，因为吸烟产生的一氧化碳影响氧合，加重心肌缺氧，引发心绞痛。

（3）活动与休息：合理安排活动和休息缓解期可适当活动，但应避免剧烈运动（如快速登楼、追赶汽车），保持情绪稳定，避免过劳。

（4）定期复查：定期检查心电图、血脂、血糖情况，积极治疗高血压、控制血糖和血脂。如出现不适疼痛加重，用药效果不好，应到医院就诊。

（5）按医嘱服药：平时要随身携带保健药盒（内有保存在深色瓶中的硝酸甘油等药物）以备急用，并注意定期更换。学会自我监测药物的不良反应，自测脉率、血压，密切观察心率血压变化，如发现心动过缓应到医院调整药物。

二、急性心肌梗死

急性心肌梗死是在冠状动脉硬化的基础上，冠状动脉血供应急剧减少或中断，使相应的心肌发生严重持久的缺血导致心肌坏死。临床表现为持久的胸前区疼痛、发热、血白细胞计数增多、血清心肌坏死标记物增多和心电图进行性变化，还可发生心律失常、休克或心力衰竭三大并发症，属于急性冠状动脉综合征的严重类型。

（一）病因与发病机制

基本病因是冠状动脉粥样硬化造成一支或多支血管狭窄，在侧支循环未建立时，使心肌供血不足。也有极少数患者由于冠状动脉栓塞、炎症、畸形、痉挛和冠状动脉口阻塞为基本病因。

在冠状动脉严重狭窄的基础上，一旦心肌需血量猛增或冠状动脉血供锐减，使心肌缺血达 20～30 分钟或以上，即可发生急性心肌梗死。

研究证明，多数心肌梗死是由于粥样斑块破溃、出血、管腔内血栓形成，使管腔闭塞。还有部分患者是由于冠状动脉粥样斑块内或其下出血或血管持续痉挛，也可使冠状动脉完全闭塞。

促使粥样斑块破裂、出血、血栓形成的诱因有：①机体交感神经活动增高，应激反应性增强，心肌收缩力加强、心率加快、血压增高。②饱餐，特别在食用大量脂肪后，使血脂升高，血黏稠度增高。③剧烈活动、情绪过分紧张或过分激动、用力排便或血压突然升高，可使左心室负荷加重。④脱水、出血、手术、休克或严重心律失常，可使心排血量减少，冠状动脉灌注减少。

急性心肌梗死发生并发症，均可使冠状动脉灌注量进一步降低，心肌坏死范围扩大。

（二）临床表现

1. 先兆表现

50%以上的患者发病数日或数周前有胸闷、心悸、乏力、恶心、大汗、烦躁、血压波动、心律失常、心绞痛等前驱症状。以新发生的心绞痛或原有心绞痛发作频繁且程度加重、持续时间长、服用硝酸甘油效果不好为常见。

2. 主要症状

（1）疼痛：为最早、最突出的症状，其性质和部位与心绞痛相似，但程度更剧烈，伴有烦躁、大汗、濒死感。一般无明显的诱因，疼痛可持续数小时或数天，经休息和含服硝酸甘油无效。少数患者症状不典型，疼痛可位于上腹部或颈背部，甚至无疼痛表现。

（2）全身症状：一般在发生疼痛24~48小时或以后，出现发热、心动过速。一般发热体温在38 ℃左右，多在1周内恢复正常。可有胃肠道症状如恶心、呕吐、上腹胀痛，重者可有呃逆。

（3）心律失常：有75%~95%的患者发生心律失常，多发生于病后1~2天，前24小时内发生率最高，以室性心律失常最多见，如频发室性期前收缩，成对出现或呈短阵室性心动过速，常是出现室颤先兆。室颤是急性心肌梗死早期患者死亡的主要原因。

（4）心源性休克：疼痛时常见血压下降，如疼痛缓解时，收缩压<80 mmHg（10.7 kPa），同时伴有烦躁不安、面色苍白或发绀、皮肤湿冷、脉搏细速、尿量减少、反应迟钝，则为休克表现，约20%的患者常于心肌梗死后数小时至1周内发生。

（5）心力衰竭：约50%的患者在起病最初几天，疼痛或休克好转后，出现呼吸困难、咳嗽、发绀、烦躁等左侧心力衰竭的表现，重者可发生急性肺水肿，随后可出现颈静脉怒张、肝大、水肿等右侧心力衰竭的表现。右心室心肌梗死患者发病开始即可出现右侧心力衰竭表现，同时伴有血压下降。

3. 体征

多数患者心率增快，但也有少数患者心率变慢，心尖部第一心音减低，出现第三、第四心音奔马律。有10%~20%的患者在发病的2~3天，由于反应性纤维性心包炎，可出现心包摩擦音。可有各种心律失常。

除极早期血压可增高外，随之几乎所有患者血压下降，发病前高血压患者血压可降至正常，而且多数患者不再恢复起病前血压水平。

可有与心律失常、休克、心力衰竭相关体征。

4. 其他并发症

乳头肌功能不全或断裂、心室壁瘤、栓塞、心脏破裂、心肌梗死后综合征等。

（三）辅助检查

1. 心电图改变

（1）特征性改变：①面向坏死区的导联，出现宽而深的异常 Q 波。②在面向坏死区周围损伤区的导联，出现 ST 段抬高呈弓背向上。③在面向损伤区周围心肌缺氧区的导联，出现 T 波倒置。④在背向心肌梗死的导联则出现 R 波增高、ST 段压低、T 波直立并增高。

（2）动态性改变：起病数小时后 ST 段弓背向上抬高，与直立的 T 波连接成单向曲线；2 天内出现病理性 Q 波，R 波减低；数日后 ST 段恢复至基线水平，T 波低平、倒置或双向；数周后 T 波可倒置，病理性 Q 波永久遗留。

2. 实验室检查

（1）肌红蛋白：肌红蛋白敏感性高但特异性不高，起病后 2 小时内升高，12 小时内达到高峰，24 ~ 48 小时恢复正常。

（2）肌钙蛋白：肌钙蛋白 I 或肌钙蛋白 T 在起病后 3 ~ 4 小时升高。肌钙蛋白 I 11 ~ 24 小时达到高峰，7 ~ 10 天恢复正常。肌钙蛋白 T 24 ~ 48 小时达到高峰，10 ~ 14 天恢复正常。这些心肌结构蛋白含量增加是诊断心肌梗死的敏感指标。

（3）血清心肌酶：出现肌酸激酶同工酶 CK-MB、磷酸肌酸激酶、门冬氨酸氨基转移酶、乳酸脱氢酶升高，其中磷酸肌酸激酶是出现最早、恢复最早的酶；CK-MB 诊断敏感性和特异性均极高，起病 4 小时内增高，16 ~ 24 小时达到高峰，3 ~ 4 天恢复正常。肌酸激酶同工酶的增高程度与梗死的范围呈正相关，其高峰出现时间是否提前有助于判断溶栓治疗是否成功。

（4）血细胞：发病 24 ~ 48 小时后白细胞升高（10 ~ 20）×10^9/L，中性粒细胞增多，嗜酸性粒细胞减少；红细胞沉降率增快；C 反应蛋白增高。

（四）治疗

急性心肌梗死治疗原则是尽快恢复心肌血流灌注，挽救心肌，缩小心肌缺血范围，防止梗死面积扩大，保护和维持心功能，及时处理各种并发症。

1. 一般治疗

（1）休息：急性期卧床休息 12 小时，若无并发症，24 小时内应鼓励患者床上活动肢体，第 3 天可床边活动，第 4 天起逐步增加活动量，1 周内可达到每天 3 次步行 100 ~ 150 米。

（2）监护：急性期进行心电图、血压、呼吸监护，密切观察生命体征变化和心功能变化。

（3）吸氧：急性期持续吸氧每分钟 4 ~ 6 L，如发生急性肺水肿，按其处理原则处理。

（4）抗凝治疗：无禁忌证患者嚼服阿司匹林肠溶片 150 ~ 300 mg，连服 3 天，以后改为每天 75 ~ 150 mg，长期服用。

2. 解除疼痛

哌替啶 50 ~ 100 mg 肌内注射或吗啡 5 ~ 10 mg 皮下注射，必要时 1 ~ 2 小时可重复使用 1 次，以后每 4 ~ 6 小时重复使用，用药期间要注意防止呼吸抑制。疼痛轻的患者可应用可待因或罂粟碱 30 ~ 60 mg 肌内注射或口服。也可用硝酸甘油静脉滴注，但需注意心率、血压变化，防止心率增快、血压下降。

3. 心肌再灌注

心肌再灌注是一种积极治疗措施,应在发病12小时内,最好在3～6小时进行,使冠状动脉再通,心肌再灌注,使濒临坏死的心肌得以存活,坏死范围缩小,减轻梗死后心肌重塑,改善预后。

(1)经皮冠脉介入术(PCI):实施PCI首先要有具备实施介入治疗条件,并建立急性心肌梗死急救的绿色通道,患者到院明确诊断之后,既要对患者给予常规治疗,又要在做好术前准备的同时将患者送入心导管室。

1)直接PCI适应证:①ST段抬高和新出现左束支传导阻滞。②ST段抬高性心肌梗死并发休克。③非ST段抬高性心肌梗死,但梗死的动脉严重狭窄。④有溶栓禁忌证,又适宜再灌注治疗的患者。

注意事项:①发病12小时以上患者不宜实施PCI。②对非梗死相关的动脉不宜实施PCI。③心源性休克需先行主动脉球囊反搏术,待血压稳定后方可实施PCI。

2)补救PCI:对于溶栓治疗后仍有胸痛,抬高的ST段降低不明显,应实施补救PCI。

3)溶栓治疗再通后PCI:溶栓治疗再通后,在7～10天行冠状动脉造影,对残留的狭窄血管并适宜行PCI的,可进行PCI。

(2)溶栓疗法:对于由于各种原因没有进行介入治疗的患者,在无禁忌证情况下,可尽早行溶栓治疗。

1)适应证。溶栓疗法适应证有:①2个以上(包括2个)导联ST段抬高或急性心肌梗死伴左束支传导阻滞,发病<12小时,年龄<75岁。②ST段抬高明显心肌梗死患者,>75岁。③ST段抬高性心肌梗死发病已达12～24小时,但仍有胸痛、广泛ST段抬高者。

2)禁忌证。溶栓疗法禁忌证有:①既往病史中有出血性脑卒中。②近1年内有过缺血性脑卒中、脑血管病。③颅内肿瘤。④近1个月有过内脏出血或已知出血倾向。⑤正在使用抗凝药。⑥近1个月有创伤史、>10分钟的心肺复苏;近3周来有外科手术史;近2周内有在不能压迫部位的大血管穿刺术。⑦未控制高血压>180/110 mmHg。⑧未排除主动脉夹层。

3)常用溶栓药物。尿激酶(UK)在30分钟内静脉滴注150万～200万U;链激酶(SK)、重组链激酶(rSK)在1小时内静脉滴注150万U。应用链激酶须注意有无过敏反应,如寒战、发热等。重组组织型纤溶酶原激活药(rt-PA)在90分钟内静脉给药100 mg,先静脉注射15 mg,继而在30分钟内静脉滴注50 mg,随后60分钟内静脉滴注35 mg。另外,在用rt-PA前后均需静脉滴注肝素,应用rt-PA前需用肝素5000 U,用rt-PA后需每小时静脉滴注肝素700～1000 U,持续使用2天。之后3～5天,每12小时皮下注射肝素7500 U或使用低分子肝素。

血栓溶解指标:①抬高的ST段2小时内回落50%。②2小时内胸痛消失。③2小时内出现再灌注性心律失常。④血清CK-MB峰值提前出现。

4. 心律失常处理

室性心律失常常可引起猝死,应立即处理,首选给予利多卡因静脉注射,反复出现可使用胺碘酮治疗,发生室颤时立即实施电复律;对房室传导阻滞,可用阿托品、异丙肾上腺素等药物,严重者需安装人工心脏起搏器。

5. 控制休克

补充血容量，应用升压药物及血管扩张药，纠正酸碱平衡紊乱。如处理无效时，应选用在主动脉内球囊反搏术的支持下，积极行经皮冠脉成形术或支架置入术。

6. 治疗心力衰竭

主要是治疗急性左侧心力衰竭。急性心肌梗死 24 小时内禁止使用洋地黄制剂。

7. 二级预防

预防动脉粥样硬化、冠心病的措施属于一级预防，对于已经患有冠心病、心肌梗死患者预防再次梗死，防止发生心血管事件的措施属于二级预防。

二级预防措施有：①应用阿司匹林或氯吡格雷等药物，抗血小板集聚。应用硝酸酯类药物，抗心绞痛治疗。②预防心律失常，减轻心脏负荷；控制血压在 140/90 mmHg 以下，合并糖尿病或慢性肾功能不全应控制在 130/80 mmHg 以下。③戒烟、控制血脂。④控制饮食，治疗糖尿病，糖化血红蛋白应低于 7%，体重指数应控制在标准体重之内。⑤对患者及家属要普及冠心病相关知识教育，鼓励患者有计划、适当地运动。

（五）护理

1. 身心休息

急性期绝对卧床，减少心肌耗氧，避免诱因。保持安静，减少探视避免不良刺激，保证睡眠。陪伴和安慰患者，操作熟练，有条不紊，理解并鼓励患者表达恐惧。

2. 改善活动耐力

改善活动耐力，帮助患者制订逐渐活动计划。对于有固定时间和情境出现疼痛的患者，可预防性给药。若患者在活动后出现呼吸加快或困难、脉搏过快或停止后 3 分钟未恢复，血压异常、胸痛、眩晕应停止活动，并以此作为限制最大活动量的指标。

3. 病情观察

监护 5~7 天，监测心电图、心率、心律、血压、血流动力学，有并发症应延长监护时间。如心率、心律和血压变化，出现心律失常，特别是室性心律失常和严重的房室传导阻滞、休克的发生，及时报告医师处理。观察尿量、意识改变，以帮助判断休克的情况。

4. 吸氧

前 3 天给予高流量吸氧每分钟 4~6 L，而后可间断吸氧。如发生急性肺水肿，按其处理原则护理。

5. 镇痛护理

遵医嘱给予哌替啶、吗啡等镇痛药物，对于烦躁不安的患者可给予地西泮肌内注射。观察疼痛性质及其伴随症状的变化，注意有无呼吸抑制、心率加快等不良反应。

6. 防止便秘护理

向患者强调预防便秘的重要性，食用富含纤维食物。注意饮水，每天 1500 mL。遵医嘱长期服用缓泻药，保证排便通畅。必要时应用润肠药、低压灌肠等。

7. 饮食护理

给予低热量、低脂、低胆固醇和高维生素饮食，少量多餐，避免刺激性食品。

8. 溶栓治疗护理

溶栓前要建立并保持静脉通道畅通。仔细询问病史，排除溶栓禁忌证；溶栓前需检查血常规、凝血时间、血型，配血备用。

溶栓治疗中观察患者有无寒战、皮疹、发热等过敏反应。应用抗凝药物如阿司匹林、肝素，使用过程中应严密观察有无出血倾向。应用溶栓治疗时应严密监测凝血时间和纤溶酶原，防止出血，注意观察有无牙龈、皮肤、穿刺点出血，观察尿、粪便的颜色。出现大出血时需立即停止溶栓，输鱼精蛋白、输血。

溶栓治疗后应定时记录心电图、检查心肌酶谱，观察胸痛有无缓解。

9. 经皮冠状动脉介入治疗后护理

为防止出血与血栓形成，停用肝素 4 小时后，复查全血凝固时间，凝血时间在正常范围之内，拔除动脉鞘管，压迫止血，加压包扎，患者继续卧床 24 小时，术肢制动。同时，严密观察生命体征，有无胸痛。观察足背动脉搏动情况，鞘管留置部位有无出血、血肿。

10. 预防并发症

（1）预防心律失常及护理：急性期要持续心电监护，发现频发室性期前收缩，成对的、多源性的、呈 RonT 现象的室性期前收缩或发现房室传导阻滞时，应及时通知医师处理，遵医嘱应用利多卡因等抗心律失常药物，同时要警惕发生室颤、猝死。

电解质紊乱、酸碱失衡也是引起心律失常的重要因素，要监测电解质和酸碱平衡状态，准备好急救药物和急救设备，如除颤器、起搏器等。

（2）预防休克及护理：遵医嘱给予扩容、纠酸、血管活性药物，避免脑缺血，保护肾功能，让患者平卧位或头低足高位。

（3）预防心力衰竭及护理：在起病最初几天甚至在心肌梗死演变期内，急性心肌梗死的患者可以发生心力衰竭，多表现为左侧心力衰竭。因此要严密观察患者有无咳嗽、咳痰、呼吸困难、尿少等症状，观察肺部有无湿性啰音。避免情绪烦躁、饱餐、用力排便等加重心脏负荷的因素。如发生心力衰竭，即按心力衰竭护理进行护理。

11. 健康教育

（1）养成良好生活习惯：调整生活方式，缓解压力，克服不良情绪，避免饱餐、寒冷刺激。洗澡时应注意：不在饱餐和饥饿时洗，水温和体温相当，时间不要过长，卫生间不上锁，必要时有人陪同。

（2）积极治疗危险因素：积极治疗高血压、高血脂、糖尿病、控制体重于正常范围，戒除烟酒。自觉落实二级预防措施。

（3）按时服药：了解所服药物作用、不良反应，随身带药物和保健卡。按时服药、定期复查，终身随诊。

（4）合理饮食：食用低热量、低脂、低胆固醇，总热量不宜过高的饮食，以维持正常体重为度。清淡饮食，少量多餐。避免大量刺激性食品。多食含纤维素和果胶的食物。

（贾晓婷）

第三章

消化内科疾病护理

第一节　贲门失弛缓症

贲门失弛缓症又称贲门痉挛、巨食管，是食管贲门部的神经肌肉功能障碍所致的食管功能性疾病。其主要特征是食管缺乏蠕动，食管下端括约肌（LES）高压和对吞咽动作的松弛反应减弱。食物滞留于食管腔内，逐渐导致伸长和屈曲，可继发食管炎，甚至在此基础上可发生癌变，癌变率为2%～7%。

失弛缓症的病因迄今不明。一般认为是神经肌肉功能障碍所致。其发病与食管肌层内奥尔巴赫（Auerbach）神经丛细胞变性、减少或缺失以及副交感神经分布缺陷有关，或病因与免疫因素有关。

一、临床表现

1. 吞咽困难

无痛性吞咽困难是最常见、最早出现的症状，占80%～95%。起病症状表现多较缓慢，但也可较急，多呈间歇性发作，常因情绪波动、发怒、忧虑、惊骇或进食生冷和辛辣等刺激性食物而诱发。

2. 食物反流和呕吐

发生率可达90%。呕吐多在进食后20～30分钟发生，可将前一餐或隔夜食物呕出。呕吐物可混有大量黏液和唾液。当并发食管炎、食管溃疡时，反流物可含有血液。患者可因食物反流、误吸而引起反复发作的肺炎、气管炎，甚至支气管扩张或肺脓肿。

3. 疼痛

40%～90%的贲门失弛缓症患者有疼痛的症状，性质不一，可为闷痛、灼痛、针刺痛、割痛或锥痛。疼痛部位多在胸骨后及中、上腹；也可在胸背部、右侧胸部、右胸骨缘以及左季肋部。疼痛发作有时酷似心绞痛，甚至舌下含硝酸甘油片后可获缓解。

4. 体重减轻

体重减轻与吞咽困难影响食物的摄取有关。病程长久者可有体重减轻、营养不良和维生素缺乏等表现，而呈恶病质者罕见。

5. 其他

贲门失弛缓症患者偶有食管炎所致的出血。在后期病例，极度扩张的食管可压迫胸腔内器官而产生干咳、气短、发绀和声嘶等。

二、辅助检查

1. 食管钡餐 X 线造影

吞钡检查见食管扩张、食管蠕动减弱、食管末端狭窄呈鸟嘴状、狭窄部黏膜光滑，是贲门失弛缓症患者的典型表现。

Henderson 等将食管扩张分为 3 级：Ⅰ级（轻度），食管直径 <4 cm；Ⅱ级（中度），直径 4~6 cm；Ⅲ级（重度），直径 >6 cm，甚至弯曲呈 S 形。

2. 食管动力学检测

食管下端括约肌高压区的压力常为正常人的 2 倍以上，吞咽时下段食管和括约肌压力不下降。中段、上段食管腔压力亦高于正常。

3. 胃镜检查

检查可排除器质性狭窄或肿瘤。在内镜下贲门失弛缓症表现特点如下。

（1）大部分患者食管内见残留有中到大量的积食，多呈半流质状态覆盖管壁，且黏膜水肿增厚致使失去正常的食管黏膜色泽。

（2）食管体部见扩张，并有不同程度的扭曲变形。

（3）管壁可呈节段性收缩环，似憩室膨出。

（4）贲门狭窄程度不等，直至完全闭锁不能通过。应注意的是，有时检查镜身通过贲门感知阻力不甚明显时易忽视该病。

三、治疗原则

贲门失弛缓症治疗的目的在于降低食管下端括约肌压力，使食管下段松弛，从而解除功能性梗阻，使食物顺利进入胃内。

1. 保守治疗

对轻度患者应解释病情，安定情绪，少食多餐，细嚼慢咽，并服用镇静解痉药物，如钙通道阻滞药（如硝苯地平等），部分患者症状可缓解。为防止睡眠时食物溢流入呼吸道，可用高枕或垫高床头。

2. 内镜治疗

随着微创观念的深入，新的医疗技术及设备不断涌现，内镜下治疗贲门失弛缓症得到广泛应用，并取得很多新进展。传统内镜治疗手段主要包括内镜下球囊扩张和支架植入、镜下注射 A 型肉毒杆菌毒素、内镜下微波切开和硬化剂注射治疗等。

3. 手术治疗

对中度、重度及传统内镜下治疗效果不佳的患者应行手术治疗。贲门肌层切开术（Heller 手术）仍是目前最常用的术式。可经胸或经腹手术，也可在胸腔镜或者腹腔镜下完成。远期并发症主要是反流性食管炎，故有人主张附加抗反流手术，如胃底包绕食管末端 360°（Nissen 手术）、270°（Belsey 手术）、180°（Hill 手术），或将胃底缝合在食管腹段和前壁（Dor 手术）。

经口内镜食管下括约肌切开术（POEM）治疗贲门失弛缓症取得了良好的效果。POEM 手术无皮肤切口，通过内镜下贲门环形肌层切开，最大限度地恢复食管的生理功能并减少手术的并发症，术后早期即可进食，95%的患者术后吞咽困难得到缓解，且反流性食管炎的发生率低。由于 POEM 手术时间短，创伤小，恢复特别快，疗效可靠，是目前治疗贲门失弛缓症的最佳选择。

四、护理问题

1. 疼痛

与胃酸、大量食物和分泌物长期滞留食管，刺激食管黏膜发生食管炎、食管溃疡以及基底内暴露的神经末梢有关。食管炎症可降低神经末梢的痛阈以及食管黏膜的抗反流防御机制。

2. 营养失调

与吞咽困难、因胸骨后不适惧怕进食有关。

3. 焦虑

与病程长、症状反复、生活质量降低有关。

4. 窒息

与食物难以通过狭窄的贲门、食物积聚发生呕吐、食物反流误入气管有关。

五、护理措施

1. 一般护理

（1）指导患者少量多餐，每 2 ~ 3 小时 1 餐，每餐 200 mL，避免食物温度过冷或过热，注意细嚼慢咽，减少食物对食管的刺激。

（2）禁食酸、辣、煎炸、生冷食物，忌烟酒。

（3）指导服药及用药方法，常用药物有硝苯地平、异山梨酯、多潘立酮、西沙必利等。颗粒药片一定碾成粉末，加凉开水冲服。

（4）介绍贲门失弛缓症的基本知识，让患者了解疾病的发展过程和预后。

2. 疼痛护理

遵医嘱给予硝酸甘油类药物，其有弛缓平滑肌作用，改善食管的排空。

3. 术前护理

术前使用内镜下球囊扩张治疗贲门失弛缓症。

（1）告知患者球囊扩张治疗不需开刀，痛苦少，改善症状快，费用低。

（2）详细介绍球囊扩张术的操作过程及注意事项。尽可能让患者与治愈的患者进行咨询、交流，以消除其顾虑、紧张的情绪，能够主动配合医师操作，提高扩张治疗的成功率。

（3）术前 1 天进食流质，术前禁食 12 小时，禁水 4 小时。对部分病史较长、食管扩张较严重者需禁食 24 ~ 48 小时。

4. 术后护理

术后使用内镜下球囊扩张治疗贲门失弛缓症。

（1）术后患者应绝对卧床休息，取半卧位或坐位，平卧及睡眠时也要抬高头部 15° ~ 30°，防止胃食物反流。

（2）术后 12 小时内禁食。12 小时后患者若无不适可进温凉流质食物，术后 3 天进固体食物。

（3）餐后 1~2 小时内不宜平卧，进食时尽量取坐位。

5. 并发症观察

扩张术的并发症主要有出血、感染、穿孔等。术后应严密监测生命体征，密切观察患者胸痛的程度、性质、持续时间。注意观察有无呕吐及呕吐物、粪便的颜色及性质。轻微胸痛及少量黑便一般不需特殊处理，1~3 天会自行消失。

六、健康教育

1. 简介疾病知识

贲门失弛缓症是一种原发的病因不明的食管运动功能障碍性疾病，而且不易治愈。其特性是食管体部及食管下端括约肌解剖区域分布的神经损害所致。贲门失弛缓症是临床上较少见的疾病，很难估计其发病率及流行病情况，因为有的患者临床症状很轻微而没有就诊。许多学者的流行病学研究都是回顾性的，一般认为其发生率为每年（0.03~1.5）/10 万人，且无种族、性别差异，发病年龄有 2 个峰值，即 20~40 岁及 70 岁。贲门失弛缓症如果不治疗，其症状会逐渐加重。因此，早期进行充分的治疗能减轻疾病的进展，并防止发生并发症。另外，如果不改善食管下端括约肌排空障碍减轻梗阻可能会使病情恶化导致巨食管症。

2. 饮食指导

（1）扩张术后患者在恢复胃肠道蠕动后，可先口服少许清水进行观察，然后进食半量流质食物，少食多餐，无特殊不适，逐步进全量流质再过渡到半流质饮食，直至普食。

（2）饮食以易消化、少纤维的软食为宜，细嚼慢咽，并增加水分摄入量，忌进食过多、过饱，避免进食过冷或刺激性食物。

（3）患者进食时注意观察是否有咽下困难等进食梗阻症状复发，必要时给予胃动力药或作进一步处理。出院后可进软食 1 个月，再逐步恢复正常饮食。

3. 出院指导

嘱患者生活起居有规律，避免感染，避免暴饮暴食，少进油腻食物。不穿紧身衣服，保持心情愉快，睡眠时抬高头部。有反酸、胃灼热、吞咽困难等症状随时就诊，定期复查。

（李婧婧）

第二节　功能性消化不良

功能性消化不良（FD）是临床上最常见的一种功能性胃肠病，是指具有上腹痛、上腹胀、早饱、嗳气、食欲不振、恶心、呕吐等上腹不适症状，经检查排除了引起这些症状的胃肠、肝胆及胰腺等器质性疾病的一组临床综合征，症状可持续或反复发作，病程一般超过 1 个月或在 1 年中累计超过 12 周。

根据临床特点，FD 分为 3 型。①运动障碍型，以早饱、食欲不振及腹胀为主。②溃疡型，以上腹痛及反酸为主。③反流样型。

一、临床表现

1. 症状

FD 有上腹痛、上腹胀、早饱、嗳气、食欲不振、恶心、呕吐等症状，常以某一个或某一组症状为主，至少持续或累积4周以上，在病程中症状也可发生变化。

FD起病多缓慢，病程常经年累月，呈持续性或反复发作，不少患者由饮食、精神等因素诱发。部分患者伴有失眠、焦虑、抑郁、头痛、注意力不集中等精神症状。无贫血、消瘦等消耗性疾病表现。

2. 体征

FD的体征多无特异性，多数患者中上腹有触痛或触之不适感。

二、辅助检查

（1）血常规、尿常规、大便常规和肝、肾功能均正常，血糖及甲状腺功能正常。

（2）胃镜、B超、X线钡餐检查。

（3）胃排空试验中近50%的患者出现胃排空延缓。

三、治疗原则

主要是对症治疗，个体化治疗和综合治疗相结合。

1. 一般治疗

避免烟、酒及服用非甾体抗炎药，建立良好的生活习惯。注意心理治疗，对失眠、焦虑患者适当予以镇静药物。

2. 药物治疗

（1）抑制胃酸分泌药：H_2受体阻滞剂或质子泵抑制剂，适用于以上腹痛为主要症状的患者。症状缓解后不需要维持治疗。

（2）促胃肠动力药：常用多潘立酮、西沙必利和莫沙必利，后二者疗效为佳。适用于以上腹胀、早饱、嗳气为主要症状患者。

（3）胃黏膜保护剂：常用枸橼酸铋钾。

（4）抗幽门螺杆菌治疗：疗效尚不明确，对部分有幽门螺杆菌感染的FD患者可能有效，以选用铋剂为主的三联为佳。

（5）镇静剂或抗抑郁药：适用于治疗效果欠佳且伴有精神症状明显的患者，宜从小剂量开始，注意观察药物的不良反应。

四、护理问题

1. 舒适的改变

与腹痛、腹胀、反酸有关。

2. 营养失调

与消化不良、营养吸收障碍有关。

3. 焦虑

与病情反复、迁延不愈有关。

五、护理措施

1. 心理护理

本病常慢性反复发作，因此，护士应做好心理疏导工作，尽量避免各种刺激及不良情绪，详细讲解疾病的性质，鼓励患者，提高认知水平，帮助患者树立战胜疾病的信心。教会患者稳定情绪，保持心情愉快，培养广泛的兴趣爱好。

2. 饮食护理

建立良好的生活习惯，避免烟、酒。强调饮食规律性，进食时勿做其他事情，睡前不要进食，利于胃肠道的吸收及排空。避免高脂油炸食物，忌坚硬食物及刺激性食物，注意饮食卫生。饮食适量，不宜极渴时饮水，一次饮水量不宜过多。不能因畏凉食而进食热烫食物。进食适量新鲜蔬菜水果，保持低盐饮食。少食易产气的食物及寒性、酸性食物。

3. 合理活动

参加适当的活动，如打太极拳、散步或练习气功等，以促进胃肠蠕动及消化腺的分泌。

4. 用药指导

对于焦虑、失眠的患者可适当给予镇静剂，从小剂量开始使用，严密观察使用镇静剂后的不良反应。

六、健康教育

1. 一般护理

功能性消化不良患者在饮食中应避免油腻及刺激性食物，戒烟、戒酒，养成良好的生活习惯，避免暴饮暴食及睡前进食过量；可采取少食多餐的方法；加强体育锻炼；要特别注意保持愉快的心情和良好的心境。

2. 预防护理

（1）进餐时应保持轻松的心情，不要匆促进食，也不要囫囵吞食，更不要站着或边走边吃。

（2）不要泡饭或和水进食，饭前或饭后不要立即大量饮用液体。

（3）进餐时不要讨论问题或争吵，讨论应在饭后 1 小时以后进行。

（4）不要在进餐时饮酒，进餐后不要立即吸烟。

（5）不要穿着束紧腰部的衣裤就餐。

（6）进餐应定时。

（7）避免大吃大喝，尤其是辛辣和富含脂肪的饮食。

（8）有条件可在两餐之间喝 1 杯牛奶，避免胃酸过多。

（9）少食过甜、过咸食品，食入过多糖果会刺激胃酸分泌。

（10）进食不要过冷或过烫。

（闫彩艳）

第三节　肠结核和结核性腹膜炎

一、肠结核

肠结核是结核分枝杆菌引起的肠道慢性特异性感染。结核分枝杆菌侵犯肠道主要经口感染。患者多有开放性肺结核或喉结核，是经常吞下含结核分枝杆菌的痰液引起，或是经常和开放性肺结核患者密切接触而被感染。一般见于青壮年，女性略多于男性。

肠结核多由人型结核分枝杆菌引起，少数患者可由牛型结核分枝杆菌感染致病。其感染途径包括 3 种。①经口感染，为结核分枝杆菌侵犯肠道的主要途径。②血行播散，多见于粟粒型肺结核。③直接蔓延，肠结核主要位于回盲部，其他部位按发病率高低依次为升结肠、空肠、横结肠、降结肠、阑尾、十二指肠和乙状结肠等，少数见于直肠。

（一）临床表现

肠结核大多起病缓慢，病程较长。早期症状不明显，容易被忽视。

1. 症状

（1）腹痛：多位于右下腹或脐周，间歇性发作。常为痉挛性阵痛伴腹鸣，于进餐后加重，排便或肛门排气后缓解。腹痛可能与进餐引起胃肠反射或肠内容物通过炎症、狭窄肠段，引起局部肠痉挛有关。

（2）腹泻和便秘：腹泻是溃疡型肠结核的主要表现之一。患者每天排便 2~4 次，粪便呈糊状或稀水状，不含黏液或脓血，如直肠未受累，无里急后重感。若病变严重而广泛，腹泻次数可达每天十余次，粪便可有少量黏液、脓液。此外，可间断有便秘，粪便呈羊粪状，隔数天再有腹泻。腹泻与便秘交替是肠结核引起胃肠功能紊乱所致。增生型肠结核多以便秘为主要表现。

（3）全身症状和肠外结核表现：溃疡型肠结核常有结核毒血症及肠外结核，特别是肺结核的临床表现，严重时可出现维生素缺乏、营养不良性水肿等表现；增生型肠结核全身情况一般较好。

2. 体征

患者可呈现慢性病容，消瘦、苍白。腹部肿块为增生型肠结核的主要体征，常位于右下腹，较固定，质地中等，伴有轻、中度压痛。若溃疡型肠结核并发局限性腹膜炎、局部病变肠管与周围组织粘连，或同时有肠系膜淋巴结结核也可出现腹部肿块。

3. 并发症

见于晚期患者，常有肠梗阻、瘘管形成，肠出血少见，也可并发结核性腹膜炎，偶有急性肠穿孔。

（二）辅助检查

1. 实验室检查

可有轻至中度贫血，红细胞沉降率多增快，可作为估计结核病活动程度的指标之一。粪便检查显微镜下可见少量脓细胞与红细胞，潜血试验阳性。结核菌素试验呈强阳性有助于诊断。

2. X 线检查

溃疡型肠结核钡剂于病变肠段呈现激惹征象，排空很快，充盈不佳，而在病变的上、下肠段则钡剂充盈良好，称为 X 线钡影跳跃征象。病变肠段如能充盈，则显示黏膜皱襞粗乱、肠壁边缘不规则，有时呈锯齿状，可见溃疡。也可见肠腔变窄、肠段缩短变形、回肠盲肠正常角度消失。

3. 结肠镜检查

内镜下见病变肠黏膜充血、水肿，溃疡形成（常呈横形、边缘呈鼠咬状），大小及形态各异的炎症息肉，肠腔变窄等。镜下取活体组织送病理检查具有确诊价值。

（三）治疗原则

肠结核的治疗与肺结核相同，均应强调早期、联合、适量及全程用药。

1. 休息与营养

合理的休息与营养应作为治疗结核的基础。活动性肠结核应强调卧床休息，减少热量消耗，改善营养，增加机体抗病能力。

2. 抗结核药物治疗

（1）异烟肼：每日 300 mg，顿服。偶可发生药物性肝炎，肝功能异常者慎用，需注意观察。如果发生周围神经炎可服用维生素 B_6。

（2）利福平：每日 450 mg，顿服。用药后如出现一过性氨基转移酶上升可继续用药，加保肝治疗观察，如出现黄疸应立即停药。

（3）吡嗪酰胺：0.5 g，每日 3 次；每周 3 次用药为每日 1.5～2.0 g。常见不良反应为高尿酸血症、肝损害、食欲不振、关节痛和恶心。

（4）乙胺丁醇：每日 0.75 g，顿服；每周 3 次用药为每日 1.0～1.25 g。不良反应为视神经炎。

（5）链霉素：肌内注射，每日量为 0.75 g，每周 5 次；间歇用药每次为 0.75～1.0 g，每周 2～3 次。不良反应主要为耳毒性、前庭功能损害和肾毒性等，严格掌握使用剂量。儿童、老人、孕妇、听力障碍和肾功能不良等要慎用或不用。

（6）氨基水杨酸：4.0 g，每日 2 次。常引起胃肠道反应，宜饭后服。

标准化疗方案，即 2 个月强化期和 4～6 个月巩固期。①强化期，异烟肼、利福平、吡嗪酰胺和乙胺丁醇，顿服，2 个月；②巩固期，异烟肼、利福平，顿服，4 个月。

3. 对症处理

（1）腹痛：可用颠茄、阿托品或其他抗胆碱能药物。

（2）不完全性肠梗阻：有时需行胃肠减压，并纠正水、电解质紊乱。

（3）有贫血及维生素缺乏症表现者：对症用药。

4. 手术治疗

手术治疗主要限于：①完全性肠梗阻或部分性肠梗阻经内科治疗未见好转者。②急性肠穿孔引起粪瘘经保守治疗未见改善者。③大量肠道出血经积极抢救未能止血者。

（四）护理评估

1. 评估患者肠结核的临床症状

肠结核一般起病缓慢，早期症状不明显，易被忽视，全身症状表现为发热、盗汗、消瘦、乏力等结核病中毒症状以及腹胀、腹痛、腹泻与便秘等消化道症状。观察患者餐后有无腹胀，是否伴有消化不良、食欲减退、恶心、呕吐等肠结核早期症状。

2. 评估患者是否存在腹泻与便秘的症状

腹泻为肠结核最常见症状，粪便多为稀水样或糊状，一日数次或十几次，多在腹痛后出现。腹泻与便秘交替是肠道功能紊乱的结果。

3. 评估患者腹痛的部位和疼痛程度

腹痛为主要常见症状，占 80%～90%。多为慢性腹痛，腹痛部位和病变部位相关。一般为隐痛，有时是绞痛，进食可以诱发或加重。

4. 观察患者是否存在并发症

肠梗阻、肠穿孔、肠出血、窦道形成等为肠结核的并发症。

（五）护理问题

1. 疼痛

与结核分枝杆菌侵犯肠黏膜导致炎性病变有关。

2. 腹泻

与肠结核分枝杆菌所致肠道功能紊乱有关。

3. 营养失调

与结核分枝杆菌感染及病程迁延导致慢性消耗有关。

4. 有体液不足的危险

与腹泻有关。

（六）护理措施

1. 一般护理

保持病室环境整洁、安静、舒适；患者应卧床休息，避免劳累；全身毒血症状重者应严格卧床休息，以降低机体消耗，待病情稳定后可逐步增加活动量。

2. 饮食护理

患者应摄入高热量、高蛋白、高维生素、易消化的食物。

3. 心理护理

主动关心、体贴患者，做好有关疾病及自我护理知识的宣传教育。特别对于有精神、神经症状的患者，更应给予关照，关注其情绪变化，及时疏导其不良心理状态，使之安心疗养。

4. 病情观察

观察结核毒血症状及腹部症状体征的变化；观察患者粪便性状、颜色；监测血沉变化，以判断肠结核的转归情况。

5. 对症护理

腹痛时可采取分散患者注意力、腹部按摩、针灸等方法，必要时遵医嘱应用阿托品等药物镇痛；腹泻时应避免进食含纤维素多的食物，同时可适当使用止泻药物；便秘时嘱患者多食含纤维素高的食物，可使用开塞露、灌肠等通便方法。

6. 用药护理

根据病情、疼痛性质和程度选择性地给予药物镇痛，是解除胃肠道疾病疼痛的重要措施。

（1）一般疼痛发生前用药要较疼痛剧烈时用药效果好且剂量偏小。用药后应注意加强观察，防止发生不良反应、耐药性和依赖性。因阿托品有加快心率、咽干、面色潮红等不良反应，哌替啶、吗啡有依赖性，吗啡还可抑制呼吸中枢等，故疼痛减轻或缓解后应及时停药。

（2）观察抗结核药物不良反应，使用链霉素、异烟肼、利福平等药物时，注意有无耳鸣、头晕、恶心、呕吐等中毒症状及过敏反应。

7. 体温过高护理

（1）保持病室环境整洁、安静、舒适。患者应卧床休息，避免劳累；全身毒血症状重者应严格卧床休息，以降低机体消耗，待病情稳定后可逐步增加活动量。

（2）给予高热量、高蛋白、高维生素、易消化的流质或半流质饮食，鼓励多进食，多食水果，多饮水，保证每日摄水量达 2500～3000 mL。不能进食者，应按医嘱从静脉补充营养与水分，同时监测患者的尿量和出汗情况，以便调整补液量，并保持排便通畅。

（3）严密观察病情变化，体温 >38.5 ℃时，应每 4 小时测量 1 次体温、脉搏、呼吸，处于体温变化过程中的患者应每 2 小时测量 1 次并记录，或按病情需要随时监测。

（4）体温 >39 ℃，应给予物理降温，如冷敷、温水擦浴，冷生理盐水灌肠等，以降低代谢率、减少耗氧量。冷湿敷法是用冷水或冰水浸透毛巾敷于头面部和血管丰富处，如腘窝、股根部、腋下、颈部，每 10～15 分钟更换 1 次；用冷生理盐水灌肠，婴儿每次 100～300 mL。

8. 腹痛护理

（1）病情观察：①密切观察疼痛的部位、性质、程度及其变化，增生型肠结核注意有无并发肠梗阻。②急性腹痛者还应观察生命体征的变化。③溃疡型肠结核注意有无盗汗、发热、消瘦、贫血等症状。④腹痛发作时严禁随意使用镇痛药，以免掩盖症状。⑤观察腹泻程度，粪便的性状、次数、量、气味和颜色的变化；注意有无脱水征。

（2）一般护理：①急性起病、腹痛明显者应卧床休息，保持环境安静、舒适，温湿度适宜。②根据疼痛的性质、程度，按医嘱选择禁食，流质、半流质饮食。

（3）对症护理：①排便后用温水清洗肛周，保持清洁干燥，涂凡士林或抗生素软膏以保护肛周皮肤。②遵医嘱给予液体、电解质、营养物质输入，注意输入速度的调节。③全身毒血症状严重、盗汗多者及时更换衣服，保持床铺清洁、干燥，加强口腔护理。

（4）向患者讲解有关缓解腹痛的知识：①指导和帮助其用鼻深吸气，然后张口慢慢呼气，如此有节奏地反复进行。②指导式的想象，利用对某一特定事物的想象力而达到预期效果，如通过回忆一些有趣的往事等使注意力转移、疼痛减轻。③局部热疗法，除急腹症外，可对疼痛的局部用热水袋热敷。热敷时注意水温，防止烫伤。④放松疗法，通过自我意识，集中注意力，使全身各部分肌肉放松，从而提高患者对疼痛的耐受力。

（5）用药护理：根据病情、疼痛性质和程度选择性地给予药物镇痛，是解除胃肠道疾病疼痛的重要措施。一般疼痛发生前用药较疼痛剧烈时用药效果好，且剂量偏小。

（6）心理指导：慢性腹痛患者因病程长、反复发作，且又无显著疗效，常出现焦虑情绪。疼痛发作时可通过心理疏导或转移注意力及介绍必要的疾病相关知识等方法，消除患者恐惧、焦虑、抑郁等心理，稳定患者的情绪，使其精神放松，增强对疼痛的耐受性，从而减轻或消除疼痛。

9. 腹泻护理

可用热敷，以减弱肠道运动，减少排便次数，并有利于腹痛等症状的减轻。慢性轻症者可适当活动，饮食以少渣、易消化食物为主，避免生冷、多纤维、刺激性食物。急性腹泻应根据病情和医嘱，给予饮食护理，如禁食或用流质、半流质、软食。排便频繁时，因粪便的刺激，可使肛周皮肤损伤，引起糜烂及感染。排便后应用温水清洗肛周，保持清洁、干燥。

10. 失眠护理

（1）安排有助于睡眠和休息的环境，关闭门窗、拉上窗帘，夜间睡眠时使用壁灯。

（2）保持病室内温度舒适，盖被适宜。

（3）尽量满足患者以前的入睡习惯和入睡方式，建立与以前相类似规律的活动和休息时间表。有计划地安排好护理活动，尽量减少对患者睡眠的干扰。

（4）提供促进睡眠的措施，睡前减少活动量。睡前避免喝咖啡或浓茶水。睡前热水泡足或洗热水浴，可以做背部按摩、听轻柔的音乐或提供娱乐性的读物。

（5）指导患者使用放松技术，如缓慢地深呼吸，全身肌肉放松疗法等。

（6）限制晚饭的饮水量，睡前排尿，必要时，入睡前把便器放在床旁。

（7）遵医嘱给镇静催眠药，并评价效果，积极实施心理治疗。

（七）健康教育

1. 饮食指导

（1）向患者解释营养对治疗肠结核的重要性。由于结核病是慢性消耗性疾病，只有保证营养的供给，提高机体抵抗力，才能促进疾病的痊愈。

（2）与患者及家属共同制订饮食计划。

（3）应给予高热量、高蛋白、高维生素且易消化的食物。

（4）腹泻明显的患者应少食乳制品、富含脂肪的食物和粗纤维食物，以免加快肠蠕动。

（5）肠梗阻的患者要严格禁食。严重营养不良者应协助医师进行静脉营养治疗，以满足机体代谢需要。

（6）每周测量患者的体重并观察有关指标，如电解质、血红蛋白，以评价其营养状况。

2. 心理指导

肠结核治疗效果不明显时，患者往往担忧预后。纤维结肠镜等检查有一定痛苦，故应注重患者的心理护理，通过解释、鼓励来提高患者对配合检查和治疗的认识，稳定其情绪。

3. 出院指导

（1）肠结核的预后取决于早期诊断与及时正规治疗，一般预后良好。必须向患者强调有关结核病的防治知识，特别是肠结核的预防重在肠外结核，如肺结核的早期诊断与积极治疗对于防治肠结核至关重要。

（2）注意个人卫生，提倡公筷进餐或分餐制，鲜牛奶应消毒后饮用。

（3）患者的餐具及用物均应消毒，对患者的粪便也应进行消毒处理。

（4）嘱患者注意休息，要劳逸结合，避免疲劳、受寒。

（5）指导患者坚持抗结核药物治疗，说明规范治疗与全程治疗结核病的重要性，按时、按量服用药物，切忌自行停药。

（6）要注意观察药物的疗效和不良反应，了解抗结核药物不良反应及预防方法，有不适者立即到医院就诊，并遵医嘱定期门诊复查。

二、结核性腹膜炎

结核性腹膜炎是由结核分枝杆菌引起的慢性弥漫性腹膜感染。以儿童、青壮年多见，女性略多于男性。临床表现主要为倦怠、发热、腹痛与腹胀等，可引起肠梗阻、肠穿孔和形成瘘管等并发症。

大多数结核性腹膜炎是腹腔脏器，如肠系膜淋巴结结核、肠结核、输卵管结核等活动性结核病灶直接蔓延侵及腹膜引起。少数病例可由血行播散引起，常见的原发病灶有粟粒型肺结核及关节、骨、睾丸结核，可伴有结核性多浆膜炎等。

因侵入腹腔的结核菌数量、毒性及机体免疫力不同，结核性腹膜炎的病理改变可表现为3种基本的病理类型，即渗出型、粘连型、干酪型，以渗出型、粘连型多见。当可有2种或3种类型的病变并存时，称混合型。

（一）临床表现

结核性腹膜炎的临床表现随原发病灶、感染途径、病理类型及机体反应性的不同而异。其起病缓急不一，多数起病较缓，也有急性发病者。

1. 症状

（1）全身症状：结核毒血症状常见，主要是发热和盗汗。以低热和中等热为最多，约1/3患者有弛张热，少数可呈稽留热。高热伴有明显毒血症者，主要见于渗出型、干酪型，或伴有粟粒型肺结核、干酪型肺炎等严重结核病的患者。后期有营养不良，表现为消瘦、贫血、水肿、舌炎、口角炎等。

（2）腹痛：多位于脐周或右下腹，间歇性发作，常为痉挛性阵痛，进餐后加重，排便或肛门排气后缓解。腹痛的发生可能与进餐引起胃肠反射或肠内容物通过炎症、狭窄肠端、引起局部肠痉挛有关。如腹痛呈阵发性加剧，应考虑并发不完全性肠梗阻。偶可表现为急腹症，是肠系膜淋巴结结核、腹腔内其他结核的干酪样坏死病灶破溃，或肠结核急性穿孔所致。

（3）腹胀：多数患者可出现不同程度的腹胀，多是结核毒血症或腹膜炎伴有肠功能紊乱引起，也可因腹腔积液或肠梗阻所致。

（4）腹泻、便秘：腹泻常见，排便次数因病变严重程度和范围不同而异，一般每天2~4次，重者每天达十余次。粪便成糊状，一般不含脓血，不伴有里急后重。腹泻主要与腹膜炎引起的胃肠功能紊乱有关，偶可由伴有的溃疡性肠结核或干酪样坏死病变引起的肠管内瘘等引起。有时腹泻与便秘交替出现。

（5）腹壁柔韧感：柔韧感是腹膜受到轻度刺激或慢性炎症造成，可见于各型，但一般认为是粘连型结核性腹膜炎的临床特征。绝大多数患者均有不同程度的压痛，一般较轻微，少数压痛明显并有反跳痛，后者多见于干酪型。

（6）腹部肿块：粘连型及干酪型患者的腹部常可触及肿块，多位于中下腹部。肿块多由增厚的大网膜、肿大的肠系膜淋巴结、粘连成团的肠曲或干酪样坏死脓性物积聚而成，其大小不一，边缘不齐，有时呈横行块状物或有结节感，多有轻微触痛。

2. 体征

（1）全身状况：患者呈慢性病容，后期有明显的营养不良，表现为消瘦、水肿、苍白、舌炎、口角炎等。

（2）腹部压痛与反跳痛：多数患者有腹部压痛，一般轻微，少数压痛明显，且有反跳痛，常见于干酪型结核性腹膜炎。

（3）腹壁柔韧感：是结核性腹膜炎的临床特征，是腹膜慢性炎症、增厚、粘连所致。

（4）腹部包块：见于粘连型或干酪型，常由增厚的大网膜、肿大的肠系膜淋巴结、粘连成团的肠曲或干酪样坏死脓性物积聚而成。多位于脐周，大小不一，边缘不整，表面粗糙呈结节感，不易推动。

（5）腹腔积液：多为少量至中量腹腔积液，腹腔积液超过 1000 mL 时可出现移动性浊音。

3. 并发症

肠梗阻常见，多发生于粘连型。肠瘘一般多见于干酪型，往往同时有腹腔脓肿形成。

4. 结核性腹膜炎与肠结核的鉴别

见表 3-1。

表 3-1 结核性腹膜炎与肠结核的鉴别

鉴别点		结核性腹膜炎	肠结核
感染途径		多为直接蔓延	多为经口感染
原发病		肠结核（最常见）、肠系膜淋巴结结核、输卵管结核、血行播散感染者多为粟粒型肺结核	开放性肺结核（最常见）、血型播散感染者多为粟粒型肺结核、直接蔓延者多为女性生殖器结核
临床表现	发热	低或中度热（最常见）	低热、弛张热、稽留热
	腹痛	多位于脐周、下腹的持续性隐痛或钝痛	多位于右下腹的持续性隐痛或钝痛
	触诊	腹壁柔韧感	无特征
	腹腔积液	草黄色、淡血色、乳糜性	无
	腹部包块	见于粘连型或干酪型	见于增生型肠结核
	腹泻	常见，3～4 次/天，粪便糊状	因病变范围及严重程度不同而异
	肠梗阻	多见于粘连型	晚期可有

（二）辅助检查

1. 血常规、红细胞沉降率与结核菌素试验

部分患者有轻度至中度贫血，多为正细胞正色素性贫血。白细胞计数大多正常，干酪型患者或腹膜结核病灶急性扩散时，白细胞计数增多。多数患者红细胞沉降率增快，可作为活动性病变的指标。结核菌素试验呈强阳性有助于结核感染的诊断。

2. 腹腔积液检查

腹腔积液多为草黄色渗出液，少数为淡血色，偶见乳糜性，比重一般超过 1.018，蛋白质含量 >30 g/L，白细胞计数 $>500 \times 10^6$/L，以淋巴细胞为主。但有时因低蛋白血症或合并肝硬化，腹腔积液性质可接近漏出液。结核性腹膜炎的腹腔积液腺苷脱氨酶活性常增高，普通细菌培养结果常为阴性，腹腔积液浓缩找结核分枝杆菌或结核分枝杆菌培养阳性率均低，腹腔积液动物接种阳性率 >50%，但费时较长。

3. 腹部 B 超检查

可发现少量腹腔积液，也可为腹腔穿刺提示准确位置，同时也可辅助鉴别腹部包块性质。

4. X 线检查

腹部 X 线检查有时可见钙化影，提示钙化的肠系膜淋巴结结核。X 线胃肠钡剂造影检查可发现肠粘连、肠结核、肠瘘、肠腔外肿块等征象，有辅助诊断的价值。

5. 腹腔镜检查

可窥见腹膜、网膜、内脏表面有散在或聚集的灰白色结节，浆膜浑浊粗糙，活组织检查有确诊价值。检查适用于有游离腹腔积液的患者，禁用于腹膜有广泛粘连者。

（三）治疗原则

（1）抗结核化学药物治疗。一般以链霉素、异烟肼及利福平联合应用为佳，也可另加吡嗪酰胺或乙胺丁醇，病情控制后，可改为异烟肼与利福平或异烟肼口服加链霉素每周 2 次，疗程应 >12 个月。

（2）对腹腔积液型患者，在抽取腹腔积液后于腹腔内注入链霉素、醋酸可的松等药物，每周 1 次，可加速腹腔积液吸收并减少粘连。

（3）对血行播散或结核毒血症严重的患者，在应用有效的抗结核药物治疗的基础上，也可加用肾上腺皮质激素以减轻中毒症状，防止肠粘连及肠梗阻发生。

（4）鉴于本病常继发于体内其他结核病，多数患者已接受过抗结核药物治疗，因此，对这类患者应选择以往未用或少用的药物，制订联合用药方案。

（5）当并发肠梗阻、肠穿孔、化脓性腹膜炎时，可行手术治疗。与腹内肿瘤鉴别确有困难时，可行剖腹探查。手术适应证包括：①并发完全性肠梗阻或有不全性肠梗阻经内科治疗而未见好转者。②急性肠穿孔，或腹腔脓肿经抗生素治疗未见好转者。③肠瘘经抗结核化疗与加强营养而未能闭合者。④当诊断困难，与急腹症不能鉴别时，可考虑剖腹探查。

（四）护理评估

1. 健康史

需要采集病史，评估病因，了解是否有结核病史。

2. 身体状况

仔细评估结核性腹膜炎的影响及生命体征情况。

3. 心理、社会状况

评估患者与家属心理情况与需求，了解患者的心理压力与应激表现，提供适当心理、社会支持。

（五）护理问题

1. 体温过高

与结核病毒血症有关。

2. 营养失调

与慢性消耗性疾病以及舌炎、口角炎进食困难有关。

3. 腹痛

与腹膜炎有关。

4. 腹泻

与腹膜炎性刺激导致肠功能紊乱有关。

5. 体液过多（腹腔积液）

与腹膜充血、水肿、浆液纤维蛋白渗出有关。

6. 潜在并发症

肠梗阻、腹腔脓肿、肠瘘及肠穿孔。

（六）护理措施

1. 一般护理

（1）保持环境整洁、安静、空气流通及适宜的温度、湿度。卧床休息，保证充足的睡眠，减少活动。有腹腔积液者取平卧位或半坐卧位。

（2）提供高热量、高蛋白、高维生素、易消化饮食，如新鲜蔬菜、水果、鲜奶、豆制品、肉类及蛋类等；有腹腔积液者限制钠盐摄入，少进或不进引起腹胀的食物。

（3）结核毒血症状重者，应保持皮肤清洁、干燥，及时更换衣裤；给予腹泻患者肛周护理。

2. 病情观察

（1）密切观察腹痛的部位、性质及持续时间，对骤起急腹痛要考虑腹腔内其他结核病灶破溃或并发肠梗阻、肠穿孔等。

（2）观察腹泻、便秘情况，有无发热。

（3）定期监测体重、血红蛋白等营养指标。

3. 用药护理

（1）观察抗结核药物的不良反应，注意有无头晕、耳鸣、恶心等中毒症状及过敏反应。

（2）定期检查患者听力及肝肾功能。

（3）督促患者不能自行停药，避免影响治疗。

4. 腹腔穿刺放腹腔积液护理

（1）术前向患者解释腹腔穿刺的目的、方法、注意事项，消除其紧张心理，以取得配合。

（2）术前测量体重、腹围，排空膀胱，监测生命体征。

（3）术中及术后监测生命体征，观察有无不适反应。

（4）术毕缚紧腹带，记录抽出腹腔积液的量、性质、颜色，及时送检标本。

5. 体温过高护理

（1）高热时卧床休息，减少活动。提供合适的环境温度。出汗较多而进食较少者应遵医嘱补充热量、水及电解质。

（2）评估发热类型及伴随症状，体温过高时，应根据具体情况选择适宜的降温方式，如温水或酒精擦浴、冰敷、冰盐水灌肠及药物降温等。

（3）及时更换衣服、盖被，注意保暖，并协助翻身，注意皮肤、口腔的清洁与护理。

6. 疼痛护理

（1）观察疼痛的部位、性质及持续时间。耐心听取患者对疼痛的主诉，并表示关心和理解。

（2）提供安静舒适的环境，保证充足睡眠。

（3）腹痛应对方法：教会患者放松技巧，如深呼吸、全身肌肉放松、自我催眠等；教会患者分散注意力，如与人交谈、听音乐、看书报等；适当给予解痉药，如阿托品、东莨菪碱等。

（4）腹痛严重时遵医嘱给予相应处理，如合并肠梗阻行胃肠减压，合并急性穿孔行外科手术治疗。

7. 腹泻护理

（1）观察患者排便次数及粪便的性状、量、颜色。

（2）腹泻严重者给予禁食，并观察有无脱水症，遵医嘱补液、止泻。

（3）排便频繁者，每次便后宜用软质纸擦拭肛门，并用温水清洗干净，以防肛周皮肤黏膜破溃、糜烂。

（4）检测电解质及肝功能变化。

（七）健康教育

1. 饮食指导

（1）为提高患者的抗病能力，除给予支持疗法外还需帮助患者选择高蛋白、高热量、高维生素（尤其含维生素 A）食物，如牛奶、豆浆、鱼、瘦肉、甲鱼、鳝鱼、蔬菜、水果等。

（2）鼓励患者多饮水，每日 >2L，保证机体代谢的需要和体内毒素的排泄，必要时遵医嘱给予静脉补充。

（3）协助患者晨起、餐后、睡前漱口，加强口腔护理，口唇干燥者涂液状石蜡保护。积极治疗和预防口角炎、舌炎及口腔溃疡。

（4）进食困难者遵医嘱静脉补充高营养，如氨基酸、脂肪乳剂、白蛋白等。必要时检测体重及血红蛋白水平。

2. 心理指导

指导患者及家属与同病房患者进行沟通，讲解本病的基本知识，使其了解本病无传染性，解除思想顾虑。给患者创造良好的休养环境及家庭社会支持系统。

3. 基础护理

（1）结核活动期，有高热等严重结核病毒性症状者应卧床休息，保持环境安静、整洁、舒适、空气流通及适宜的温湿度，保证充足的睡眠，使患者心境愉悦，以最佳的心理状态接受治疗。减少活动。

（2）有腹腔积液者取平卧位或半坐卧位，恢复期可适当增加户外活动，如散步、打太极拳、做保健操等，有条件者可选择空气新鲜、气候温和处疗养，提高机体的抗病能力。

（3）轻症患者在坚持化疗的同时，可进行正常工作，但应避免劳累和重体力劳动，做到劳逸结合。

4. 出院指导

（1）告知患者本病呈慢性经过，经正规抗结核治疗，一般预后良好。

（2）嘱患者积极配合治疗。根据原发结核病灶不同，有针对性地对患者及家属进行有关消毒、隔离等知识的宣教，防止结核菌的传播。

（3）指导患者注意休息，适当进行体力活动，注意避免劳累，避免受寒和感冒。

（4）加强营养，指导患者进食高热量、高蛋白、高维生素、易消化的食物，多食蔬菜、水果。

（5）坚持按医嘱服药，不能随意自行停药，注意观察药物的不良反应，如恶心、呕吐等胃肠道反应以及肝肾功能损害等。

（6）遵医嘱定期复查，及时了解病情变化，以利于治疗方案的调整。

（鲁海燕）

第四节 病毒性肝炎

一、概述

（一）概念

病毒性肝炎是由几种不同的肝炎病毒引起的以肝脏炎症和坏死病变为主的一组感染性疾病。它是法定乙类传染病，具有传染性较强、传播途径复杂、流行面广泛、发病率高等特点。目前已确定的有甲型、乙型、丙型、丁型及戊型病毒性肝炎 5 种类型，部分乙型、丙型和丁型肝炎患者可演变成慢性，并可发展为肝硬化和原发性肝癌，对人民健康危害甚大。

（二）病原学

甲型肝炎病毒（HAV）属于小 RNA 病毒科的嗜肝病毒属，感染后在肝细胞内复制，随胆汁经肠道排出，对外界抵抗力较强，能耐受 56 ℃ 30 分钟或室温一周。在干燥粪便中 25 ℃能存活 30 天，在贝壳类动物、污水、淡水、海水、泥土中能存活数月。这种稳定性对 HAV 通过水和食物传播十分有利。高压蒸汽（121 ℃，20 分钟）、煮沸 5 分钟、紫外线照射 1 小时可灭活，70% 乙醇 25 ℃ 3 分钟也可有效灭活 HAV。

乙型肝炎病毒（HBV）属于嗜肝 DNA 病毒科，在肝细胞内合成后释放入血，还可存在于唾液、精液、阴道分泌物等各种体液中。完整的 HBV 病毒分包膜和核心两部分，包膜含 HBV 表面抗原（HBsAg），核心部分含有环状双股 DNA、DNA 聚合酶（DNAP）、乙型肝炎核心抗原（HBcAg）和 e 抗原（HBeAg），是病毒复制的主体，具有传染性。HBV 抵抗力很强，对高温、低温、干燥、紫外线及一般浓度的消毒剂均能耐受，但煮沸 10 分钟、高压蒸汽消毒、2% 戊二醛、5% 过氧乙酸等可使之灭活。

丙型肝炎病毒（HCV）属于黄病毒科，为单股正链 RNA 病毒，易发生变异，不易被机体清除，但对有机溶剂敏感，煮沸 5 分钟，氯仿（10% ~20%）、甲醛（1 ：1000）6 小时，高压蒸汽和紫外线等可使之灭活。

丁型肝炎病毒（HDV）为一种缺陷的 RNA 病毒，位于细胞核内，其生物周期的完成要依赖于乙型肝炎病毒的帮助，因此丁型肝炎不能单独存在，必须在 HBV 存在的条件下才能感染和引起疾病，以 HBsAg 作为病毒外壳，与 HBV 共存时才能复制、表达。

戊型肝炎病毒（HEV）为单股正链 RNA 病毒，感染后在肝细胞内复制，经胆管随粪便排出，发病早期可在感染者的粪便和血液中存在，碱性环境下较稳定，对热、氯仿敏感。

（三）发病机制

病毒性肝炎发病机制较复杂，不同类型的病毒引起疾病的机制也不尽相同。目前认为 HAV 可能通过免疫介导引起肝细胞损伤；HBV 并不直接引起肝细胞损伤，肝细胞损伤主要由病毒诱发的免疫反应引起，乙型肝炎慢性化可能与免疫耐受有关；HCV 引起肝细胞损伤的机制与 HCV 直接致病作用及免疫损伤有关，而 HCV 易慢性化的特点可能与病毒在血中水平低，具有泛嗜性、易变性等有关；复制状态的 HDV 与肝损害关系密切，免疫应答可能是导致肝损害的主要原因；戊型肝炎的发病机制与甲型肝炎相似。

（四）流行病学

1. 传染源

①甲型和戊型肝炎，为急性期患者和亚临床感染者在发病前 2 周至起病后 1 周传染性最强；②乙型、丙型和丁型肝炎为急、慢性患者，亚临床感染者和病毒携带者，其中慢性患者和病毒携带者是主要传染源；乙型肝炎有家庭聚集现象。

2. 传播途径

①粪—口传播是甲型和戊型肝炎的主要传播途径。②血液传播、体液传播是乙型，丙型和丁型肝炎的主要传播途径。③母婴传播是乙型肝炎感染的一种重要传播途径。

3. 人群易感性

普遍易感，各型肝炎之间无交叉免疫力。①甲型肝炎，成人抗-HAV IgG 阳性率达80%，感染后免疫力可持续终身。②乙型肝炎，我国成人抗-HBs 阳性率达 50%。③丙型肝炎，抗 HCV 并非保护性抗体。④丁型肝炎，目前仍未发现对 HDV 的保护性抗体。⑤戊型肝炎，普遍易感，尤以孕妇易感性较高。感染后免疫力不持久。

4. 流行特征

甲型肝炎以秋冬季为发病高峰，戊型肝炎多发生于雨季，其他型肝炎无明显的季节性。我国是乙型肝炎的高发区，一般人群无症状携带者占 10% ~15%；丁型肝炎以南美洲、中东为高发区，我国以西南地区感染率最高；戊型肝炎主要流行于亚洲和非洲。

二、护理评估

评估时重点询问有无家人患病史及与肝炎患者密切接触史，近期有无进食过污染的水和食物（如水生贝类）；近期有无血液和血制品应用史、血液透析、有创性检查治疗等，有无静脉药物依赖、意外针刺伤、不安全性接触等，是否接种过疫苗。

（一）身体状况

潜伏期：甲型肝炎为 5 ~45 天，平均为 30 天；乙型肝炎为 30 ~180 天，平均为 70 天；丙型肝炎为15 ~150天，平均为 50 天；丁型肝炎为 28 ~140 天，平均为 30 天；戊型肝炎为10 ~70 天，平均为 40 天。

1. 症状

甲型和戊型肝炎主要表现为急性肝炎。乙型、丙型和丁型肝炎除表现为急性肝炎外，慢性肝炎更常见。

（1）急性肝炎：急性肝炎又分为急性黄疸型肝炎和急性无黄疸型肝炎。

1）急性黄疸型肝炎：典型的表现分为 3 期。①黄疸前期，平均5 ~7 天，甲型、戊型肝炎起病较急，乙型、丙型、丁型肝炎起病较缓慢，表现为畏寒、发热、疲乏、全身不适等病毒血症和食欲减退、厌油、恶心、呕吐、腹胀、腹痛、腹泻等消化系统症状，本期快结束时可出现尿黄。②黄疸期，可持续 2 ~6 周，黄疸前期的症状逐渐好转，但尿色加深如浓茶样，巩膜和皮肤黄染，约 2 周达到高峰；部分患者伴有粪便颜色变浅、皮肤瘙痒、心动过缓等肝内阻塞性黄疸的表现。③恢复期平均持续 4 周，症状逐渐消失，黄疸逐渐减退，肝脾回缩，肝功能逐渐恢复正常。

2）急性无黄疸型肝炎：较黄疸型肝炎多见，症状也较轻，主要表现为消化道症状常不易被发现而成为重要的传染源。

（2）慢性肝炎：病程超过半年者，称为慢性肝炎，见于乙型、丙型和丁型肝炎。部分患者发病日期不确定或无急性肝炎病史，但临床有慢性肝炎表现，即反复出现疲乏、厌食、恶心、肝区不适等症状，晚期可出现肝硬化和肝外器官损害的表现。

（3）重型肝炎：重型肝炎是肝炎中最严重的一种类型。各型肝炎均可引起，常可因劳累、感染、饮酒、服用肝损药物、妊娠等诱发。预后差，病死率高。

1）急性重型肝炎：又称暴发性肝炎。起病急，初期表现似急性黄疸型肝炎，10 天内病情迅速进展，出现肝功能衰竭，主要表现为黄疸迅速加深、肝脏进行性缩小、肝臭、出血倾向、腹腔积液、中毒性鼓肠、肝性脑病和肝肾综合征。病程一般不超过 3 周，常因肝性脑病、继发感染、出血、肝肾综合征等并发症而死亡。

2）亚急性重型肝炎：又称亚急性肝坏死。发病 10 天后出现上述表现，易转化为肝硬化。病程多为 3 周至数月。出现肝肾综合征者，提示预后不良。

3）慢性重型肝炎：在慢性肝炎或肝硬化的基础上发生的重型肝炎，同时具有慢性肝病和重型肝炎的表现。预后差，病死率高。

（4）淤胆型肝炎：以肝内胆汁淤积为主要表现的一种特殊类型肝炎，又称为毛细胆管型肝炎。临床表现类似于急性黄疸型肝炎，有黄疸深、消化道症状轻，同时伴全身皮肤瘙痒、粪便颜色变浅等梗阻性特征。病程较长，可达 2～4 个月或较长时间。

（5）肝炎后肝硬化：在肝炎基础上发展为肝硬化，表现为肝功能异常及门静脉高压症。

2. 体征

（1）急性肝炎：黄疸，肝大、质地软、轻度压痛和叩击痛，部分患者有轻度脾大。

（2）慢性肝炎：肝病面容，肝大、质地中等，伴有蜘蛛痣、肝掌、毛细血管扩张和进行性脾大。

（3）重型肝炎：肝脏缩小、肝臭、腹腔积液等。

（二）辅助检查

1. 肝功能检查

（1）血清酶检测：丙氨酸转氨酶（ALT）是判定肝细胞损害的重要标志，急性黄疸型肝炎常明显升高，慢性肝炎可持续或反复升高，重型肝炎时因大量肝细胞坏死，ALT 随黄疸加深反而迅速下降，称为胆酶分离。此外，部分肝炎患者天冬氨酸转氨酶（AST）、碱性磷酸酶（ALP）、谷氨酰转肽酶（γ-GT）也升高。

（2）血清蛋白检测：慢性肝病可出现清蛋白下降，球蛋白升高和清/球比值下降。

（3）血清和尿胆红素检测：黄疸型肝炎时，血清直接和非结合胆红素均升高，尿胆原和胆红素明显增加；淤胆型肝炎时，血清结合胆红素升高，尿胆红素增加，尿胆原减少或阴性。

（4）凝血酶原活动度（PTA）检查：PTA 与肝损害程度成反比，重型肝炎 PTA 常小于 40%，PTA 愈低，预后愈差。

2. 肝炎病毒病原学（标记物）检测

（1）甲型肝炎：血清抗 HAV IgM 阳性提示近期有 HAV 感染，是确诊甲型肝炎最主要的标记物；血清抗 HAV IgG 是保护性抗体，见于甲型肝炎疫苗接种后或既往感染 HAV 的患者。

（2）乙型肝炎。

1）血清病毒标记物的临床意义。

乙型肝炎表面抗原（HBsAg）：阳性提示为 HBV 感染者，急性感染可自限，慢性感染者 HBsAg 阳性可持续多年，若无临床表现而 HBsAg 阳性持续 6 个月以上为慢性乙型肝炎病毒携带者。本身不具有传染性，但因其常与 HBV 同时存在，常作为传染性标志之一。

乙型肝炎表面抗体（抗-HBs）：此为保护性抗体，阳性表示对 HBV 有免疫力，见于乙型肝炎恢复期乙肝疫苗接种后或既往感染者。

乙型肝炎 e 抗原（HBeAg）：阳性提示 HBV 复制活跃，表明乙型肝炎处于活动期，传染性强，持续阳性则易转为慢性，如转为阴性表示病毒停止复制。

乙型肝炎 e 抗体（抗-HBe）：阳性提示 HBV 大部分被消除，复制减少，传染性减低，如急性期即出现阳性则易进展为慢性肝炎，慢性活动性肝炎出现阳性者则可进展为肝硬化。

乙型肝炎核心抗体（抗 HBc）：抗-HBc IgG 阳性提示过去感染或近期低水平感染，抗-HBc IgM 阳性提示目前有活动性复制。

2）HBV-DNA 和 DNA 聚合酶检测阳性提示体内有 HBV 复制，传染性强。

（3）丙型肝炎：HCV-RNA 阳性提示有 HCV 病毒感染。抗-HCV 为非保护性抗体，其阳性是 HCV 感染的标志，抗 HCV IgM 阳性提示丙型肝炎急性期，高效价的抗-HCV IgG 常提示 HCV 的现症感染，而低效价的抗-HCV IgG 提示丙型肝炎恢复期。

（4）丁型肝炎：血清或肝组织中的 HDVAg 和 HDV RNA 阳性有确诊意义，抗-HDV IgG 是现症感染的标志，效价增高提示丁型肝炎慢性化。

（5）戊型肝炎：抗-HEV IgM 和抗-HEV IgG 阳性可作为近期 HEV 感染的标志。

（三）心理—社会状况

患者因住院治疗担心影响工作和学业而出现紧张、焦虑情绪，疾病反复和久治不愈易产生悲观、消极、怨恨愤怒情绪。部分患者因隔离治疗和疾病的传染性限制了社交而情绪低落。病情严重者因疾病进展、癌变、面临死亡而出现恐惧和绝望。

（四）治疗要点

肝炎目前尚无特效治疗方法，治疗原则为综合治疗，以休息、营养为主，辅以适当的药物进行治疗，避免使用肝脏损害的药物。

1. 急性肝炎

以一般治疗和对症、支持治疗为主，强调早期卧床休息，辅以适当的护肝药物，除急性丙型肝炎的早期可使用干扰素外，一般不主张抗病毒治疗。

2. 慢性肝炎

除了适当休息和营养外，还需要保肝、抗病毒、对症及防治肝纤维化等综合治疗。常用护肝药物有维生素类药物（如 B 族维生素、维生素 C、维生素 E、维生素 K 等）、促进解毒功能的药物（如葡醛内酯、维丙胺等）、促进能量代谢的药物（如肌苷、ATP、辅酶 A 等）、促进蛋白代谢的药物（如肝安）等；抗病毒药物有干扰素、核苷类药物（如拉米夫定、阿德福韦、恩替卡韦等）。

3. 重型肝炎

以支持、对症治疗为基础，促进肝细胞再生，预防和治疗并发症，有条件者可采用人工肝支持系统，争取肝移植。

三、护理问题

1. 活动无耐力

与肝功能受损、能量代谢障碍有关。

2. 营养失调

与食欲下降、呕吐、腹泻、消化和吸收功能障碍有关。

3. 焦虑

与隔离治疗、病情反复、久治不愈、担心预后等有关。

4. 知识缺乏

缺乏肝炎预防和护理知识。

5. 潜在并发症

肝硬化、肝性脑病、出血、感染、肝肾综合征。

四、护理目标

患者体力恢复，补充营养以改善营养失调，减轻或消除顾虑，无并发症发生。

五、护理措施

（一）一般护理

1. 隔离

甲型、戊型肝炎患者自发病之日起实行消化道隔离3周，急性乙型肝炎实行血液（体液）隔离至 HBsAg 转阴，慢性乙型和丙型肝炎按病原携带者管理。

2. 卧床休息

休息与活动急性肝炎、慢性肝炎活动期、重型肝炎均应卧床休息，待症状好转、黄疸减轻、肝功能改善后，逐渐增加活动量，以不感到疲劳为度。

3. 饮食护理

急性期患者应进食清淡、易消化、富含维生素的流质饮食，多食蔬菜和水果，保证足够热量，糖类为每天250～400 g，适量蛋白质（动物蛋白为主）每天1.0～1.5 g/kg，适当限制脂肪的摄入，腹胀时应减少牛奶、豆制品等产气食品的摄入，食欲差时可遵医嘱静脉补充葡萄糖、脂肪乳和维生素，食欲好转后应少食多餐，避免暴饮暴食。慢性肝炎患者宜进食适当高蛋白、高热量、高维生素、易消化的食物，蛋白质（优质蛋白为主）每天1.5～2.0 g/kg，但应避免长期摄入高糖、高热量饮食和饮酒。重型肝炎患者宜进食低盐、低脂高热量、高维生素饮食，有肝性脑病倾向者应限制或禁止蛋白质摄入。

（二）病情观察

观察患者消化道症状、黄疸、腹腔积液等的变化和程度，观察患者的生命体征和神志变化，有无并发症的早期表现和危险因素。一旦发现病情变化及时报告医生，积极配合处理。

（三）用药护理

遵医嘱用药，注意观察药物疗效和不良反应。使用干扰素前应向患者受家属解释使用干扰素治疗的目的和不良反应，嘱患者一定要按医嘱用药，不可自行停药或加量。常见的不良反应如下。①发热反应，一般在最初 3~5 次注射时发生，以第 1 次注射后的 2~3 小时最明显，可伴有头痛，肌肉、骨骼酸痛，疲倦无力等，随治疗次数增加反而不断减轻；发热时应嘱患者多饮水，卧床休息，必要时对症处理。②脱发，1/3~1/2 患者在疗程中后期出现脱发，停药后可恢复。③骨髓抑制，患者会出现白细胞计数减少，若白细胞计数 $>3 \times 10^9/L$ 应坚持治疗，可遵医嘱给予升白细胞药物；若白细胞计数 $<3 \times 10^9/L$，或血小板计数 $<40 \times 10^9/L$ 可减少干扰素的剂量甚至停药。此外，部分患者会出现胃肠道症状、肝功能损害和神经精神症状，一般对症处理，严重者应停药。

（四）心理护理

护士应向患者和家属解释疾病的特点、隔离的意义和预后，鼓励患者多与医务人员、家属、病友等交谈，说出自己心中的感受，给予患者精神上的安慰和支持，对患者所关心的问题耐心解答。此外，还需与其家属取得联系，使其消除对肝炎患者和肝炎传染性的恐惧，安排探视时日，给患者家庭的温暖和支持，同时积极协助患者取得社会支持。

（五）健康指导

1. 疾病知识指导

应向患者及家属宣传病毒性肝炎的家庭护理和自我保健知识，特别是慢性患者和无症状携带者。①正确对待疾病，保持乐观情绪；生活规律，劳逸结合，恢复期患者可参加散步、体操等轻体力活动，肝功能正常 1~3 个月后可恢复日常活动及工作，但应避免过度劳累和重体力劳动。②加强营养，适当增加蛋白质摄入，但要避免长期高热量、高脂肪饮食，戒烟酒。③不滥用保肝药物和其他损害肝脏的药物，如吗啡、苯巴比妥、磺胺药、氯丙嗪等，以免加重肝损害。④实施适当的家庭隔离，患者的食具用品、洗漱用品、美容美发用品、剃须刀等应专用，患者的排泄物、分泌物可用 3% 漂白粉消毒后弃去，防止污染环境。家中密切接触者应进行预防接种。⑤出院后定期复查，HBsAg、HBeAg、HBV DNA 和 HCV RNA 阳性者应禁止献血和从事托幼、餐饮业工作。

2. 疾病预防指导

甲型和戊型肝炎应预防消化道传播，重点加强粪便管理，保护水源，饮用水严格消毒，加强食品卫生和食具消毒。乙型、丙型、丁型肝炎重点防止血液和体液传播，做好血源监测，凡接受输血、应用血制品、大手术等的患者，定期检测肝功能及肝炎病毒标记物，推广应用一次性注射用具，重复使用的医疗器械要严格消毒，个人生活用具应专用，接触患者后用肥皂和流动水洗手。

3. 易感人群指导

甲型肝炎易感者可接种甲型肝炎疫苗，接触者可在 10 天内注射人血清免疫球蛋白以防止发病。HBsAg 阳性患者的配偶、医护人员、血液透析者等和抗 HBs 均阴性的易感人群及未受 HBV 感染的对象可接种乙型肝炎疫苗。HBsAg 阳性母亲的新生儿应在出生后立即注射乙肝免疫球蛋白，2 周后接种乙肝疫苗。乙肝疫苗需接种 3 次（0 个月、1 个月、6 个月），接种后若抗-HBs >10 IU/L，显示已有保护作用，保护期为 3~5 年。

（夏　璐）

第四章

神经内科疾病护理

第一节　短暂性脑缺血发作

1965 年，美国第四届脑血管病普林斯顿会议对短暂性脑缺血发作（TIA）的定义为：突然出现的局灶性或全脑的神经功能障碍，持续时间不超过 24 小时，且排除非血管源性原因。

2002 年，美国 TIA 工作组提出了新的 TIA 定义：由于局部脑或视网膜缺血引起的短暂性神经功能缺损发作，典型临床症状持续不超过 1 小时，且在影像学上无急性脑梗死的证据。

2009 年，美国卒中协会（ASA）发布的 TIA 定义：脑、脊髓或视网膜局灶性缺血所致的、不伴急性梗死的短暂性神经功能障碍。

我国 TIA 的专家共识中建议由于脊髓缺血诊断临床操作性差，暂推荐定义为：脑或视网膜局灶性缺血所致的、未伴急性梗死的短暂性神经功能障碍。

TIA 临床症状一般持续 10~15 分钟，多在 1 小时内，不超过 24 小时，不遗留神经功能缺损症状和体征，结构性影像学（CT、MRI）检查无责任病灶。

TIA 好发于 50~70 岁，男性多于女性，患者多伴有高血压、动脉粥样硬化、糖尿病或高脂血症等脑血管病的危险因素。

一、临床表现

TIA 起病突然，历时短暂，症状和体征出现后迅速达高峰，持续时间为数秒至数分钟、数小时，24 小时内完全恢复正常而无后遗症。患者的局灶性神经功能缺失症状常按一定的血管支配区而反复刻板地出现，多则一日数次，少则数周、数月甚至数年才发作 1 次，椎—基底动脉系统 TIA 发作较频繁。根据受累的血管不同，临床上将 TIA 分为两大类：颈内动脉系统 TIA 和椎—基底动脉系统 TIA。

1. 颈内动脉系统 TIA

症状多样，以大脑中动脉支配区 TIA 最常见。常见的症状可有患侧上肢和（或）下肢无力、麻木、感觉减退或消失，也可有失语、失读、失算、书写障碍，偏盲较少见，瘫痪通常以上肢和面部较重。短暂的单眼失明是颈内动脉分支眼动脉缺血的特征性症状，为颈内动脉系统 TIA 所特有。如果发作性偏瘫伴有瘫痪对侧的短暂单眼失明或视觉障碍，则临床上可诊断为失明侧颈内动脉短暂性脑缺血发作。上述症状可单独或合并出现。

2. 椎—基底动脉系统 TIA

有时仅表现为头昏、视物模糊、走路不稳等含糊症状而难以诊断，局灶性症状以眩晕为最常见，一般不伴有明显的耳鸣。若有脑干、小脑受累的症状，如复视、构音障碍、吞咽困难、交叉性或双侧肢体瘫痪等感觉障碍、共济失调，则诊断较为明确，大脑后动脉供血不足可表现为皮质性盲和视野缺损。倾倒发作为椎—基底动脉系统 TIA 所特有，患者突然双下肢失去张力而跌倒在地，而无可觉察的意识障碍，患者可即刻站起，此乃双侧脑干网状结构缺血所致。枕后部头痛、猝倒，特别是在急剧转动头部或上肢运动后发作，上述症状均提示椎—基底动脉系供血不足并有颈椎病、锁骨下动脉盗血征等存在的可能。

3. 共同症状

症状既可见于颈内动脉系统，也可见于椎—基底动脉系统。这些症状包括构音困难、同向偏盲等。发作时单独表现为眩晕（伴或不伴恶心、呕吐）、构音困难、吞咽困难、复视者，最好不要轻易诊断为 TIA，应结合其他临床检查寻找确切的病因。上述两种以上症状合并出现，或交叉性麻痹伴运动、感觉、视觉障碍及共济失调，即可诊断为椎—基底动脉系统 TIA 发作。

4. 发作时间

TIA 的时限短暂，持续 15 分钟以下，一般不超过 30 分钟，少数也可达 12～24 小时。

二、辅助检查

1. CT 和 MRI 检查

多数无阳性发现。恢复几天后，MRI 可有缺血改变。

2. 经颅多普勒超声（TCD）检查

了解有无血管狭窄及动脉硬化程度。椎—基底动脉供血不足患者早期发现脑血流量异常。

3. 单光子发射计算机断层显像（SPECT）检查

脑血流灌注显像可显示血流灌注减低区。发作和缓解期均可发现异常。

4. 其他检查

血生化检查血液成分或流变学检查等。

三、诊断

短暂性脑缺血发作的诊断主要是依据患者和家属提供的病史，而无客观检查的直接证据。临床诊断要点如下。

（1）突然的、短暂的局灶性神经功能缺失发作，在 24 小时内完全恢复正常。

（2）临床表现完全可用单一脑动脉病变解释。

（3）发作间歇期无神经系统体征。

（4）常有反复发作史，临床症状常刻板地出现。

（5）起病年龄大多在 50 岁以上，有动脉粥样硬化症。

（6）脑部 CT 或 MRI 检查排除其他脑部疾病。

四、治疗

1. 病因治疗

对病因明显的患者，应针对病因进行积极治疗，如控制高血压、糖尿病、高脂血症，治疗颈椎病、心律失常、血液系统疾病等。

2. 抗血小板聚集治疗

抗血小板聚集剂可减少微栓子的发生，预防复发，常用药物有阿司匹林和噻氯匹定。

3. 抗凝治疗

抗凝治疗适用于发作次数多，症状较重，持续时间长，且每次发作症状逐渐加重，又无明显禁忌证的患者，常用药物有肝素、低分子量肝素和华法林。

4. 危险因素的干预

控制高血压、糖尿病；治疗冠状动脉性疾病和心律不齐、充血性心力衰竭、瓣膜性心脏病；控制高脂血症；停用口服避孕药；停止吸烟；减少饮酒；适量运动。

5. 手术治疗

如颈动脉狭窄超过70%或药物治疗效果较差，反复发作者可进行颈动脉内膜剥脱术或者血管内支架及血管成形术。

6. 其他治疗

还可给予钙通道阻滞药（如尼莫地平、氟桂利嗪）、脑保护治疗和中医中药（如丹参、川芎、红花、血栓通等）治疗。

五、护理评估

1. 健康史

（1）了解既往史和用药情况：①了解既往是否有原发性高血压病、心脏病、高脂血症及糖尿病病史，临床上 TIA 患者常伴有高血压、动脉粥样硬化、糖尿病或心脏病病史。②了解患者既往和目前的用药情况，患者的血压、血糖、血脂等各项指标是否控制在正常范围之内。

（2）了解患者的饮食习惯及家族史：①了解患者是否有肥胖、吸烟、酗酒，是否偏食、嗜食，是否长期摄入高胆固醇饮食，因为长期高胆固醇饮食常使血管发生动脉粥样硬化。②了解其长辈及亲属有无脑血管病的患病情况。

2. 身体状况

（1）询问患者的起病形式与发作情况，是否症状突然发作、持续时间是否短暂，本病一般为 5~30 分钟，恢复快，不留后遗症。是否反复发作，且每次发作出现的症状基本相同。

（2）评估有无神经功能缺失：①检查有无肢体乏力或偏瘫、偏身感觉异常，因为大脑中动脉供血区缺血可致对侧肢体无力或轻偏瘫、偏身麻木或感觉减退。②有无一过性单眼黑矇或失明、复视等视力障碍，以评估脑缺血的部位；颈内动脉分支眼动脉缺血可致一过性单眼盲，中脑或脑桥缺血可出现复视和眼外肌麻痹，双侧大脑后动脉距状支缺血因视皮质受累可致双眼视力障碍（暂时性皮质盲）。③有无跌倒发作和意识丧失，下部脑干网状结构缺血可致患者因下肢突然失去张力而跌倒，但意识清楚。④询问患者起病的时间、地点及发病过程，以了解记忆力、定向力、理解力是否正常，因为大脑后动脉缺血累及边缘系统时，患者可出现短时间记忆丧失，常持续数分钟至数十分钟，伴有对时间、地点的定向障碍，但谈话、书写和计算能力仍保持。⑤观察进食时有无吞咽困难，有无失语；脑干缺血所致延髓性麻痹或假性延髓性麻痹时，患者可出现吞咽障碍、构音不清，优势半球受累可出现失语症。⑥观察其有无步态不稳的情况，因为椎—基底动脉缺血导致小脑功能障碍可出现共济失调、步态不稳。

3. 心理—社会状况

评估患者是否因突然发病或反复发病而产生紧张、焦虑和恐惧的心理，或者患者因缺乏相关知识而麻痹大意。

六、护理问题

1. 肢体麻木、无力

神经功能缺失所致。

2. 潜在并发症

脑梗死。

七、护理措施

1. 一般护理

发作时卧床休息，注意枕头不宜太高，以枕高 15～25 cm 为宜，以免影响头部的血液供应；转动头部时动作宜轻柔、缓慢，防止颈部活动过度诱发 TIA；平时应适当运动或体育锻炼，注意劳逸结合，保证充足睡眠。

2. 饮食护理

指导患者进食低盐低脂、清淡、易消化、富含蛋白质和维生素的饮食，多吃蔬菜、水果，戒烟酒，忌辛辣油炸食物和暴饮暴食，避免过分饥饿。并发糖尿病的患者还应限制糖的摄入，严格执行糖尿病饮食。

3. 症状护理

（1）对肢体乏力或轻偏瘫等步态不稳的患者，应注意保持周围环境的安全，移开障碍物，以防跌倒；教会患者使用扶手等辅助设施；对有一过性失明或跌倒发作的患者，如厕、沐浴或外出活动时应有防护措施。

（2）对有吞咽障碍的患者，进食时宜取坐位或半坐位，喂食速度宜缓慢，药物宜压碎，以利吞咽，并积极做好吞咽功能的康复训练。

（3）对有构音不清或失语症的患者，护士在实施治疗和护理活动过程中，注意言行不要有损患者自尊，鼓励患者用有效的表达方式进行沟通，表达自己的需要，并指导患者积极进行语言康复训练。

4. 用药护理

详细告知药物的作用机制、不良反应及用药注意事项，并注意观察药物疗效情况。①血液病，有出血倾向，严重的高血压和肝、肾疾病，消化性溃疡等均为抗凝治疗禁忌证。②抗凝治疗前需检查患者的凝血机制是否正常，抗凝治疗过程中应注意观察有无出血倾向，发现皮疹、皮下瘀斑、牙龈出血等立即报告医师处理。③肝素 50 mg 加入生理盐水 500 mL 静脉滴注时，速度宜缓慢，10～20滴/分，维持24～48小时。④注意观察患者肢体无力或偏瘫程度是否减轻，肌力是否增加，吞咽障碍、构音不清、失语等症状是否恢复正常，如果上述症状呈加重趋势，应警惕缺血性脑卒中的发生；若为频繁发作的TIA患者，应注意观察每次发作的持续时间、间隔时间以及伴随症状，并做好记录，配合医师积极处理。

5. 心理护理

帮助患者了解本病治疗与预后的关系，消除患者的紧张、恐惧心理，保持乐观心态，积极配合治疗，并自觉改变不良生活方式，建立良好的生活习惯。

6. 安全护理

（1）使用警示牌提示患者，贴于床头呼吸带处，如小心跌倒、防止坠床。

（2）楼道内行走、如厕、沐浴有人陪伴，穿防滑鞋，卫生员清洁地面后及时提示患者。

（3）呼叫器置于床头，告知患者出现头晕、肢体无力等表现及时通知医护人员。

八、健康教育

（1）保持心情愉快、情绪稳定，避免精神紧张和过度疲劳。

（2）指导患者了解肥胖、吸烟酗酒及饮食因素与脑血管病的关系，改变不合理饮食习惯，选择低盐、低脂、充足蛋白质和丰富维生素饮食。少食甜食，限制钠盐，戒烟酒。

（3）生活起居有规律，养成良好的生活习惯，坚持适度运动和锻炼，注意劳逸结合，对经常发作的患者应避免重体力劳动，尽量不要单独外出。

（4）按医嘱正确服药，积极治疗高血压、动脉硬化、心脏病、糖尿病、高脂血症和肥胖症，定期监测凝血功能。

（5）定期门诊复查，尤其出现肢体麻木乏力、眩晕、复视或突然跌倒时应随时就医。

（杨丽萍）

第二节　脑梗死

脑梗死是指各种原因所致脑部血液供应障碍，导致局部脑组织缺血、缺氧性坏死软化而出现相应神经功能缺损的一类临床综合征。脑梗死又称缺血性脑卒中，包括脑血栓形成、脑栓塞和腔隙性脑梗死等。脑梗死是卒中最常见类型，占70%～80%。好发于60岁以上的老年人，男女无明显差异。

脑梗死的基本病因首先为动脉粥样硬化，并在此基础上发生血栓形成，导致血液供应区域和邻近区域的脑组织血供障碍，引起局部脑组织软化、坏死；其次为血液成分改变和血流动力学改变等。本病常在静息或睡眠中起病，突然出现偏瘫、感觉障碍、失语、吞咽障碍和意识障碍等。其预后与梗死的部位、疾病轻重程度以及救治情况有关。病情轻、救治及时，能尽早获得充分的侧支循环，则患者可以基本治愈，不留后遗症；重症患者，因受损部位累及重要的中枢，侧支循环不能及时建立，则常常留有失语、偏瘫等后遗症；更为严重者，常可危及生命。

一、动脉粥样硬化性血栓性脑梗死

（一）病因

血栓性脑梗死常见病因首先为动脉粥样硬化，其次为高血压、糖尿病和血脂异常，另外，各种性质的动脉炎、高半胱氨酸血症、血液异常或血流动力学异常也可视为脑血栓形成的病因。

（二）临床表现

中老年患者多见，常于静息状态或睡眠中起病，约1/3患者的前驱症状表现为反复出现TIA。根据动脉血栓形成部位不同，出现不同的临床表现。

1. 颈内动脉形成血栓

病灶侧单眼一过性黑矇，偶可为永久性视物障碍（因眼动脉缺血）或病灶侧霍纳（Horner）征（因颈上交感神经节后纤维受损）；颈动脉搏动减弱，眼或颈部血管杂音；对侧偏瘫、偏身感觉障碍和偏盲等（大脑中动脉或大脑中、前动脉缺血）；主侧半球受累可有失语症，非主侧半球受累可出现体象障碍；也可出现晕厥发作或痴呆。

2. 大脑中动脉形成血栓

（1）主干闭塞：①三偏症状，病灶对侧中枢性面舌瘫及偏瘫、偏身感觉障碍和偏盲或象限盲，上下肢瘫痪程度基本相等。②可有不同程度的意识障碍。③主侧半球受累可出现失语症，非主侧半球受累可见体象障碍。

（2）皮质支闭塞：①上分支包括至眶额部、额部、中央回、前中央回及顶前部的分支，闭塞时可出现病灶对侧偏瘫和感觉缺失，面部及上肢重于下肢，布罗卡（Broca）失语（主侧半球）和体象障碍（非主侧半球）。②下分支包括至颞极及颞枕部，颞叶前、中、后部的分支，闭塞时常出现韦尼克（Wernicke）失语、命名性失语和行为障碍等，而无偏瘫。

（3）深穿支闭塞：①对侧中枢性上下肢均等性偏瘫，可伴有面舌瘫。②对侧偏身感觉障碍，有时可伴有对侧同向性偏盲。③主侧半球病变可出现皮质下失语。

3. 大脑前动脉形成血栓

（1）主干闭塞：发生于前交通动脉之前，因对侧代偿可无任何症状。发生于前交通动脉之后可有以下表现。①对侧中枢性面舌瘫及偏瘫，以面舌瘫及下肢瘫为重，可伴轻度感觉障碍。②尿潴留或尿急（旁中央小叶受损）。③精神障碍如淡漠、反应迟钝、欣快、始动障碍和缄默等（额极与胼胝体受累），常有强握与吸吮反射（额叶病变）。④主侧半球病变可见上肢失用，也可出现 Broca 失语。

（2）皮质支闭塞：①对侧下肢远端为主的中枢性瘫，可伴感觉障碍（胼周和胼缘动脉闭塞）。②对侧肢体短暂性共济失调、强握反射及精神症状（眶动脉及额极动脉闭塞）。

4. 大脑后动脉形成血栓

（1）主干闭塞：对侧偏盲、偏瘫及偏身感觉障碍（较轻），丘脑综合征，主侧半球病变可有失读症。

（2）皮质支闭塞：①因侧支循环丰富而很少出现症状，仔细检查可见对侧同向性偏盲或象限盲，而黄斑视力保存（黄斑回避现象）；双侧病变可有皮质盲。②主侧颞下动脉闭塞可见视觉失认及颜色失认。③顶枕动脉闭塞可见对侧偏盲，可有不定型的光幻觉痫性发作，主侧病损可有命名性失语；矩状动脉闭塞出现对侧偏盲或象限盲。

（3）深穿支闭塞：①丘脑穿通动脉闭塞产生红核丘脑综合征（病侧小脑性共济失调、意向性震颤、舞蹈样不自主运动，对侧感觉障碍）。②丘脑膝状体动脉闭塞可见丘脑综合征（对侧感觉障碍，深感觉为主，以及自发性疼痛、感觉过度、轻偏瘫，共济失调和不自主运动，可有舞蹈、手足徐动症和震颤等锥体外系症状）。③中脑支闭塞出现韦伯（Weber）综合征（Weber syndrome）（同侧动眼神经麻痹，对侧中枢性偏瘫），或贝内迪克特（Benedikt）综合征（Benedikt syndrome）（同侧动眼神经麻痹，对侧不自主运动）。

（4）后脉络膜动脉闭塞：罕见，主要表现对侧象限盲。

5. 基底动脉形成血栓

（1）主干闭塞：常引起脑干广泛梗死，出现脑神经、锥体束及小脑症状，如眩晕、呕吐、共济失调、瞳孔缩小、四肢瘫痪、肺水肿、消化道出血、昏迷、高热等，常因病情危重死亡。

（2）基底动脉尖综合征：基底动脉尖端分出两对动脉即小脑上动脉和大脑后动脉，其分支供应中脑、丘脑、小脑上部、颞叶内侧及枕叶，故可出现以中脑病损为主要表现的一组临床综合征。临床表现：①眼动障碍及瞳孔异常，一侧或双侧动眼神经部分或完全麻痹、眼球上视不能（上丘受累）及一个半综合征，瞳孔对光反射迟钝而调节反应存在（顶盖前区病损）。②意识障碍，一过性或持续数天，或反复发作（中脑或丘脑网状激活系统受累）。③对侧偏盲或皮质盲。④严重记忆障碍（颞叶内侧受累）。

（3）其他：中脑支闭塞出现 Weber 综合征（动眼神经交叉瘫）、Benedikt 综合征（同侧动眼神经麻痹、对侧不自主运动）；脑桥支闭塞出现米亚尔—居布勒（Millard-Gubler）综合征（Millard-Gubler syndrome）（外展神经、面神经麻痹，对侧肢体瘫痪）、福维尔（Foville）综合征（Foville syndrome）（同侧凝视麻痹、周围性面瘫，对侧偏瘫）。

6. 椎动脉形成血栓

若双侧椎动脉粗细差别不大，当一侧闭塞时，因对侧供血代偿多不出现明显症状。当双侧椎动脉粗细差别较大时，优势侧闭塞多表现为小脑后下动脉闭塞综合征［瓦伦贝格（Wallenberg）综合征（Wallenberg syndrome）］，主要表现：①眩晕、呕吐、眼球震颤（前庭神经核受损）。②交叉性感觉障碍（三叉神经脊束核及对侧交叉的脊髓丘脑束受损）。③同侧 Horner 综合征（交感神经下行纤维受损）。④吞咽困难和声音嘶哑（舌咽神经、迷走神经受损）。⑤同侧小脑性共济失调（绳状体或小脑受损）。由于小脑后下动脉的解剖变异较大，临床常有不典型的表现。

（三）辅助检查

1. 血液检查

包括血常规、血流变、血糖、血脂、肾功能、凝血功能等。这些检查有助于发现脑梗死的危险因素并对病因进行鉴别。

2. 头颅 CT 检查

是最常用的检查。脑梗死发病 24 小时内一般无影像学改变，24 小时后梗死区呈低密度影像。发病后尽快进行 CT 检查，有助于早期脑梗死与脑出血的鉴别。脑干和小脑梗死及较小梗死灶，CT 难以检出。

3. MRI 检查

与 CT 相比，此检查可以发现脑干、小脑梗死及小灶梗死。功能性 MRI，如弥散加权成像（DWI）可以早期（发病 2 小时以内）显示缺血组织的部位、范围，甚至可显示皮质下、脑干和小脑的小梗死灶，诊断早期梗死的敏感性为 88%～100%，特异性达 95%～100%。

4. 血管造影检查

数字减影血管造影（DSA）和磁共振血管成像（MRA）可以发现血管狭窄、闭塞和其他血管病变，如动脉炎、动脉瘤和动静脉畸形等。其中 DSA 是脑血管病变检查的金标准，但因对人体有创且检查费用、技术条件要求高，临床不作为常规检查项目。

5. TCD 检查

对评估颅内外血管狭窄、闭塞、血管痉挛或侧支循环建立的程度有帮助。用于溶栓治疗监测，对判断预后有参考意义。

（四）诊断

根据以下临床特点可明确诊断。

（1）中、老年患者，存在动脉粥样硬化、高血压、高血糖等脑卒中的危险因素。

（2）静息状态下或睡眠中起病，病前有反复的 TIA 发作史。

（3）偏瘫、失语、感觉障碍等局灶性神经功能缺损的症状和体征在数小时或数日内达高峰，多无意识障碍。

（4）结合 CT 或 MRI 可明确诊断。应注意与脑栓塞和脑出血等疾病鉴别。

（五）治疗

治疗流程实行分期、分型的个体化治疗。

1. 超早期溶栓治疗

包括静脉溶栓和动脉溶栓治疗。静脉溶栓操作简便，准备快捷，费用低廉。动脉溶栓因要求专门（介入）设备，准备时间长，费用高而推广受到限制，其优点是溶栓药物用药剂量小，出血风险比静脉溶栓时低。

2. 脑保护治疗

如尼莫地平、吡拉西坦、维生素 E 及其他自由基清除剂。

3. 其他治疗

超早期治疗时间窗过后或不适合溶栓患者，可采用降纤、抗凝、抗血小板凝聚、扩血管、扩容药物、中医药、各种脑保护剂治疗，并及早开始康复训练。

（六）护理评估

1. 健康史

（1）了解既往史和用药情况：①询问患者的身体状况，了解既往有无脑动脉硬化、原发性高血压、高脂血症及糖尿病病史。②询问患者是否进行过治疗，目前用药情况，是否按医嘱正确服用降压、降糖、降脂及抗凝药物。

（2）询问患者的起病情况：①了解起病时间和起病形式。②询问患者有无明显的头晕、头痛等前驱症状。③询问患者有无眩晕、恶心、呕吐等伴随症状，如有呕吐，了解是使劲呕出还是难以控制地喷出。

（3）了解生活方式和饮食习惯：①询问患者的饮食习惯，有无偏食、嗜食爱好，是否喜食腊味、肥肉、动物内脏等，是否长期摄入高盐、高胆固醇饮食。②询问患者有无烟酒嗜好及家族中有无类似疾病史或有无卒中、原发性高血压病史。

2. 身体状况

（1）观察意识、瞳孔和生命体征情况：①观察意识是否清楚，有无意识障碍及其类型。②观察瞳孔大小及对光反射是否正常。③观察生命体征，起病初始体温、脉搏、呼吸一般正常，病变范围较大或脑干受累时可见呼吸不规则等。

（2）评估有无神经功能受损：①观察有无精神、情感障碍。②询问患者双眼能否看清眼前的物品，了解有无眼球运动受限、眼球震颤及眼睑闭合不全，视野有无缺损。③观察有无口角㖞斜或鼻唇沟变浅，检查伸舌是否居中。④观察有无言语障碍、饮水反呛等。⑤检查患者四肢肌力、肌张力情况，了解有无肢体活动障碍、步态不稳及肌萎缩。⑥检查有无感觉障碍。⑦观察有无尿便障碍。

3. 心理—社会状况

观察患者是否存在因疾病所致焦虑等心理问题；了解患者和家属对疾病发生的相关因素、治疗和护理方法、预后、如何预防复发等知识的认知程度；了解患者家庭条件与经济状况及家属对患者的关心和支持度。

（七）护理问题

1. 躯体活动障碍

与运动中枢损害致肢体瘫痪有关。

2. 语言沟通障碍

与语言中枢损害有关。

3. 吞咽障碍

与意识障碍或延髓麻痹有关。

4. 有失用综合征的危险

与意识障碍、偏瘫所致长期卧床有关。

5. 焦虑/抑郁

与瘫痪、失语、缺少社会支持及担心疾病预后有关。

6. 知识缺乏

缺乏疾病治疗、护理、康复和预防复发的相关知识。

（八）护理措施

1. 一般护理

急性期不宜抬高患者床头，宜取头低位或放平床头，以改善头部的血液供应；恢复期枕头也不宜太高，患者可自由采取舒适的主动体位；应注意患者肢体位置的正确摆放，指导和协助家属被动运动和按摩患侧肢体，鼓励和指导患者主动进行有计划的肢体功能锻炼，如指导和督促患者进行 Bobath 握手和桥式运动，做到运动适度，方法得当，防止运动过度而造成肌腱牵拉伤。

2. 生活护理

卧床患者应保持床单位整洁和皮肤清洁，预防压疮的发生。尿便失禁的患者，应用温水擦洗臀部、肛周和会阴部皮肤，更换干净衣服和被褥，必要时涂抹粉剂或涂油膏以保护局部皮肤黏膜，防止出现湿疹和破损；对尿失禁的男患者可考虑使用体外导尿，如用接尿套连接引流袋等；留置导尿管的患者，应每日更换引流袋，接头处要避免反复打开，以免造成逆行感染，每4小时松开开关定时排尿，促进膀胱功能恢复，并注意观察尿量、颜色、性质是否有改变，发现异常及时报告医师处理。

3. 饮食护理

饮食以低脂、低胆固醇、低盐（高血压者）、适量糖类、丰富维生素为原则。少食肥肉、猪油、奶油、蛋黄、带鱼、动物内脏及糖果甜食等；多吃瘦肉、鱼虾、豆制品、新鲜蔬菜、水果和含碘食物，提倡食用植物油，戒烟酒。

有吞咽困难的患者，药物和食物宜压碎，以利吞咽；教会患者用吸水管饮水，以减轻或避免饮水呛咳；进食时宜取坐位或半坐位，予以糊状食物从健侧缓慢喂入；必要时鼻饲流质食物，并按鼻饲要求做好相关护理。

4. 安全护理

对有意识障碍和躁动不安的患者，床铺应加护栏，以防坠床，必要时使用约束带加以约束。对步行困难、步态不稳等运动障碍的患者，应注意其活动时的安全保护，地面保持干燥平整，防湿防滑，并注意清除周围环境中的障碍物，以防跌倒；通道和卫生间等患者活动的场所均应设置扶手；患者如厕、沐浴、外出时需有人陪护。

5. 用药护理

告知药物的作用与用法，注意观察药物的疗效与不良反应，发现异常情况，及时报告医师处理。

（1）使用溶栓药物进行早期溶栓治疗需经CT扫描证实无出血灶，患者无出血。溶栓治疗的时间窗为症状发生后3小时或3~6小时以内。使用低分子量肝素、巴曲酶、降纤酶、尿激酶等药物治疗时可发生变态反应及出血倾向，用药前应按药物要求做好皮肤过敏试验，检查患者凝血机制，使用过程中应定期查血常规和注意观察有无出血倾向，发现皮疹、皮下瘀斑、牙龈出血或女性患者经期延长等立即报告医师处理。

（2）卡荣针扩血管作用强，需缓慢静脉滴注，6~8滴/分，100 mL液体通常需4~6小时滴完。如输液速度过快，极易引起面部潮红、头晕、头痛及血压下降等不良反应。前列腺素E滴速为10~20滴/分，必要时加利多卡因0.1 g同时静脉滴注，可以减轻前列腺素E对血管的刺激，如滴注速度过快，则可导致患者头痛、穿刺局部疼痛、皮肤发红，甚至发生条索状静脉炎。葛根素连续使用时间不宜过长，以7~10天为宜。据报道葛根素连续使用时间过长时，易出现发热、寒战、皮疹等超敏反应，故使用过程中应注意观察患者有无上述不适。

（3）使用甘露醇脱水降颅内压时，需快速静脉滴注，常在15~20分钟内滴完，必要时还需加压快速滴注。滴注前需确定针头在血管内，因为该药漏在皮下，可引起局部组织坏死。甘露醇的连续使用时间不宜过长，因为长期使用可致肾功能损害和低血钾，故应定期检查肾功能和电解质。

（4）右旋糖酐40可出现超敏反应，使用过程中应注意观察患者有无恶心、苍白、血压下降和意识障碍等不良反应，发现异常及时通知医师并积极配合抢救。必要时，于使用前取本药0.1 mL做过敏试验。

6. 心理护理

疾病早期，患者常因突然出现瘫痪、失语等产生焦虑、情感脆弱、易激惹等情感障碍；疾病后期，则因遗留症状或生活自理能力降低而形成悲观抑郁、痛苦绝望等不良心理。应针对患者不同时期的心理反应予以心理疏导和心理支持，关心患者的生活，尊重他（她）们的人格，耐心告知病情、治疗方法及预后，鼓励患者克服焦虑或抑郁心理，保持乐观心态，积极配合治疗，争取达到最佳康复水平。

（九）健康教育

（1）保持正常心态和有规律的生活，克服不良嗜好，合理饮食。

（2）康复训练要循序渐进，持之以恒，要尽可能做些力所能及的家务劳动，日常生活活动不要依赖他人。

（3）积极防治原发性高血压、糖尿病、高脂血症、心脏病。原发性高血压患者服用降压药时，要定时服药，不可擅自服用多种降压药或自行停药、换药，防止血压骤降骤升；使用降糖、降脂药物时，也需按医嘱定时服药。

（4）定期门诊复查。检查血压、血糖、血脂、心脏功能以及智力、瘫痪肢体、语言的恢复情况，并在医师的指导下继续用药和进行康复训练。

（5）如果出现头晕、头痛、视物模糊、言语不利、肢体麻木、乏力、步态不稳等症状时，请随时就医。

二、脑栓塞

脑栓塞是各种栓子随血流进入颅内动脉使血管腔急性闭塞，引起相应供血区脑组织坏死及功能障碍。根据栓子来源可分为：①心源性，占60%～75%，常见病因为慢性心房纤颤、风湿性心瓣膜病等。②非心源性，动脉粥样硬化斑块脱落、肺静脉血栓、脂肪栓、气栓、脓栓等。③来源不明，约30%的脑栓塞不能明确原因。

（一）临床表现

脑栓塞临床表现特点如下。

（1）可发生于任何年龄，以青壮年多见。

（2）多在活动中发病，发病急骤，数秒至数分钟达高峰。

（3）多表现为完全性卒中，意识清楚或轻度意识障碍；栓塞血管多为主干动脉，大脑中动脉、基底动脉尖常见。

（4）易继发出血。

（5）前循环的脑栓塞占4/5，表现为偏瘫、偏身感觉障碍、失语或局灶性癫痫发作等。

（6）后循环的脑栓塞占1/5，表现为眩晕、复视、交叉瘫或四肢瘫、共济失调、饮水呛咳及构音障碍等。

（二）辅助检查

1. 头颅 CT 检查

可显示脑栓塞的部位和范围。CT 检查在发病后 24～48 小时内病变部位呈低密度影像。发生出血性梗死时，在低密度梗死区可见 1 个或多个高密度影像。

2. 脑脊液检查

大面积梗死脑脊液压力增高，如非必要，应尽量避免此检查。亚急性感染性心内膜炎所致脑脊液含细菌栓子，白细胞增多；脂肪栓塞所致脑脊液可见脂肪球；出血性梗死时脑脊液呈血性或镜检可见红细胞。

3. 其他检查

应常规进行心电图、胸部 X 线和超声心动图检查。疑为感染性心内膜炎时，应进行血常规和细菌培养等检查。心电图检查可作为确定心律失常的依据和协助诊断心肌梗死；超声心动图检查有助于证实是否存在心源性栓子。

（三）诊断

既往有风湿性心脏病、心房颤动及大动脉粥样硬化、严重骨折等病史，突发偏瘫、失语等局灶性神经功能缺损，症状在数秒至数分钟内达高峰，即可作出临床诊断。头颅 CT 和 MRI 检查可确定栓塞的部位、数量及是否伴发出血，有助于明确诊断。应注意与脑血栓形成和脑出血等鉴别。

（四）治疗

1. 原发病治疗

积极治疗引起栓子产生的原发病，如风湿性心脏病、颈动脉粥样硬化斑块、长骨骨折等，给予对症处理。心脏瓣膜病的介入和手术治疗、感染性心内膜炎的抗生素治疗和控制心律失常等，可消除栓子来源，防止复发。

2. 脑栓塞治疗

与脑血栓形成的治疗相同，包括急性期的综合治疗，尽可能恢复脑部血液循环，进行物理治疗和康复治疗等。因本病易并发脑出血，溶栓治疗应严格掌握适应证。

（1）心源性栓塞：因心源性脑栓塞容易再复发，所以急性期应卧床休息数周，避免活动量过大，减少再发的危险。

（2）感染性栓塞：感染性栓塞应用足量有效的抗生素，禁行溶栓或抗凝治疗，以防感染在颅内扩散。

（3）脂肪栓塞：应用肝素、低分子右旋糖酐、5% $NaHCO_3$ 及脂溶剂（如酒精溶液）等静脉滴注溶解脂肪。

（4）空气栓塞：指导患者采取头低左侧卧位，进行高压氧治疗。

3. 抗凝和抗血小板聚集治疗

应用肝素、华法林、阿司匹林，能防止被栓塞的血管发生逆行性血栓形成和预防复发。研究证据表明，脑栓塞患者抗凝治疗导致的梗死区出血，很少对最终转归带来不利影响。

当发生出血性梗死时，应立即停用溶栓、抗凝和抗血小板聚集的药物，防止出血加重，并适当应用止血药物、脱水降颅内压、调节血压等。脱水治疗过程应中注意保护心功能。

（五）护理评估

1. 健康史

评估患者的既往史和用药情况。询问患者是否有慢性心房纤颤、风湿性心瓣膜病等心源性疾病，是否有动脉粥样硬化斑块脱落、肺静脉血栓、脂肪栓、气栓、脓栓等非心源性疾病。

询问患者是否进行过治疗，目前用药情况，是否按医嘱正确服用降压、降糖、降脂及抗凝药物。

2. 身体状况

评估患者是否有轻度意识障碍或偏瘫、偏身感觉障碍、失语或局灶性癫痫发作等症状。是否有眩晕、复视、交叉瘫或四肢瘫、共济失调、饮水呛咳及构音障碍等。

3. 心理—社会状况

观察患者是否存在因疾病所致焦虑等心理问题；了解患者和家属对疾病发生的相关因素、治疗和护理方法、预后、如何预防复发等知识的认知程度；了解患者家庭条件与经济状况及家属对患者的关心和支持度。

（六）护理问题

参见动脉粥样硬化性血栓性脑梗死的护理。

（七）护理措施

1. 个人卫生的护理

个人卫生是脑栓塞患者自身护理的关键，定时擦身，更换衣裤，晒被褥等。注意患者的口腔卫生也是非常重要的。

2. 营养护理

患者需要多补充蛋白质、维生素、纤维素和电解质等营养。如果有吞咽障碍尚未完全恢复的患者，可以吃软的固体食物。多吃新鲜的蔬菜和水果，少吃油腻不消化、辛辣刺激的食物。

3. 心理护理

老年脑栓塞患者生活处理能力较弱，容易出现情绪躁动的情况，甚至会有失去治疗信心的情况，此时患者应保持良好的心理素质，提升治疗病患的信心，以有利于疾病的治愈，身体的康复。

（八）健康教育

1. 疾病预防指导

对有发病危险因素或病史者，指导进食高蛋白、高维生素、低盐、低脂、低热量清淡饮食，多食新鲜蔬菜、水果、谷类、鱼类和豆类，保持能量供需平衡，戒烟、限酒；应遵医嘱规则用药，控制血压、血糖、血脂和抗血小板聚集；告知改变不良生活方式，坚持每天进行30分钟以上的慢跑、散步等运动，合理休息和娱乐；对有 TIA 发作史的患者，指导其在改变体位时应缓慢，避免突然转动颈部，洗澡时间不宜过长，水温不宜过高，外出时有人陪伴，气候变化时注意保暖，防止感冒。

2. 疾病知识指导

告知患者和家属本病的常见病因和控制原发病的重要性；指导患者遵医嘱长期抗凝治疗，预防复发；在抗凝治疗中定期门诊复诊，监测凝血功能，及时在医护人员指导下调整药物剂量。

3. 康复指导

告知患者和家属康复治疗的知识和功能锻炼的方法，帮助分析和消除不利于疾病康复的因素，落实康复计划，并与康复治疗师保持联系，以便根据康复情况及时调整康复训练方案。如吞咽障碍的康复方法包括：唇、舌、颜面肌和颈部屈肌的主动运动和肌力训练；先进食糊状或胶冻状食物，少量多餐，逐步过渡到普通食物；进食时取坐位，颈部稍前屈（易引起咽反射）；软腭冰刺激；咽下食物练习呼气或咳嗽（预防误咽）；构音器官的运动训练（有助于改善吞咽功能）。

4. 鼓励生活自理

鼓励患者从事力所能及的家务劳动，日常生活不过度依赖他人；告知患者和家属功能恢复需经历的过程，使患者和家属克服急于求成的心理，做到坚持锻炼，循序渐进。嘱家属在物质和精神上对患者提供帮助和支持，使患者体会到来自多方面的温暖，树立战胜疾病的信心。同时，也要避免患者产生依赖心理，增强自我照顾能力。

三、腔隙性脑梗死

腔隙性脑梗死是长期高血压引起脑深部白质及脑干穿通动脉病变和闭塞，导致缺血性微梗死，缺血、坏死和液化的脑组织由吞噬细胞移走而形成腔隙，约占脑梗死的20%。病灶直径小于2 cm的脑梗死，病灶多发可形成腔隙状态。

（一）临床表现

常见临床综合征有：纯感觉性卒中、纯运动性卒中、混合性卒中、共济失调性轻偏瘫、构音障碍手笨拙综合征。

（二）辅助检查

1. 血液生化检查

可见血糖、血清总胆固醇、血清三酰甘油和低密度脂蛋白增高。

2. TCD检查

可发现颈动脉粥样硬化斑块。

3. 影像学检查

头部CT扫描可见深穿支供血区单个或多个病灶，呈腔隙性阴影，边界清晰。MRI显示腔隙性病灶呈T_1等信号或低信号、T_2高信号，是最有效的检查手段。

（三）诊断

目前诊断标准尚未统一，以下标准可供参考：①中老年发病，有长期高血压病史。②临床表现符合常见腔隙综合征之一。③CT或MRI检查可证实存在与神经功能缺失一致的病灶。④预后良好，多在短期内恢复。

（四）治疗

目前尚无有效的治疗方法，主要是预防疾病的复发。

（1）有效控制高血压及各种类型脑动脉硬化是预防本病的关键。

（2）阿司匹林等抑制血小板聚集药物效果不确定，但常应用。

（3）活血化瘀类中药对神经功能恢复有益。

（4）控制其他可干预危险因素，如吸烟、糖尿病、高脂血症等。

（五）护理评估

1. 健康史

（1）了解既往史和用药史：询问患者既往是否有原发性高血压病、高脂血症、糖尿病病史；是否针对病因进行过治疗，是否按医嘱正确用药。

（2）了解患者的生活方式：询问患者的工作情况，是否长期精神紧张、过度疲劳，询问患者日常饮食习惯，有无嗜食、偏食习惯，是否长期进食高盐、高胆固醇饮食，有无烟酒嗜好等，因为上述因素均可加速动脉硬化，加重病情。

（3）评估起病形式：询问患者起病时间，了解是突然起病还是缓慢发病，起病常较突然，多为急性发病，部分为渐进性或亚急性起病。

2. 身体状况

（1）评估有无神经功能受损：询问患者有无肢体乏力、感觉障碍现象，询问患者进食、饮水情况，了解有无饮水反呛、进食困难或构音障碍现象。病灶位于内囊后肢、脑桥基底部或大脑脚时，常可出现一侧面部和上下肢无力，对侧偏身或局部感觉障碍；病变累及双侧皮质延髓束时可出现假性延髓性麻痹的症状，如构音障碍、吞咽困难、进食困难、面部表情呆板等。

（2）评估患者的精神与智力情况：询问患者日常生活习惯，与患者进行简单的语言交流，以了解患者有无思维、性格的改变，有无智力的改变，脑小动脉硬化造成多发性腔隙性脑梗死时，患者表现出思维迟钝，理解能力、判断能力、分析能力和计算能力下降，常有性格改变和行为异常，少数患者还可出现错觉、幻觉、妄想等。

3. 心理—社会状况

本疾病可导致患者产生语言障碍，评估患者是否有情绪焦躁、痛苦的表现。

（六）护理问题

参见动脉粥样硬化性血栓性脑梗死的护理。

（七）护理措施

1. 一般护理

轻症患者注意生活起居有规律，坚持适当运动，劳逸结合；晚期出现智力障碍时，要引导患者在室内或固定场所进行活动，外出时一定要有人陪伴，防止受伤和走失。

2. 饮食护理

予以富含蛋白质和维生素的低脂饮食，多吃蔬菜和水果，戒酒。

3. 症状护理

（1）对有肢体功能障碍和感觉障碍的患者，应鼓励和指导患者进行肢体功能锻炼，尽量坚持生活自理，并注意用温水擦洗患侧皮肤，促进感觉功能恢复。

（2）对有延髓性麻痹进食困难的患者，应给予制作精细的糊状食物，进食时取坐位或半坐位，进食速度不宜过快，应给患者充分的进餐时间，避免进食时看电视或与患者谈笑，以免分散患者注意力，引起窒息。

（3）对有精神症状的患者，床应加护栏，必要时加约束带固定四肢，以防坠床、伤人或自伤。

（4）对有智力障碍的患者，外出时需有人陪护，并在其衣服口袋中放置填写患者姓名、联系电话等个人简单资料的卡片，以防走失。

（5）对丧失生活自理能力的患者，应加强生活护理，协助其沐浴、进食、修饰等，保持皮肤和外阴清洁。对有延髓性麻痹致进食呛咳的患者，如果体温增高，应注意是否有吸入性肺炎发生；同时还应注意观察患者是否有尿频、尿急、尿痛等现象，防止发生尿路感染。

4. 用药护理

告知药物的作用与用法，注意观察药物的疗效与不良反应，发现异常情况及时报告医师处理。

（1）对有痴呆、记忆力减退或精神症状的患者，应注意督促按时服药并看着其服下，同时注意观察药物疗效与不良反应。

（2）静脉注射尼莫同等扩血管药物时，尽量使用微量输液泵缓慢注射（每小时 8～10 mL），并注意观察患者有无面色潮红、头晕、血压下降等不适，如有异常应报告医师及时处理。

（3）服用盐酸多奈哌齐的患者应注意观察有无肝、肾功能受损的表现，定时检查肝、肾功能。

5. 心理护理

关心体贴患者，鼓励患者保持情绪稳定和良好的心态，避免焦躁、抑郁等不良心理，积极配合治疗。

（八）健康教育

（1）避免进食过多动物油、黄油、奶油、动物内脏、蛋黄等高胆固醇饮食，多吃豆制品、鱼等优质蛋白食品，少吃糖。

（2）做力所能及的家务，以防自理能力快速下降；坚持适度的体育锻炼和体力劳动，以改善血液循环，增强体质，防止肥胖。

（3）注意安全，防止跌倒、受伤或走失。

（4）遵医嘱正确服药。

（5）定期复查血压、血脂、血糖等，如有症状加重须及时就医。

（张　静）

第三节　脑出血

脑出血（ICH）是指原发性非外伤性脑实质内的出血，也称自发性脑出血。我国发病率占急性脑血管病的30%，急性期病死率占30%～40%。绝大多数是高血压病伴发的脑小动脉病变在血压骤升时破裂所致，称为高血压性脑出血。老年人是脑出血发生的主要人群，以40～70岁为最主要的发病年龄。

脑出血最常见的病因是高血压并发小动脉硬化。血管的病变与高血脂、糖尿病、高血压、吸烟等密切相关，通常所说的脑出血是指自发性脑出血。患者往往于情绪激动、用力时突然发病，脑出血发病的主要原因是长期高血压、动脉硬化，绝大多数患者发病当时血压明显升高，导致血管破裂，引起脑出血。脑血管畸形、脑淀粉样血管病、溶栓抗凝治疗所致脑出血等也是脑出血的病因。

一、临床表现

1. 基底节区出血

约占全部脑出血的70%，其中以壳核出血最为常见，其次为丘脑出血。由于此区出血常累及内囊，并以内囊损害体征为突出表现，故又称内囊区出血；壳核出血又称内囊外侧型出血，丘脑出血又称内囊内侧型出血。

（1）壳核出血：系豆纹动脉尤其是其外侧支破裂所致。表现为对侧肢体轻偏瘫、偏身感觉障碍和同向性偏盲（"三偏"），优势半球出血常出现失语。凝视麻痹，呈双眼持续性向出血侧凝视。也可出现失用、体像障碍、记忆力和计算力障碍、意识障碍等。大量出血患者可迅速昏迷，反复呕吐，尿便失禁，在数小时内恶化，出现上部脑干受压征象，双侧病理征，呼吸深快不规则，瞳孔扩大固定，可出现去脑强直发作以至死亡。

（2）丘脑出血：系丘脑膝状动脉和丘脑穿通动脉破裂所致。临床表现与壳核出血相似，亦有突发对侧偏瘫、偏身感觉障碍、偏盲等。但与壳核出血不同处为偏瘫多为均等或基本均等，对侧半身深浅感觉减退，感觉过敏或自发性疼痛；特征性眼征表现为眼球向上注视麻痹，常向内下方凝视、眼球会聚障碍和无反应性小瞳孔等；可有言语缓慢而不清、重复言语、发音困难、复述差，朗读正常等丘脑性失语及记忆力减退、计算力下降、情感障碍、人格改变等丘脑性痴呆；意识障碍多见且较重，出血波及丘脑下部或破入第Ⅲ脑室可出现昏迷加深、瞳孔缩小、去皮质强直等中线症状。本型死亡率较高。

（3）尾状核头出血：较少见，临床表现与蛛网膜下腔出血相似，常表现为头痛、呕吐，有脑膜刺激征，无明显瘫痪，可有对侧中枢性面瘫、舌瘫。有时可因头痛在CT检查时偶然发现。

2. 脑干出血

脑桥是脑干出血的好发部位，偶见中脑出血，延髓出血极少见。

（1）脑桥出血：表现为突然头痛、呕吐、眩晕、复视、注视麻痹、交叉性瘫痪或偏瘫、四肢瘫等。出血量较大时，患者很快进入意识障碍、针尖样瞳孔、去大脑强直、呼吸障碍，并可伴有高热、大汗、应激性溃疡等；出血量较少时可表现为一些典型的综合征，如Foville综合征、Millard-Gubler综合征和闭锁综合征等。

（2）中脑出血：①突然出现复视、上睑下垂。②一侧或两侧瞳孔扩大、眼球不同轴、水平或垂直眼震、同侧肢体共济失调，也可表现为Weber或Benedikt综合征。③严重者很快出现意识障碍、去大脑强直。

（3）延髓出血：①重症可突然出现意识障碍，血压下降，呼吸节律不规则，心律失常，继而死亡。②轻者可表现为不典型的Wallenberg综合征。

3. 小脑出血

小脑出血好发于小脑上动脉供血区，即半球深部齿状核附近，发病初期患者大多意识清楚或有轻度意识障碍，表现为眩晕、频繁呕吐、枕部剧烈头痛和平衡障碍等，但无肢体瘫痪是其常见的临床特点；轻症者表现出一侧肢体笨拙、行动不稳、共济失调和眼球震颤，无瘫痪；两眼向病灶对侧凝视，吞咽及发音困难，四肢锥体束征，病侧或对侧瞳孔缩小、对光反射减弱；晚期瞳孔散大，中枢性呼吸障碍，最后枕大孔疝死亡；暴发型则常突然昏迷，在数小时内迅速死亡。如出血量较大，病情迅速进展，发病时或发病后12～24小时出现昏迷及脑干受压征象，可有面神经麻痹、两眼凝视病灶对侧、肢体瘫痪及病理反射出现等。

4. 脑叶出血

脑叶出血也称为皮质下白质出血，可发生于任何脑叶。一般症状均略轻，预后相对较好。脑叶出血除表现为头痛、呕吐外，不同脑叶的出血，临床表现亦有不同。

（1）额叶出血：前额疼痛、呕吐、痫性发作较多见；对侧偏瘫、共同偏视、精神异常、智力减退等；优势半球出血时可出现 Broca 失语。

（2）顶叶出血：偏瘫较轻，而对侧偏身感觉障碍显著；对侧下象限盲；优势半球出血时可出现混合性失语，左右辨别障碍，失算、失认、失写（格斯特曼综合征）。

（3）颞叶出血：表现为对侧中枢性面瘫、舌瘫及上肢为主的瘫痪；对侧上象限盲；有时有同侧耳前部疼痛；优势半球出血时可出现 Wernicke 失语；可有颞叶癫痫、幻嗅、幻视。

（4）枕叶出血：主要症状为对侧同向性偏盲，并有黄斑回避现象，可有一过性黑蒙和视物变形；有时有同侧偏瘫及病理征。

5. 脑室出血

脑室出血一般分为原发性和继发性两种。原发性脑室出血为脑室内脉络丛动脉或室管膜下动脉破裂出血，较为少见，占脑出血的 3% ~5%。继发性者是由于脑内出血量大，穿破脑实质流入脑室，常伴有脑实质出血的定位症状和体征。根据脑室内血肿大小可将脑室出血分为全脑室积血（Ⅰ型）、部分性脑室出血（Ⅱ型）以及新鲜血液流入脑室内，但不形成血凝块者（Ⅲ型）3 种类型。Ⅰ型因影响脑脊液循环而急剧出现颅内压增高、昏迷、高热、四肢弛缓性瘫痪或呈去皮质状态，呼吸不规则。Ⅱ型及Ⅲ型仅有头痛、恶心、呕吐、脑膜刺激征阳性，无局灶性神经体征。出血量大、病情严重者迅速出现昏迷或昏迷加深，早期出现去皮质强直，脑膜刺激征阳性。常出现丘脑下部受损的症状及体征，如上消化道出血、中枢性高热、大汗、应激性溃疡、急性肺水肿、血糖增高、尿崩症等，病情多严重，预后不良。

二、辅助检查

1. 血常规及血液生化检查

白细胞可增多，超过 $10 \times 10^9 /L$ 者占 60% ~80%，甚至可达（15 ~20）$\times 10^9 /L$，并可出现蛋白尿、尿糖、血尿素氮和血糖浓度升高。

2. 脑脊液检查

脑脊液压力常增高，多为血性脑脊液。应注意重症脑出血患者，如诊断明确，不宜行腰穿检查，以免诱发脑疝导致死亡。

3. CT 检查

CT 检查可显示血肿部位、大小、形态，是否破入脑室，血肿周围有无低密度水肿带及占位效应、脑组织移位等。24 小时内出血灶表现为高密度，边界清楚。48 小时以后，出血灶高密度影周围出现低密度水肿带。

4. DSA 检查

对血压正常疑有脑血管畸形等的年轻患者，可考虑行 DSA 检查，以便进一步明确病因，积极针对病因治疗，预防复发。脑血管 DSA 对颅内动脉瘤、脑血管畸形等的诊断，均有重要价值。颈内动脉造影正位像可见大脑前动脉、中动脉间距在正常范围，豆纹动脉外移。

5. MRI 检查

MRI 具有比 CT 更高的组织分辨率，且可直接多方位成像，无颅骨伪影干扰，又具有血管流空效应等特点，使对脑血管疾病的显示率及诊断准确性，比 CT 更胜一筹。CT 能诊断的脑血管疾病，MRI 均能做到；而对发生于脑干、颞叶和小脑等的血管性疾病，MRI 比 CT 更佳；对脑出血、脑梗死的演变过程，MRI 比 CT 显示更完整；对 CT 较难判断的脑血管畸形、烟雾病等，MRI 比 CT 更敏感。

6. TCD 检查

多普勒超声检查最基本的参数为血流速度与频谱形态。血流速度增加可表示高血流量、动脉痉挛或动脉狭窄；血流速度减慢则可能是动脉近端狭窄或循环远端阻力增高的结果。

三、诊断

脑出血的诊断要点为：①多为中老年患者。②多数患者有高血压病史，因某种因素血压急骤升高而发病。③起病急骤，多在兴奋状态下发病。④有头痛、呕吐、偏瘫，多数患者有意识障碍，严重者昏迷和脑疝形成。⑤脑膜刺激征阳性。⑥多数患者为血性脑脊液。⑦头颅 CT 和 MRI 可见出血病灶。

四、治疗

1. 保持呼吸通畅

注意气道管理，清理呼吸道分泌物，保证正常换气功能，有肺部感染时应用抗生素，必要时气管切开。

2. 降低颅内压

可选用 20% 甘露醇 125 ~ 250 mL 静脉滴注，每 6 ~ 8 小时 1 次和（或）甘油果糖注射液 250 mL 静脉滴注，12 小时 1 次或每日 1 次。呋塞米 20 ~ 40 mg 静脉注射，每 6 小时、8 小时或 12 小时 1 次。也可根据病情应用白蛋白 5 ~ 10 g 静脉滴注，每天 1 次。

3. 血压的管理

应平稳、缓慢降压，不能降压过急、过快，否则易致脑血流灌注不足，出现缺血性损害加重病情。

4. 高血压性脑出血的治疗

可不用止血药。有凝血障碍的可酌情应用止血药，如巴曲酶、6 - 氨基己酸、氨甲苯酸等。

5. 亚低温疗法

应用冰帽等设备降低头部温度，降低脑耗氧量，保护脑组织。

6. 中枢性高热者的治疗

可物理降温。

7. 预防性治疗

下肢静脉血栓形成及肺栓塞建议穿弹力袜进行预防。

8. 防治并发症

脑出血的并发症有应激性溃疡、电解质紊乱等。可根据病情选用质子泵阻滞剂（如奥美拉唑等）或 H_2 受体阻滞剂（如西咪替丁、法莫替丁等），根据患者出入量调整补液量，并补充氯化钾等，维持水电解质平衡，痫性发作可给予地西泮 10～20 mg 缓慢静脉注射或苯巴比妥钠 100～200 mg 肌内注射控制发作，一般无须长期治疗。

9. 外科手术治疗

必要时进行外科手术治疗。对于内科非手术治疗效果不佳，或出血量大、有发生脑疝征象的，或怀疑为脑血管畸形引起出血的，可外科手术治疗（去骨瓣减压术、小骨窗开颅血肿清除术、钻孔血肿抽吸术、脑室外引流术、微创穿刺颅内血肿碎吸引流术等）。手术指征：①基底节中等量以上出血（壳核出血≥30 mL，丘脑出血≥15 mL）。②小脑出血≥10 mL 或直径≥3 cm 或出现明显脑积水。③重症脑室出血。

五、护理评估

1. 健康史

（1）了解患者的既往史和用药情况：①询问患者既往是否有原发性高血压、动脉粥样硬化、高脂血症、血液病病史。②询问患者曾经进行过哪些治疗，目前用药情况，是否持续使用过抗凝、降压等药物，发病前数日有无自行停服或漏服降压药的情况。

（2）询问患者的起病情况：①了解起病时间和起病形式。询问患者起病时间，当时是否正在活动，或者是在生气、大笑等情绪激动时，或者是在用力排便时。脑出血患者多在活动和情绪激动时起病，临床症状常在数分钟至数小时内达到高峰，观察患者意识状态，重症患者数分钟内可转入意识模糊或昏迷。②询问患者有无明显的头晕、头痛等前驱症状。大多数脑出血患者病前无预兆，少数患者可有头痛、头晕、肢体麻木等前驱症状。③了解有无头痛、恶心、呕吐等伴随症状。脑出血患者因血液刺激以及血肿压迫脑组织引起脑组织缺血、缺氧，发生脑水肿和颅内压增高，可致剧烈头痛和喷射状呕吐。

（3）了解患者的生活方式和饮食习惯：①询问患者工作与生活情况，是否长期处于紧张忙碌状态，是否缺乏适宜的体育锻炼和休息时间。脑出血患者常在活动和情绪激动时发病。②询问患者是否长期摄取高盐、高胆固醇饮食，高盐饮食可致水钠潴留，使原发性高血压加重；高胆固醇饮食与动脉粥样硬化密切相关。③询问患者是否有嗜烟、酗酒等不良习惯以及家族卒中病史。

2. 身体状况

（1）观察患者的意识、瞳孔和生命体征情况。①观察意识是否清楚，有无意识障碍及其类型：无论轻症或重症脑出血患者起病初时均可以意识清楚，随着病情加重，意识逐渐模糊，常常在数分钟或数十分钟内意识转为昏迷。②观察瞳孔大小及对光反射是否正常：瞳孔的大小与对光反射是否正常，与出血量、出血部位有密切关联，轻症脑出血患者瞳孔大小及对光反射均可正常；"针尖样"瞳孔为脑桥出血的特征性体征；双侧瞳孔散大可见于脑疝患者；双侧瞳孔缩小、凝视麻痹伴严重眩晕，意识障碍呈进行性加重，应警惕脑干和小脑出血的可能。③观察生命体征的情况：重症脑出血患者呼吸深沉带有鼾声，甚至呈潮式呼吸或不规则呼吸；脉搏缓慢有力，血压升高；当脑桥出血时，丘脑下部对体温的正常调节被阻断而使体温严重上升，甚至呈持续高热状态；如脉搏增快，体温升高，血压下降，则有生命危险。

（2）观察有无神经功能受损。①观察有无"三偏征"：大脑基底核为最常见的出血部位，当累及内囊时，患者常出现偏瘫、偏身感觉障碍和偏盲。②了解有无失语及失语类型，脑出血累及大脑优势半球时，常出现失语症。③有无眼球运动及视力障碍，除了内囊出血可发生"偏盲"外，枕叶出血可引起皮质盲；丘脑出血可压迫中脑顶盖，产生双眼上视麻痹而固定向下注视；脑桥出血可表现为交叉性瘫痪，头和眼转向非出血侧，呈"凝视瘫肢"状；小脑出血可有面神经麻痹，眼球震颤、两眼向病变对侧同向凝视。④检查有无肢体瘫痪及瘫痪类型，除内囊出血、丘脑出血和额叶出血引起"偏瘫"外，脑桥小量出血还可引起交叉性瘫痪，脑桥大量出血（血肿 >5 mL）和脑室大出血可迅即发生四肢瘫痪和去皮质强直发作。⑤其他，颞叶受累除了发生 Wernicke 失语外，还可引起精神症状；小脑出血则可出现眩晕、眼球震颤、共济失调、行动不稳、吞咽障碍。

3. 心理—社会状况

评估脑出血患者是否因有偏瘫、失语等后遗症，而产生抑郁、沮丧、烦躁、易怒、悲观失望等情绪反应；评估这些情绪是否对日后生活有一定的影响。

六、护理问题

1. 并发症

压疮、吸入性肺炎、泌尿系感染、深静脉血栓。

2. 生活自理能力缺陷

与脑出血卧床有关。

3. 潜在并发症

脑疝、上消化道出血。

4. 其他问题

吞咽障碍、语言沟通障碍。

七、护理措施

1. 一般护理

患者绝对卧床休息 4 周，抬高床头 15°~30°，以促进脑部静脉回流，减轻脑水肿；取侧卧位或平卧头侧位，防止呕吐物反流引起误吸。脑出血急性期患者应尽量就地治疗，避免不必要的搬动，并注意保持病房安静，严格限制探视。翻身时，注意保护头部，动作宜轻柔缓慢，以免加重出血，避免咳嗽和用力排便。神经系统症状稳定 48~72 小时后，患者即可开始早期康复锻炼，但应注意不可过度用力或憋气。恢复期的康复训练不可急于求成，应循序渐进、持之以恒。

2. 饮食护理

急性期患者给予高蛋白、高维生素、高热量饮食，并限制钠盐摄入（每天 <3 g）。有意识障碍、消化道出血的患者宜禁食 24~48 小时，然后酌情给予鼻饲流质食物，如牛奶、豆浆、藕粉、蒸蛋或混合匀浆等，每天 4~5 次，每次约 200 mL。恢复期患者应给予清淡、低盐、低脂、适量蛋白质、高维生素食物，戒酒，忌暴饮暴食。

3. 症状护理

（1）对意识不清、躁动或有精神症状的患者，床应加护栏，并适当约束，防止跌伤。

（2）注意保持呼吸道通畅：及时清除口鼻分泌物，协助患者轻拍背部，以促进痰痂的脱落排出，但急性期应避免刺激咳嗽，必要时可给予负压吸痰、吸氧及定时雾化吸入。

（3）协助患者完成生活护理：按时翻身，保持床单干燥整洁，保持皮肤清洁卫生，预防压疮的发生；如有闭眼障碍的患者，应涂四环素眼膏，并用湿纱布盖眼，保护角膜；昏迷和鼻饲患者应做好口腔护理，每天 2 次。有尿便失禁的患者，注意及时用温水擦洗外阴及臀部，保持皮肤清洁、干燥。

（4）有吞咽障碍的患者，喂饭喂水时不宜过急，遇呕吐或反呛时应暂停喂食喂水，防止食物呛入气管引起窒息或吸入性肺炎，对昏迷等不能进食的患者可酌情予以鼻饲流质。

（5）注意保持瘫痪肢体功能位置，防止足下垂，被动运动关节和按摩患肢，防止手足挛缩、变形及神经麻痹，病情稳定后应尽早开始肢体功能锻炼和语言康复训练，以促进神经功能的早日康复。

（6）中枢性高热的患者先行物理降温，如温水擦浴、酒精浴、冰敷等，效果不佳时可给予退热药，并注意监测和记录体温的情况。

（7）密切观察病情，尤其是生命体征、意识、瞳孔的变化，及早发现脑疝的先兆表现，一旦出现，应立即报告医师及时抢救。

4. 用药护理

告知药物的作用与用法，注意观察药物的疗效与不良反应，发现异常情况，及时报告医师处理。

（1）颅内高压使用20%甘露醇静脉滴注脱水时，要保证绝对快速输入，20%的甘露醇50～100 mL 要在 15～30 分钟内滴完，注意防止药液外漏，并注意尿量与电解质的变化，尤其应注意有无低血钾发生。①患者每日补液量可按尿量加500 mL 计算，在 1500～2000 mL 以内，如有高热、多汗、呕吐或腹泻者，可适当增加入液量。②每日补钠 50～70 mmol/L，补钾 40～50 mmol/L。防止低钠血症，以免加重脑水肿。

（2）严格遵医嘱服用降压药，不可骤停和自行更换，也不宜同时服用多种降压药，避免血压骤降或过低致脑供血不足。应根据患者的年龄、基础血压、病后血压等情况判定最适血压水平，缓慢降压，不宜使用强降压药（如利舍平）。

（3）用地塞米松消除脑水肿时，因其易诱发上消化道应激性溃疡，应观察有无呃逆、上腹部饱胀不适、胃痛、呕血、便血等，注意胃内容物或呕吐物的性状，以及有无黑便；鼻饲流质的患者，注意观察胃液的颜色是否为咖啡色或血性，必要时可做隐血试验检查，如发现异常及时通知医师处理。

（4）躁动不安的患者可根据病情给予小量镇静药、镇痛药；患者有抽搐发作时，可用地西泮静脉缓慢注射，或苯妥英钠口服。

5. 心理护理

主动关心患者与家属，耐心介绍病情及预后，消除其紧张焦虑、悲观抑郁等不良情绪，保持患者及家属情绪稳定，积极配合抢救与治疗。

八、健康教育

（1）避免情绪激动，去除不安、恐惧、愤怒、抑郁等不良情绪，保持正常心态。

（2）给予低盐低脂、适量蛋白质、富含维生素与纤维素的清淡饮食，多吃蔬菜、水果，少食辛辣刺激性强的食物，戒烟酒。

（3）生活有规律，保持排便通畅，避免排便时用力过度和憋气。

（4）坚持适度锻炼，避免重体力劳动。如坚持做保健体操、慢散步、打太极拳等。

（5）尽量做到日常生活自理，康复训练时注意克服急于求成的心理，做到循序渐进、持之以恒。

（6）定期复查血压、血糖、血脂、血常规等项目，积极治疗原发性高血压、糖尿病、心脏病等原发疾病。如出现头痛、呕吐、肢体麻木无力、进食困难、饮水呛咳等症状时需及时就医。

（沙　娜）

第四节　蛛网膜下腔出血

蛛网膜下腔出血（SAH）一般分为原发性蛛网膜下腔出血和继发性蛛网膜下腔出血。其中，原发性蛛网膜下腔出血是指脑底部或脑表面血管破裂后，血液流入蛛网膜下腔的急性出血性脑血管病；继发性蛛网膜下腔出血是指脑实质内出血、脑室出血、硬膜外或硬膜下血管破裂，血液穿破脑组织和蛛网膜，流入蛛网膜下腔。本节主要讨论原发性蛛网膜下腔出血。

一、病因

1. 颅内动脉瘤

最常见的病因（占50%～80%）。其中先天性粟粒样动脉瘤约占75%，还可见高血压、动脉粥样硬化所致梭形动脉瘤及感染所致的真菌性动脉瘤等。

2. 血管畸形

约占SAH病因的10%，其中动静脉畸形占血管畸形的80%。多见于青年人，90%以上位于幕上，常见于大脑中动脉分布区。

3. 其他

如烟雾病（占儿童SAH的20%）、颅内肿瘤、垂体卒中、血液系统疾病、颅内静脉系统血栓和抗凝治疗并发症等。

二、临床表现

1. 头痛

动脉瘤性SAH的典型表现是突发异常剧烈全头痛，头痛不能缓解或呈进行性加重。多伴发一过性意识障碍和恶心、呕吐。约1/3的动脉瘤性SAH患者发病前数日或数周有轻微头痛的表现，可持续数日不变，2周后逐渐减轻，如头痛再次加重，常提示动脉瘤再次出血。但动静脉畸形破裂所致SAH头痛常不严重。局部头痛常可提示破裂动脉瘤的部位。

2. 脑膜刺激征

患者出现颈强直、克尼格（Kernig）征和布鲁津斯基（Brudzinski）征等脑膜刺激征，以颈强直最多见，而老年、衰弱患者或小量出血者，可无明显脑膜刺激征。脑膜刺激征常于发病后数小时出现，3～4周后消失。

3. 眼部症状

20%患者眼底可见玻璃体下片状出血，发病1小时内即可出现，是急性颅内压增高和眼静脉回流受阻所致，对诊断具有提示作用。此外，眼球活动障碍也可提示动脉瘤所在的位置。

4. 精神症状

约25%的患者可出现精神症状，如欣快、谵妄和幻觉等，常于起病后2~3周内自行消失。

5. 其他症状

部分患者可出现脑心综合征、消化道出血、急性肺水肿和局限性神经功能缺损症状等。

三、并发症

1. 再出血

是 SAH 主要的急性并发症，指病情稳定后再次发生剧烈头痛、呕吐、痫性发作、昏迷甚至去脑强直发作，颈强直、Kernig 征加重，复查脑脊液为鲜红色。20% 的动脉瘤患者病后 10~14 天可发生再出血，使死亡率约增加 1 倍；动静脉畸形急性期再出血者较少见。

2. 脑血管痉挛（CVS）

发生于蛛网膜下腔中血凝块环绕的血管，痉挛严重程度与出血量相关，可导致约 1/3 以上病例脑实质缺血。临床症状取决于发生痉挛的血管，常表现为波动性的轻偏瘫或失语，有时症状还受侧支循环和脑灌注压的影响，对载瘤动脉无定位价值，是死亡和致残的重要原因。病后 3~5 天开始发生，5~14 天为迟发性血管痉挛高峰期，2~4 周逐渐消失。TCD 或 DSA 可帮助确诊。

3. 急性或亚急性脑积水

起病 1 周内 15%~20% 的患者发生急性脑积水，血液进入脑室系统和蛛网膜下腔形成血凝块阻碍脑脊液循环通路所致。轻者出现嗜睡、思维缓慢、短时记忆受损、上视受限、展神经麻痹、下肢腱反射亢进等体征，严重者可造成颅内高压，甚至脑疝。亚急性脑积水发生于起病数周后，表现为隐匿出现的痴呆、步态异常和尿失禁。

4. 其他

5%~10% 的患者发生癫痫发作，不少患者发生低钠血症。

四、辅助检查

1. 三大常规检查

起病初期常有白细胞增多，尿糖常可呈阳性但血糖大多正常，偶可出现蛋白尿。

2. 脑脊液检查

脑脊液为均匀一致血性，压力增高（>200 mmH$_2$O），蛋白含量增加。

3. CT 和 MRI 检查

颅脑 CT 是确诊 SAH 的首选诊断方法，可见蛛网膜下腔高密度出血灶，并可显示出血部位、出血量、血液分布、脑室大小和有无再出血；MRI 检查可发现动脉瘤或动静脉畸形。

4. DSA 检查

DSA 检查可为 SAH 的病因诊断提供可靠依据，如发现动脉瘤的部位、显示解剖行程、侧支循环和血管痉挛情况；还可发现动静脉畸形、烟雾病、血管性肿瘤等。

5. TCD 检查

TCD 检查可作为追踪监测 SAH 后脑血管痉挛的一个方法，具有无创伤性。

五、诊断

突然发生的持续性剧烈头痛、呕吐、脑膜刺激征阳性，伴或不伴意识障碍，检查无局灶性神经系统体征，应高度怀疑 SAH。同时 CT 证实脑池和蛛网膜下腔高密度征象或腰穿检查示压力增高和血性脑脊液等可临床确诊。

六、治疗

急性期治疗原则为防治再出血、制止继续出血，防治继发性脑血管痉挛，减少并发症，寻找出血原因，治疗原发病和预防复发。

1. 一般处理

住院监护，绝对卧床 4～6 周，镇静、镇痛，避免引起颅内压增高的因素，如用力排便、咳嗽、喷嚏和情绪激动等，可选用足量镇静镇痛药、缓泻剂等对症处理。

2. 脱水降颅内压

可选甘露醇、呋塞米、清蛋白等。

3. 预防再出血

可给予 6-氨基己酸等抗纤溶药物治疗，维持 2～3 周。

4. 应用尼莫地平等钙通道阻滞剂

预防脑血管痉挛发生，推荐尼莫地平 30～40 mg 口服，每日 4～6 次，连用 3 周。

5. 放脑脊液疗法

腰穿缓慢放出血性脑脊液，每次 10～20 mL，每周 2 次，可有效缓解头痛症状，并可减少脑血管痉挛及脑积水发生，但有诱发脑疝、动脉瘤破裂再出血、颅内感染等可能，应严格掌握适应证。

6. 外科手术或介入治疗

对于动脉瘤或动静脉畸形引起的 SAH，可外科手术治疗或考虑介入栓塞等治疗，是根除病因预防复发的有效方法。

七、护理评估

1. 健康史

（1）了解既往史及用药情况：①询问患者既往身体状况，了解有无颅内动脉瘤、脑血管畸形和高血压动脉硬化病史。②询问患者有无冠心病、糖尿病、血液病、颅内肿瘤、脑炎病史。③询问患者是否进行过治疗，过去和目前的用药情况。④了解患者有无抗凝治疗史等。

（2）询问患者起病的情况：①了解起病的形式。询问患者起病时间，了解是否在剧烈活动或情绪大悲大喜时急性起病，SAH 起病很急，常在剧烈活动或情绪激动时突然发病。②了解有无明显诱因和前驱症状。询问患者起病前数日内是否有头痛等不适症状，部分患者在发病前数日或数周有头痛、恶心、呕吐等"警告性渗漏"的前驱症状。③询问患者有无伴随症状。多见的有短暂意识障碍、项背部或下肢疼痛、畏光等伴随症状。

2. 身体状况

（1）观察意识、瞳孔及生命体征的情况，询问患者病情，了解患者有无意识障碍。少数患者意识始终清醒，瞳孔大小及对光反射正常；半数以上患者有不同程度的意识障碍，轻者出现意识模糊，重者昏迷逐渐加深。监测患者血压、脉搏状况，了解患者血压、脉搏有无改变。起病初期患者常可出现血压上升、脉搏加快、有时节律不齐，但呼吸和体温均可正常；由于出血和脑动脉痉挛对下丘脑造成的影响，24 小时以后患者可出现发热、脉搏不规则、血压波动、多汗等症状。

（2）评估有无神经功能受损：①活动患者头颈部，了解脑膜刺激征是否阳性，大多数患者在发病后数小时内即可出现脑膜刺激征，以颈强直最具特征性，克尼格（Kernig）征及布鲁津斯基（Brudzinski）征均呈阳性。②了解患者有无瘫痪、失语及感觉障碍，这与出血引起脑水肿、血肿压迫脑组织，或出血后迟发性脑血管痉挛导致脑缺血、脑梗死等有关；大脑中动脉瘤破裂可出现偏瘫、偏身感觉障碍及抽搐；椎—基底动脉瘤可引起面瘫等脑神经瘫痪。③观察患者瞳孔，了解有无眼征；后交通动脉瘤可压迫动眼神经而致上睑下垂、瞳孔散大、复视等麻痹症状，有时眼内出血亦可引起严重视力减退。④观察患者有无精神症状，少数患者急性期可出现精神症状，如烦躁不安、谵妄、幻觉等，且 60 岁以上的老年患者精神症状常较明显，大脑前动脉瘤可引起精神症状。⑤有无癫痫发作，脑血管畸形患者常有癫痫发作。

3. 心理—社会状况

评估患者的心理状态，主动与患者进行交谈，了解患者有无恐惧、紧张、焦虑及悲观绝望的心理。患者常因起病急骤，对病情和预后的不了解以及害怕进行 DSA 检查和开颅手术，易出现上述不良心理反应。

八、护理问题

1. 疼痛

头痛与脑水肿、颅内高压、血液刺激脑膜或继发性脑血管痉挛有关。

2. 恐惧

与起病急骤，对病情和预后的不了解以及剧烈头痛、担心再出血有关。

3. 自理缺陷

与长期卧床（医源性限制）有关。

4. 潜在并发症

再出血、脑疝。

九、护理措施

1. 一般护理

头部稍抬高（15°~30°），以减轻脑水肿；尽量少搬动患者，避免振动其头部；即使患者意识清楚，无肢体活动障碍，也必须绝对卧床休息 4~6 周，在此期间，禁止患者洗头、如厕、淋浴等一切下床活动；避免用力排便、咳嗽、喷嚏，情绪激动，过度劳累等诱发再出血的因素。

2. 安全护理

对有精神症状的患者，应注意保持周围环境的安全，对烦躁不安等不合作的患者，床应加护栏，防止跌床，必要时遵医嘱予以镇静药。有记忆力、定向力障碍的老年患者，外出时应有人陪护，注意防止患者走失或其他意外发生。

3. 饮食护理

给予清淡易消化、含丰富维生素和蛋白质的饮食，多食蔬菜水果。避免辛辣等刺激性强的食物，戒酒。

4. 头痛护理

注意保持病室安静舒适，避免声、光刺激，减少探视，指导患者采用放松术减轻疼痛，如缓慢深呼吸，听轻音乐，全身肌肉放松等。必要时可遵医嘱给予镇痛药。

5. 运动和感觉障碍的护理

应注意保持良好的肢体功能位，防止足下垂、爪形手、髋外翻等后遗症，恢复期指导患者积极进行肢体功能锻炼，用温水擦洗患肢，改善血液循环，促进肢体知觉的恢复。

6. 心理护理

关心患者，耐心告知病情、特别是绝对卧床与预后的关系，详细介绍 DSA 检查的目的、程序与注意事项，鼓励患者消除不安、焦虑、恐惧等不良情绪，保持情绪稳定，安静休养。

7. 用药护理

告知药物的作用与用法，注意观察药物的疗效与不良反应，发现异常情况，及时报告医师处理。

（1）使用 20% 甘露醇脱水治疗时，应快速静脉滴入，并确保针头在血管内。

（2）尼莫同静脉滴注时常刺激血管引起皮肤发红和剧烈疼痛，应通过三通阀与 5% 葡萄糖注射液或生理盐水溶液同时缓慢滴注，每小时 5 ~ 10 mL，并密切观察血压变化，如果出现不良反应或收缩压 <90 mmHg，应报告医师适当减量、减速或停药处理；如果无三通阀联合输液，一般将 50 mL 尼莫同针剂加入 5% 葡萄糖注射液 500 mL 中静脉滴注，速度为 15 ~ 20 滴/分，6 ~ 8 小时输完。

（3）使用 6-氨基己酸止血时，应特别注意有无双下肢肿胀疼痛等临床表现，谨防深静脉血栓形成，有肾功能障碍者应慎用。

十、健康教育

1. 预防再出血

告知患者情绪稳定对疾病恢复和减少复发的意义，使患者了解，并能遵医嘱绝对卧床并积极配合治疗和护理。指导家属关心、体贴患者，在精神和物质上对患者给予支持，减轻患者的焦虑、恐惧等不良心理反应。告知患者和家属再出血的表现，发现异常，及时就诊。女性患者在 1 ~ 2 年内应避免妊娠和分娩。

2. 疾病知识指导

向患者和家属介绍疾病的病因、诱因、临床表现、应进行的相关检查、病程和预后、防治原则和自我护理的方法。SAH 患者一般在首次出血后 3 天内或 3 ~ 4 周后进行 DSA 检查，以避开脑血管痉挛和再出血的高峰期。应告知 DSA 的相关知识，使患者和家属了解 DSA 检查的重要性，积极配合。

（率启博）

第五章

内分泌科疾病护理

第一节　甲状腺功能亢进症

一、概述

甲状腺功能亢进症（简称甲亢）可分为格雷夫斯（Graves）病、继发性和高功能腺瘤三大类。Graves 甲亢最常见，指甲状腺肿大的同时，出现功能亢进症状；腺体肿大为弥漫性，两侧对称，常伴有突眼，故又称"突眼性甲状腺肿"。继发性甲亢较少见，由于垂体促甲状腺激素（TSH）分泌瘤分泌过多 TSH 所致。高功能腺瘤少见，多见于老人，病史有 10 多年，腺瘤直径多数大于 4~5 cm，腺体内有单个的自主性高功能结节，结节周围的甲状腺呈萎缩改变，患者无突眼。

甲亢主要累及女性，男女之比为 1 : 4，一般患者较年轻，年龄多在 20~40 岁。

二、病因与发病机制

病因迄今尚未完全明了，可能与下列因素有关。

（一）自身免疫性疾病

近来研究发现，Graves 甲亢患者血中 TSH 浓度不高甚至低于正常，应用促甲状腺释放激素（TRH）也不能刺激这类患者的血中 TSH 浓度升高，故目前认为 Graves 甲亢是一种自身免疫性疾病。患者血中有刺激甲状腺的自身抗体，即甲状腺刺激免疫球蛋白，这种物质属于 G 类免疫球蛋白，来自患者的淋巴细胞，与甲状腺滤泡的 TSH 受体结合，从而加强甲状腺细胞功能，分泌大量 T_3 和 T_4。

（二）遗传因素

可见同一家族中多人患病，甚至连续几代患病，单卵双生胎患病率高达 50%，本病患者家族成员患病率明显高于普通人群。目前发现与主要组织相容性复合物（MHC）相关。

（三）精神因素

可能是本病的诱发因素，许多患者在发病前有精神刺激史，推测可能是在应激刺激情况下，T 细胞的监测功能障碍，使有免疫功能遗传缺陷者发病。

三、病理

甲状腺多呈不同程度弥漫性、对称性肿大，或伴峡部肿大。质脆软，包膜表面光滑、透亮，也可不平或呈分叶状。甲状腺内血管增生、充血，腺泡细胞增生肥大，滤泡间组织中淋巴样组织呈现不同程度的增生，从弥漫性淋巴细胞浸润至形成淋巴滤泡，或出现淋巴组织生发中心扩大。有突眼者，球后组织中常有脂肪浸润，眼肌水肿增大，纤维组织增多，黏多糖沉积与透明质酸增多，淋巴细胞及浆细胞浸润。眼外肌纤维增粗，纹理模糊，球后脂肪增多，肌纤维透明变性、断裂及破坏，肌细胞内黏多糖也有增多。骨骼肌、心肌也有类似眼肌的改变。病变皮肤可有黏蛋白样透明质酸沉积，伴多数带有颗粒的肥大细胞、吞噬细胞和含有内质网的成纤维细胞浸润。

四、护理评估

（一）健康史

询问患者的年龄、性别；询问患者是否曾患结节性甲状腺肿大；了解患者家族中是否曾有甲亢患者；询问患者近期是否有精神刺激或感染史。

（二）身体评估

1. 高代谢综合征

甲状腺激素分泌增多导致交感神经兴奋性增高和代谢加速。患者怕热、多汗、体重下降、疲乏无力、皮肤温暖湿润，可有低热，体温常在 38 ℃左右，糖类、蛋白质及脂肪代谢异常，出现消瘦软弱。

2. 神经系统

患者表现为神经过敏、烦躁多虑、多言多动、失眠、多梦、思想不集中、记忆力减退、偶有幻觉，甚至表现为焦虑症。少数患者出现寡言抑郁、神情淡漠（尤其是老年人），舌平伸及手举表现细震颤、腱反射活跃、反射时间缩短。

3. 心血管系统

患者的主要症状有心悸、气促，窦性心动过速，心率高达 100～120 次/分，休息与睡眠时心率仍快。血压收缩压增高，舒张压降低，脉压增大。严重者发生甲亢性心脏病，表现为心律失常，出现期前收缩、阵发性心房颤动或心房扑动、房室传导阻滞等。第一心音增强，心尖区心音亢进，可闻及收缩期杂音；长期患病的患者可出现心肌肥厚或心脏扩大、心力衰竭等。

4. 消化系统

患者出现食欲亢进，食量增加，但体重明显下降。少数患者（老人多见）表现为厌食，消瘦明显，病程长者表现为恶病质。由于肠蠕动增加，患者大便次数增多或顽固性腹泻，粪便不成形，含较多不消化的食物。由于伴有营养不良、心力衰竭等原因，肝脏受损，患者可出现肝大和肝功能受损，重者出现黄疸。

5. 运动系统

肌肉萎缩导致软弱无力，行动困难。严重时称为甲亢性肌病，表现为浸润性突眼伴眼肌麻痹、急性甲亢性肌病或急性延髓麻痹、慢性甲亢性肌病、甲亢性周期性四肢麻痹、甲亢伴重症肌无力和骨质疏松。

6. 生殖系统

女性可出现月经紊乱，表现为月经量少、周期延长，久病可出现闭经、不孕，经抗甲状腺药物治疗后，月经紊乱可以恢复。男性性功能减退，常出现阳痿，偶可发生乳房发育、不育。

7. 内分泌系统

可以影响许多内分泌腺体，其中性腺功能异常，表现为性功能和性激素异常。本病早期肾上腺皮质可增生肥大，功能偏高，久病及病情加重时，功能相对减退，甚至功能不全。患者表现为色素轻度沉着和血促肾上腺皮质激素（ACTH）及皮质醇异常。

8. 造血系统

因消耗增多，营养不良，维生素 B_{12} 缺乏和铁利用障碍，部分患者伴有贫血。部分患者有白细胞和血小板减少，淋巴细胞及单核细胞相对增加，其可能与自身免疫破坏有关。

9. 甲状腺肿大

甲状腺常呈弥漫性肿大（表5-1），增大 2～10 倍不等，质较柔软、光滑，随吞咽上下移动。少数为单个或多发的结节性肿大，质地为中等硬度或坚硬不平。由于甲状腺的血管扩张，血流量和流速增加，可在腺体上下极外侧触及震颤和闻及血管杂音。

表 5-1　甲状腺肿大临床分度

分度	体征
一度	甲状腺触诊可发现肿大，但视诊不明显
二度	视诊即可发现肿大
三度	甲状腺明显肿大，其外缘超过胸锁乳突肌外缘

10. 突眼

多为双侧性，可分为非浸润性和浸润性突眼两种。

（1）非浸润性突眼（良性突眼）：主要由于交感神经兴奋性增高，使眼外肌群和上睑肌兴奋性增高，球后眶内软组织改变不大，病情控制后，突眼常可自行恢复，预后良好。患者出现眼球突出，可不对称，突眼度一般小于 18 mm，表现为下列眼征：①凝视征（Darymple征），因上眼睑退缩，引起睑裂增宽，呈凝视或惊恐状。②瞬目减少征（Stellwag 征），瞬目减少。③上睑挛缩征（Von Graefe 征），上睑挛缩，双眼下视时，上睑不能随眼球同时下降，使角膜上方巩膜外露。④辐辏无能征（Mobius 征），双眼球内聚力减弱，视近物时，集合运动减弱。⑤向上看时，前额皮肤不能皱起（Joffroy 征）。

（2）浸润性突眼（恶性突眼）：目前认为其发生与自身免疫有关，在患者的血清中已发现眶内成纤维细胞结合抗体水平升高。患者除眼外肌张力增高外，球后脂肪和结缔组织出现水肿、淋巴细胞浸润，眼外肌显著增粗。突眼度一般在 19 mm 以上，双侧多不对称。除上述眼征外，患者常有眼内异物感、畏光、流泪、视力减退，因眼肌麻痹而出现复视、斜视、眼球活动度受限。严重突眼者，可出现眼睑闭合困难，球结膜及角膜外露引起充血、水肿，易继发感染形成角膜溃疡或全角膜炎而失明。

（三）辅助检查

1. 基础代谢率测定

基础代谢率是指人体在清醒、空腹、无精神紧张和外界环境刺激的影响下的能量消耗。了解基础代谢率的高低有助于了解甲状腺的功能状态。基础代谢率的正常值为 ±10%，增高至 +20% ~ +30% 为轻度升高，+30% ~ +60% 为中度升高，+60% 以上为重度甲亢。检验公式可用脉率和脉压进行估计：基础代谢率 =（脉率 + 脉压）- 111。

做此检查前数日应指导患者停服影响甲状腺功能的药物，如甲状腺制剂、抗甲状腺药物和镇静剂等。测定前一日晚餐应较平时少进食，夜间充分睡眠（不要服安眠药）。护士应向患者讲解测定的过程，消除顾虑。检查日清晨嘱患者进食，可少量饮水，不活动，不多讲话，测定前排空大小便，用轮椅将患者送至检查室，患者卧床 0.5 ~ 1 小时后再进行测定。由于基础代谢率测定方法烦琐，受影响因素较多，临床已较少应用。

2. 血清甲状腺激素测定

血清游离甲状腺素（FT_4）与游离三碘甲腺原氨酸（FT_3）是循环血中甲状腺激素的活性部分，直接反映甲状腺功能状态，其敏感性和特异性高，正常值为 FT_4 9 ~ 25 pmol/L，FT_3 3 ~ 9 pmol/L。血清中总甲状腺素（TT_4）是判断甲状腺功能最基本的筛选指标，与血清总三碘甲腺原氨酸（TT_3）均能反映甲状腺功能状态，正常值为 TT_4 65 ~ 156 nmol/L，TT_3 1.7 ~ 2.3 nmol/L。甲亢时血清甲状腺激素升高比较明显，测定血清甲状腺激素对甲状腺功能的诊断具有较高的敏感性和特异性。

3. TSH 免疫放射测定分析

血清 TSH 浓度的变化是反映甲状腺功能最敏感的指标。TSH 正常值为 0.3 ~ 4.8 mIU/L，甲亢患者因 TSH 受抑制而减少，其血清高敏感 TSH 值往往 <0.1 mIU/L。

4. 甲状腺摄^{131}I 率测定

给受试者一定量的^{131}I，再探测甲状腺摄取^{131}I 的程度，可以判断甲状腺的功能状态。正常人甲状腺摄取^{131}I 的高峰在 24 小时后，3 小时为 5% ~ 25%，24 小时为 20% ~ 45%。24 小时内甲状腺摄^{131}I 率超过人体总量的 50%，表示有甲亢。如果患者近期内食用含碘较多的食物，如海带、紫菜、鱼虾，或某些药物（如抗甲状腺药物、溴剂、甲状腺素片、复方碘溶液等），需停服 2 个月才能做此试验，以免影响检查的效果。

5. 促甲状腺激素受体抗体（TRAb）

甲亢患者血中 TRAb 抗体阳性检出率可达 80% ~ 95%，可作为疾病早期诊断、病情活动判断、是否复发及能否停药的重要指标。

6. 促甲状腺激素受体刺激性抗体（TSAb）

TSAb 是诊断 Graves 病的重要指标之一。与 TRAb 相比，TSAb 反映了这种抗体不仅与 TSH 受体结合，而且这种抗体产生了对甲状腺细胞的刺激功能。

（四）心理—社会状况

患者的情绪因内分泌紊乱而受到不良的影响，心情可有周期性的变化，从轻微的欣快状态到活动过盛，甚至到谵妄的地步。过度的活动导致极度的疲倦和抑郁，接着又是极度的活动，如此循环往复。因患者纷乱的情绪状态，使其人际关系恶化，于是更加重了患者的情绪障碍。患者外形的改变，如突眼、颈部粗大，可造成患者自我形象紊乱。

五、常见的护理诊断/问题

1. 营养失调

与基础代谢率升高有关。

2. 活动无耐力

与基础代谢过高而致机体疲乏、负氮平衡、肌肉萎缩有关。

3. 腹泻

与肠蠕动增加有关。

4. 有受伤的危险

与突眼造成的眼睑不能闭合、有潜在的角膜溃烂、角膜感染而致失明的可能有关。

5. 体温过高

与基础代谢率升高、甲状腺危象有关。

6. 睡眠形态紊乱

与基础代谢率升高有关。

7. 有体液不足的危险

与腹泻及大量出汗有关。

8. 自我形象紊乱

与甲状腺肿大及突眼有关。

9. 知识缺乏

与患者缺乏甲亢治疗、突眼护理及并发症预防的知识有关。

10. 潜在并发症

甲亢性肌病，心排出量减少，甲状腺危象，手术中并发症包括出血，喉上、喉返神经损伤，手足抽搐等。

六、护理措施

患者能够得到所需热量，营养需求得到满足，体重维持在标准体重的 90% ~ 110%；眼结膜无溃烂、感染的发生；能够进行正常的活动，保证足够的睡眠；体温 37 ℃；无腹泻，出入量平衡，无脱水征象；能够复述出甲亢治疗、突眼护理及并发症预防的知识；正确对待自我形象，社交能力改善，与他人正常交往；护士能够及时发现并发症，通知医师及时处理。

（一）病情观察

护士每天监测患者的体温、脉搏、心率（律）、呼吸改变、出汗、皮肤状况、排便次数、有无腹泻、脱水症状、体重变化、突眼症状改变、甲状腺肿大情况及有无精神、神经、肌肉症状，如有无失眠、情绪不安、神经质、指震颤、肌无力、肌力消失等。准确记录每天饮水量、食欲与进食量、尿量及液体量出入平衡情况。

（二）提供安静轻松的环境

因患者常有乏力、易疲劳等症状，故需要充分休息，避免疲劳，且休息可使机体代谢率降低。重症甲亢及甲亢并发心功能不全、心律失常、低钾血症等必须卧床休息。因而提供一个能够使患者身心均获得休息的环境，帮助患者放松和休息，对于患者疾病的恢复非常重要。病室要保持安静，室温稍低、色调和谐，避免患者精神刺激或过度兴奋，使患者得到充分休息和睡眠。必要时可给患者提供单间，以防止患者间的相互打扰。患者的被子不宜太厚，衣服应轻便宽松，定期沐浴，勤更换内衣。为患者提供一些活动，分散患者的注意力，如拼图、听轻松舒缓的音乐、看电视等。

（三）饮食护理

为满足机体代谢亢进的需要，应为患者提供高热量、高蛋白、高维生素的均衡饮食。因患者代谢率高，常常会感到很饿，大约每天需 6 餐才能满足患者的需要，护士应鼓励患者吃高蛋白质、高热量、高维生素的食物，如瘦肉、鸡蛋、牛奶、水果等。不要让患者吃增加肠蠕动和易导致腹泻的食物，如味重刺激性食物、粗纤维多的食物。每天测体重，当患者体重降低 2 kg 以上时需通知医师。在患者持续出现营养不良时，要补充维生素，尤其是 B 族维生素。由于患者出汗较多，应给饮料以补充出汗等所丢失的水分，忌饮浓茶、咖啡等对中枢神经有兴奋作用的饮料。

（四）心理护理

甲亢是与精神、神经因素有关的内分泌系统心身疾病，对躯体治疗的同时应进行心理、精神治疗。

甲亢患者常有神经过敏、多虑、易激动、失眠、思想不集中、烦躁易怒，严重时可抑郁或躁狂等，任何不良的外界刺激均可使症状加重，故医护人员应耐心、温和、体贴，建立良好的护患关系，解除患者焦虑和紧张心理，增强治愈疾病的信心。指导患者自我调节，采取自我催眠、放松训练、自我暗示等方法来恢复已丧失的平衡心身调节能力，必要时辅以镇静、安眠药。同时医护人员给予精神疏导、心理支持等综合措施。向患者介绍甲亢的治疗方法以减少因知识缺乏所造成的不安，常用治疗方法有抗甲状腺药物治疗、放射性碘治疗和手术治疗三种方法。同时护士应向患者家属、亲友说明患者任何怪异的、难懂的行为都是暂时性的，可随着治疗而获得稳定的改善。在照顾患者时，应保持一种安静和理解的态度，接受患者的烦躁不安及情绪的暴发，将之视为疾病的自然表现，通过家庭的支持促进甲亢患者的早日康复。

（五）突眼的护理

对严重突眼者应加强心理护理，多关心体贴，帮助其树立治疗的信心，避免烦躁焦虑。

加强眼部护理，对于眼睑不能闭合者必须注意保护角膜和结膜，经常点眼药，防止干燥、外伤及感染，外出戴墨镜或使用眼罩以避免强光、风沙及灰尘的刺激。睡眠时头部抬高，以减轻眼部肿胀。当患者不易或根本无法闭上眼睛时，应涂抗生素眼膏，并覆盖纱布或眼罩，预防结膜炎和角膜炎。结膜发生充血水肿时，用 0.5% 醋酸可的松滴眼，并加用冷敷。眼睑闭合严重障碍者可行眼睑缝合术。

配合全身治疗，给予低盐饮食，限制进水量，可减轻球后水肿。

突眼异常严重者，应配合医师做好手术前准备，做眶内减压术，球后注射透明质酸酶，以溶解眶内组织的黏多糖类，减轻眶内压力。

（六）用药护理

药物治疗较方便和安全，为甲亢的基础治疗方法，常用抗甲状腺药物分为硫脲类和咪唑类。硫脲类包括丙硫氧嘧啶和甲硫氧嘧啶，咪唑类包括甲巯咪唑和卡比马唑等。主要作用是阻碍甲状腺激素的合成，但对已合成的甲状腺激素不起作用，故须待体内储存的过多甲状腺激素消耗到一定程度才能显效。近年来发现此类药物可轻度抑制免疫球蛋白生成，使甲状腺中淋巴细胞减少，血循环中的 TRAb 抗体下降。此类药物适用于病情较轻、甲状腺肿大不明显、甲状腺无结节的患者。用药剂量区别对待，护士应告诉患者整个药物治疗需要较长时间，一般需要 1.5 ~ 2 年，分为初治期、减量期及维持期。按病情轻重决定药物剂量，疗程中除非有较严重的反应，一般不宜中断，并定期随访疗效。

该类药物存在一些不良反应，如粒细胞减少和粒细胞缺乏，变态反应如皮疹、发热、肝脏损害，部分患者出现转氨酶升高，甚至出现黄疸。护士应督促患者按时按量服药，告诉患者用药期间监测血常规及肝功能变化，密切观察有无发热、咽痛、乏力、黄疸等症状，发现异常及时告知医师；告诉患者进餐后服药，以减少胃肠反应。

（七）放射性碘治疗患者的护理

口服放射性^{131}I 后，碘浓集在甲状腺中。^{131}I 产生的 β 射线可以损伤甲状腺，使腺泡上皮细胞破坏而减少甲状腺激素的分泌，但很少损伤其他组织，起到药物性切除作用。同时，也可使甲状腺内淋巴细胞产生抗体减少，从而起到治疗甲亢的作用。

放射性碘的适应证：①成人 Graves 甲亢伴甲状腺肿大二度以上。②对药物治疗有严重反应，长期治疗失效或停药后复发者。③甲状腺次全切除后复发者。④甲状腺毒症心脏病或甲亢伴其他病因的心脏病。⑤甲亢并发白细胞和（或）血小板减少或全血细胞减少。⑥老年甲亢。⑦甲亢并发糖尿病。⑧毒性多结节性甲状腺肿。⑨自主功能性甲状腺结节并发甲亢。相对适应证：①青少年和儿童甲亢，使用抗甲状腺药物治疗失败，拒绝手术或有手术禁忌证。②甲亢并发肝、肾功能损害。③Graves 眼病，对轻度和稳定期的中、重度病例可单用^{131}I 治疗，对病情处于进展期患者，可在^{131}I 治疗前后加用泼尼松。

禁忌证：①妊娠或哺乳妇女。②有严重肝、肾功能不全。③甲状腺危象。④重症浸润性突眼。⑤以往使用大量碘使甲状腺不能摄碘者。

凡采用放射性碘治疗者，治疗前和治疗后一个月内避免使用碘剂及其他含碘食物及药物。^{131}I 治疗本病的疗效较满意，缓解率达 90% 以上。一般一次空腹口服，于服^{131}I 后 2 ~ 4 周症状减轻，甲状腺缩小，体重增加，于 3 ~ 4 个月后大多数患者的甲状腺功能恢复正常。

^{131}I 治疗甲亢后的主要并发症是甲状腺功能减退。国内报告早期甲减发生率为 10%，晚期达 59.8%。^{131}I 治疗的近期反应较轻微，由于放射性甲状腺炎，可在治疗后第 1 周有甲亢症状的轻微加重，护士应严密观察病情变化，注意预防感染和避免精神刺激。

（八）手术治疗患者的护理

甲状腺切除是一种有效的治疗方法，其优点是疗效较药物治疗迅速，不易复发，并发甲状腺功能减退的机会较放射性碘治疗低，其缺点是有一定的手术并发症。

1. 术前护理

（1）术前评估：对于接受甲状腺手术治疗的患者，护士要在术前对患者进行仔细评估，包括甲状腺功能是否处于正常状态，甲状腺激素的各项检查是否处于正常范围内，营养状况是否正常。心脏问题是否得到控制，脉搏是否正常，心电图有无心律不齐，患者是否安静、放松，患者是否具有与手术有关的知识如手术方式、适应证、禁忌证、手术前的准备和手术后的护理及有哪些生理、心理等方面的需求。

（2）心理护理：甲亢患者性情急躁、容易激动，极易受环境因素的影响，对手术顾虑较重，存在紧张情绪，术前应多与患者交谈，给予必要的安慰，解释手术的有关问题。必要时可安排甲亢术后恢复良好的患者现身说法，以消除患者的顾虑。避免各种不良刺激，保持室内安静和舒适。对精神过度紧张或失眠者给予口服镇静剂或安眠药，使患者消除恐惧，配合治疗。

（3）用药护理：术前给药降低基础代谢率，减轻甲状腺肿大及充血是术前准备的重要环节，主要方法有：①通常先用硫氧嘧啶类药物，待甲亢症状基本控制后减量继续服药，加服 1～2 周的碘剂，再进行手术；大剂量碘剂可使腺体减轻充血，缩小变硬，有利于手术；常用的碘剂是复方碘化钾溶液，每日 3 次，每次 10 滴，2～3 周可以进行手术；由于碘剂可刺激口腔和胃黏膜，引发恶心、呕吐、食欲不振等不良反应，因此护士可指导患者于饭后用冷开水稀释后服用，或在用餐时将碘剂滴在馒头或饼干上一同服用；值得注意的是大剂量碘剂只能抑制甲状腺素的释放，而不能抑制其合成，因此一旦停药后，贮存于甲状腺滤泡内的甲状腺球蛋白分解，大量甲状腺素释放到血液，使甲亢症状加重；因此，碘剂不能单独治疗甲亢，仅用于手术前准备。②开始即用碘剂，2～3 周后甲亢症状得到基本控制（患者情绪稳定，睡眠好转，体重增加，脉率稳定在每分钟 90 次以下），便可进行手术；少数患者服用碘剂 2 周后，症状减轻不明显者，可在继续服用碘剂的同时，加用硫氧嘧啶类药物，直至症状基本控制后，再停用硫氧嘧啶类药物，但仍需继续单独服用碘剂 1～2 周，再进行手术。③对用上述药物准备不能耐受或不起作用的病例，主张单用普萘洛尔或与碘剂合用做术前准备，普萘洛尔剂量为每 6 小时给药 1 次，每次 20～60 mg，一般在 4～7 天后脉率即降至正常水平，可以施行手术；要注意的是普萘洛尔在体内的有效半衰期不到 8 小时，所以最末一次口服普萘洛尔要在术前 1～2 小时，术后继续口服 4～7 天。此外，术前不宜使用阿托品，以免引起心动过速。

（4）床单位准备：患者离开病房后，护士应做好床单位的准备，床旁备气管切开包、无菌手套、吸引器、照明灯、氧气和抢救物品。

（5）体位练习：术前要指导患者练习手术时的头、颈过伸体位和术后用于帮助头部转动的方法，以防止瘢痕挛缩，可指导患者点头、仰头，尽量伸展颈部，及向左、向右转动头部。

2. 术后护理

（1）术后评估：患者返回病室后，护士应仔细评估患者的生命体征，伤口敷料，观察患者有无出血、喉返神经及甲状旁腺损伤等并发症，观察有无呼吸困难、窒息、手足抽搐等症状。

（2）体位：术后患者清醒和生命体征平稳后，取半卧位，有利于渗出液的引流和保持呼吸道通畅。

（3）饮食护理：术后 1～2 天，进流质饮食，随病情的恢复逐渐过渡到正常饮食，但不可过热，以免引起颈部血管扩张，加重创口渗血。患者如有呛咳，可给静脉补液或进半固体食物，协助患者坐起进食。

（4）指导颈部活动：术前护士已经教会患者颈部活动的方法，术后护士应提醒并协助患者做点头、仰头，及向左、向右转动头部，尽量伸展颈部。

（5）并发症的观察与护理

1）术后呼吸困难和窒息：是术后最危急的并发症，多发生在术后48小时内。常见原因为：①切口内出血压迫气管，主要是手术时止血不彻底、不完善，或因术后咳嗽、呕吐、过频活动或谈话导致血管结扎滑脱所引起。②喉头水肿，手术创伤或气管插管引起。③气管塌陷，气管壁长期受肿大的甲状腺压迫，发生软化，切除大部分甲状腺体后，软化的气管壁失去支撑所引起。④痰液阻塞。⑤双侧喉返神经损伤，患者发生此并发症时，务必及时采取抢救措施。

患者临床表现为进行性呼吸困难、烦躁、发绀，甚至发生窒息。如因切口内出血所引起者，还可出现颈部肿胀，切口渗出鲜血等。护士在巡回时应严密观察呼吸、脉搏、血压及伤口渗血情况，有时血液自创侧面流出至颈后，易被忽视，护士应仔细检查。如发现患者有颈部紧压感、呼吸费力、气急烦躁、心率加速、发绀等应及时处理，包括立即检查伤口，必要时剪开缝线，敞开伤口，迅速排除出血或血肿压迫。如血肿清除后，患者呼吸仍无改善，应果断施行气管切开，同时吸氧。术后痰多而不易咳出者，应帮助和鼓励患者咳痰，进行雾化吸入以保持呼吸道通畅。护士应告诉患者术后48小时内避免过于频繁的活动、谈话，若患者有咳嗽、呕吐等症状时，应告知医务人员采取对症措施，并在咳嗽、呕吐时保护好伤口。

2）喉返神经损伤：患者清醒后，应诱导患者说话，以了解有无喉返神经损伤。暂时性损伤可由术中钳夹、牵拉或血肿压迫神经引起，永久性损伤多因切断、结扎神经引起。喉返神经损伤的患者术后可出现不同程度的声嘶或失音，喉镜检查可见患侧声带外展麻痹。对已有喉返神经损伤的患者，护士应认真做好安慰解释工作，告诉患者暂时性损伤经针刺、理疗可于3~6个月内逐渐恢复；一侧的永久性损伤也可由对侧代偿，6个月内发音好转。双侧喉返神经损伤会导致两侧声带麻痹，引起失音或严重呼吸困难，需做气管切开，护士应做好气管切开的护理。

3）喉上神经损伤：手术时损伤喉上神经外支会使环甲肌瘫痪，引起声带松弛，音调降低。如损伤其内支，则喉部黏膜感觉丧失，表现为进食时，特别是饮水时发生呛咳，误咽。护士应注意观察患者进食情况，如进水及流质时发生呛咳，要协助患者坐起进食或进半流质饮食，并向患者解释该症状一般在治疗后自行恢复。

4）手足抽搐：手术时甲状旁腺被误切、挫伤或其血液供应受累，均可引起甲状旁腺功能低下，出现低血钙，从而使神经肌肉的应激性显著增高。症状多发生于术后1~3天，轻者只有面部、口唇周围和手、足针刺感和麻木感或强直感，2~3周后由于未损伤的甲状旁腺代偿增生而使症状消失，重症可出现面肌和手足阵发性痛性痉挛，甚至可发生喉及膈肌痉挛，引起窒息死亡。

护士应指导患者合理饮食，限制含磷较高的食物，如牛奶、瘦肉、蛋黄、鱼类等。症状轻者可口服碳酸钙1~2 g，每天3次；症状较重或长期不能恢复者，可加服维生素D_3，每天5万~10万IU，以促进钙在肠道内的吸收。最有效的治疗是口服二氢速固醇油剂，有迅速提高血中钙含量的特殊作用，从而降低神经肌肉的应激性。抽搐发作时，立即用压舌板或匙柄垫于上下磨牙间，以防咬伤舌头，并静脉注射10%葡萄糖酸钙溶液或氯化钙溶液10~20 mL，并注意保证患者安全，避免受伤。

5）甲状腺危象：是由于甲亢长期控制不佳，涉及心脏、感染、营养障碍、危及患者生命的严重并发症，而手术、感染、电解质紊乱等的应激会诱发危象。危象先兆症状表现为甲亢症状加重，患者严重乏力、烦躁、发热（体温 39 ℃以下）、多汗、心悸、心率每分钟在 120~160 次，伴有食欲不振、恶心、腹泻等。甲状腺危象临床表现为高热（体温 39 ℃以上）、脉快而弱、大汗、呕吐、腹泻、谵妄，甚至昏迷，心率每分钟常在 160 次以上。如处理不及时或不当，患者常很快死亡。因此护士应严密观察病情变化，一旦发现上述症状，应立即通知医师，积极采取措施。

甲状腺危象处理包括以下几方面：①吸氧，以减轻组织的缺氧。②降温，使用物理降温、退热药物、冬眠药物等综合措施，使患者的体温保持在 37 ℃左右。③静脉输入大量葡萄糖溶液。④碘剂，口服复方碘化钾溶液 3~5 mL，紧急时用 10% 碘化钠 5~10 mL 加入 10% 葡萄糖溶液 500 mL 中做静脉滴注，以降低循环血液中甲状腺素水平，或抑制外周 T_4 转化为 T_3。⑤氢化可的松，每日 200~400 mg，分次做静脉滴注，以拮抗应激。⑥利血平 1~2 mg 肌内注射，或普萘洛尔 5 mg，加入葡萄糖溶液 100 mL 中做静脉滴注，以降低周围组织对儿茶酚胺的反应。⑦镇静剂，常用苯巴比妥 100 mg，或冬眠合剂 II 号半量肌内注射，6~8 小时 1 次。⑧有心力衰竭者，加用洋地黄制剂。护士应密切观察用药后的病情变化，病情一般于 36~72 小时逐渐好转。

（白东波）

第二节　甲状腺功能减退症

甲状腺功能减退症（简称甲减）是由各种原因导致的低甲状腺激素血症或甲状腺激素抵抗而引起的全身性低代谢综合征。按起病年龄分为三型，起病于胎儿或新生儿，称为呆小病；起病于儿童者，称为幼年性甲减；起病于成年，称为成年性甲减。前两者常伴有智力障碍。

一、病因

1. 原发性甲状腺功能减退

由于甲状腺腺体本身病变引起的甲减，占全部甲减的 95% 以上，且 90% 以上原发性甲减是由自身免疫、甲状腺手术和甲亢 [131]I 治疗所致。

2. 继发性甲状腺功能减退

由下丘脑和垂体病变引起的 TRH 或 TSH 产生和分泌减少所致的甲减；垂体外照射、垂体大腺瘤、颅咽管瘤及产后大出血是其较常见的原因；其中由于下丘脑病变引起的甲减称为三发性甲减。

3. 甲状腺激素抵抗综合征

由于甲状腺激素在外周组织实现生物效应障碍引起的综合征。

二、临床表现

1. 一般表现

易疲劳、怕冷、体重增加、记忆力减退、反应迟钝、嗜睡、精神抑郁、便秘、月经不调、肌肉痉挛等。体检可见表情淡漠，面色苍白，皮肤干燥发凉、粗糙脱屑，颜面、眼睑和手皮肤水肿，声音嘶哑，毛发稀疏、眉毛外 1/3 脱落。由于高胡萝卜素血症，手脚皮肤呈姜黄色。

2. 肌肉与关节

肌肉乏力，暂时性肌强直、痉挛、疼痛，咀嚼肌、胸锁乳突肌、股四头肌和手部肌肉可有进行性肌萎缩。腱反射的弛缓期特征性延长，超过 350 毫秒（正常为 240~320 毫秒），跟腱反射的半弛缓时间明显延长。

3. 心血管系统

心肌黏液性水肿导致心肌收缩力损伤、心动过缓、心排血量下降。心电图显示低电压。由于心肌间质水肿、非特异性心肌纤维肿胀。左心室扩张和心包积液导致心脏增大，有学者称其为甲减性心脏病。冠心病在本病中高发。10% 患者伴发高血压。

4. 血液系统

由于下述 4 种原因发生贫血：①甲状腺激素缺乏引起血红蛋白合成障碍。②肠道吸收铁障碍引起铁缺乏。③肠道吸收叶酸障碍引起叶酸缺乏。④恶性贫血是与自身免疫性甲状腺炎伴发的器官特异性自身免疫病。

5. 消化系统

厌食、腹胀、便秘，严重者出现麻痹性肠梗阻或黏液水肿性巨结肠。

6. 内分泌系统

女性常有月经过多或闭经。长期严重的病例可导致垂体增生、蝶鞍增大。部分患者血清催乳素（PRL）水平增高，发生溢乳。原发性甲减伴特发性肾上腺皮质功能减退和 1 型糖尿病者，属自身免疫性多内分泌腺体综合征的一种。

7. 黏液性水肿昏迷

本病的严重并发症，多在冬季寒冷时发病。诱因为严重的全身性疾病、甲状腺激素替代治疗中断、寒冷、手术、麻醉和使用镇静药等。临床表现为嗜睡、低体温（$T < 35\ ℃$）、呼吸徐缓、心动过缓、血压下降、四肢肌肉松弛、反射减弱或消失，甚至昏迷、休克、肾功能不全危及生命。

三、辅助检查

1. 血常规

多为轻度、中度正细胞正色素性贫血。

2. 生化检查

血清三酰甘油、总胆固醇、低密度脂蛋白增高，高密度脂蛋白降低，同型半胱氨酸增高，血清肌酸激酶、乳酸脱氢酶增高。

3. 甲状腺功能检查

血清 TSH 增高，T_4、FT_4 降低是诊断本病的必备指标。在严重病例血清 T_3 和 FT_3 减低。亚临床甲减仅有血清 TSH 增高，但是血清 T_4 或 FT_4 正常。

4. TRH 刺激试验

主要用于原发性甲减与中枢性甲减的鉴别。静脉注射 TRH 后，血清 TSH 不增高者提示为垂体性甲减；延迟增高者为下丘脑性甲减；血清 TSH 在增高的基值上进一步增高，提示原发性甲减。

5. X 线检查

可见心脏向两侧增大，可伴心包积液和胸腔积液，部分患者有蝶鞍增大。

四、治疗要点

1. 替代治疗

左甲状腺素（L-T₄）治疗，治疗的目标是将血清 TSH 和甲状腺激素水平恢复到正常范围内，需要终身服药。治疗的剂量取决于患者的病情、年龄、体重和个体差异。补充甲状腺激素，重新建立下丘脑—垂体—甲状腺轴的平衡一般需要 4~6 周，治疗初期，每 4~6 周测定激素指标。然后根据检查结果调整 L-T₄ 剂量，直到达到治疗的目标。治疗达标后，需要每 6~12 个月复查 1 次激素指标。

2. 对症治疗

有贫血者补充铁剂、维生素 B₁₂、叶酸等胃酸低者补充稀盐酸，并与甲状腺激素（TH）合用疗效好。

3. 黏液水肿性昏迷的治疗

（1）补充甲状腺激素：首选 TH 静脉注射，直至患者症状改善，至患者清醒后改为口服。

（2）保温、供氧、保持呼吸道通畅，必要时行气管切开、机械通气等。

（3）氢化可的松每天 200~300 mg 持续静脉滴注，患者清醒后逐渐减量。

（4）根据需要补液，但是入水量不宜过多。

（5）控制感染，治疗原发病。

五、护理措施

1. 观察病情

监测生命体征变化，观察精神、意识、语言状态、体重、乏力、动作、皮肤情况，注意胃肠道症状，如大便的次数、性状、量的改变，腹胀、腹痛等麻痹性肠梗阻的表现有无缓解等。

2. 用药护理

甲状腺制剂从小剂量开始，逐渐增加，注意用药的准确性。用药前后分别测脉搏、体重及水肿情况，以便观察药物疗效；用药后若有心悸、心律失常、胸痛、出汗、情绪不安等药物过量的症状时，要立即通知医师处理。

3. 对症护理

对于便秘患者，遵医嘱给予轻泻剂，指导患者每天定时排便，适当增加运动量，以促进排便。注意皮肤防护，及时清洗并用保护霜，防止皮肤干裂。适量运动，注意保护，防止外伤的发生。

4. 黏液性水肿昏迷的护理

（1）保持呼吸道通畅，吸氧，备好气管插管或气管切开设备。

（2）建立静脉通道，遵医嘱给予急救药物，如 L-T₃、氢化可的松静脉滴注。

（3）监测生命体征和动脉血气分析的变化，观察意识，记录出入量。

（4）注意保暖，主要采用升高室温的方法，尽量不给予局部热敷，以防烫伤。

（付　瑶）

第三节　糖尿病

一、概述

糖尿病是一组由遗传和环境因素相互作用而引起的临床综合征。由于胰岛素相对或绝对不足及靶组织细胞对胰岛素敏感性降低而引起糖、蛋白质、脂肪、水和电解质代谢的紊乱。以葡萄糖耐量减低、血糖增高和糖尿为特征，临床表现有多饮、多尿、多食、疲乏及消瘦等，并可并发心血管、肾、视网膜及神经的慢性病变，病情严重或应激时可发生急性代谢紊乱。

（一）胰腺的分泌功能

胰腺横卧于 $L_{1~2}$ 腰椎前方，前面被后腹膜所覆盖，固定于腹后壁，它既是外分泌腺，也是内分泌腺。胰腺的外分泌功能是由腺泡细胞和导管壁细胞来完成的，这些细胞分泌出能消化蛋白质、糖类和脂肪的消化酶；内分泌来源于胰岛，胰岛是大小不一、形态不定的细胞集团，散布在腺泡之间，在胰体、尾部较多。胰岛有多种细胞，其中以 β 细胞较多，产生胰岛素，有助于蛋白质、糖类和脂肪的代谢；α 细胞产生胰高血糖素，通过促进肝糖原分解成葡萄糖来升高血糖。

（二）影响糖代谢的激素

影响糖代谢作用的激素包括胰岛素、胰高血糖素、ACTH、皮质激素、肾上腺素及甲状腺激素。

1. 胰岛素和胰高血糖素

胰岛素和胰高血糖素是控制糖代谢的两种主要激素，均属小分子蛋白质。胰岛素是体内降血糖的唯一激素，并有助于调节脂肪和蛋白质的新陈代谢。

（1）刺激葡萄糖主动运输进入肌肉及脂肪组织细胞内，为能穿过细胞膜，葡萄糖必须与胰岛素结合，而且必须与细胞上的受体连接在一起。有些糖尿病患者虽然能分泌足够的胰岛素，但是受体减少，因此减少了胰岛素送入细胞的量。其他的人则是胰岛素分泌不足，当胰岛素分泌不足时，葡萄糖就留在细胞外，使血糖浓度升高，超过正常值。

（2）调节细胞将糖类转变成能量的速率。

（3）促进葡萄糖转变成肝糖原贮存起来，并抑制肝糖原转变成葡萄糖。

（4）促进脂肪酸转变成脂肪，形成脂肪组织贮存起来，且能抑制脂肪的破坏、脂肪的利用及脂肪转换成酮体。

（5）刺激组织内的蛋白质合成作用，且能抑制蛋白质转变成氨基酸。

总之，正常的胰岛素可主动地促进以上过程，以降低血糖，抑制血糖升高。

胰岛 β 细胞分泌胰岛素的速率是由血中葡萄糖的量来调节的，当血糖升高时，胰岛细胞就分泌胰岛素进入血中，从而使葡萄糖进入细胞内，并将葡萄糖转变成肝糖原；当血糖降低时，胰岛分泌胰岛素的速率降低；当食物消化吸收后，胰岛细胞再分泌胰岛素。

当胰岛素分泌不足时，血糖浓度便高于正常值；当胰岛素过量时，如体外补充胰岛素过量时，血糖过低会发生胰岛素诱发的低血糖反应（胰岛素休克）。

胰高血糖素的作用与胰岛素相反，当血糖降低时，刺激胰高糖素分泌，胰高糖素通过促进肝糖原转化为葡萄糖的方式来升高血糖。糖尿病患者常常同时有胰岛素与胰高血糖素分泌异常的情况，单独影响胰岛 α 细胞的疾病（胰高血糖素的分泌过量或不足）非常罕见。下面通过进餐后血糖的变化，来说明胰岛素与胰高血糖素相反而互补的作用。

如当一个人早上 7：00 用早餐，血糖开始升高，胰岛素约在 7：15 开始分泌，大约在上午 9：30 血糖升到最高值，稍后胰岛素的分泌将减少，到了上午 11：00，因为胰岛素促进葡萄糖进入细胞内，因此机体会利用这些葡萄糖作为两餐间的能量来源。胰岛素与胰高血糖素的合成及释放依赖以下 3 种要素。①健全的胰脏：具有正常功能的 α 细胞及 β 细胞。②含有充分蛋白质饮食：胰岛素和胰高血糖素都是蛋白质物质。③正常的血钾浓度：低血钾会使胰岛素分泌减少，当胰岛素或胰高血糖素分泌不足对，患者可由胃肠以外的途径补充。因为胃肠中的蛋白溶解酶可使它们失去活性，注射胰高血糖素可逆转因注射过量胰岛素导致的低血糖。

2. 其他激素的作用

（1）肾上腺皮质所分泌的糖皮质激素刺激蛋白质转换成葡萄糖，使血糖升高。在身体处于应激情况下，或血糖非常低时，这些激素便可分泌。

（2）肾上腺素在人体处于应激时，可将肝糖原转换成葡萄糖而使血糖升高。

（3）甲状腺素和生长激素也可使血糖升高。

（三）糖尿病分型

目前国际上通用 WHO 糖尿病专家委员会提出的病因学分型标准。此标准将糖尿病分成四大类型，包括 1 型糖尿病（胰岛素依赖型糖尿病）、2 型糖尿病（非胰岛素依赖型糖尿病）、其他特殊类型糖尿病和妊娠糖尿病。

二、病因与发病机制

糖尿病的病因与发病机制目前尚未完全阐明，不同类型的糖尿病其病因也不相同。

（一）1 型糖尿病

1. 遗传易感性

糖尿病病因中遗传因素是可以肯定，1 型糖尿病患者的父母患病率为 11%，三代直系亲属中患病率 6%，这主要是因为基因异常所致人类白细胞抗原（HLA）与自身免疫相关的这些抗原是糖蛋白，分布在全身细胞（红细胞和精子除外）的细胞膜上。研究发现，携带 $HLA-DR_3$ 和（或）$HLA-DR_4$ 的白种人，携带 $HLA-DR_3$、$HLA-DR_9$ 的中国人易患糖尿病。

2. 病毒感染

1 型糖尿病与病毒感染有明显关系。已发现的病毒有柯萨奇 B 病毒、腮腺炎病毒、风疹病毒、巨细胞病毒。病毒感染可直接损伤胰岛组织引起糖尿病，也可能损伤胰岛组织后，诱发自身免疫反应，进一步损伤胰岛组织引起糖尿病。

3. 自身免疫

目前发现 90% 新发生的 1 型糖尿病患者，其循环血中有多种胰岛细胞自身抗体。此外，细胞免疫在发病中也起重要作用。临床观察 1 型糖尿病患者常伴有其他自身免疫病，如

Graves 病、桥本病、重症肌无力等。

总之，HLA-D 基因决定了 1 型糖尿病的遗传易感性，易感个体在环境因素的作用下，通过直接或间接的自身免疫反应，引起胰岛 β 细胞破坏，体内可检测出各种胰岛细胞抗体，胰岛 β 细胞数目开始减少，但仍能维持糖耐量正常。当胰岛 β 细胞持续损伤达一定程度（通常只残存 10% β 细胞），胰岛素分泌不足，糖耐量降低或出现临床糖尿病，需用胰岛素治疗，最后胰岛 β 细胞完全消失，需依赖胰岛素维持生命。

（二）2 型糖尿病

2 型糖尿病与遗传和环境因素的关系更为密切，其遗传方式与 1 型糖尿病患者不同，不存在特殊的 HLA 单型的优势。中国人与 2 型糖尿病关联的基因有 4 个，即胰岛素受体基因载脂蛋白 A_1 和 B 基因、葡萄糖激酶基因。不同的糖尿病患者可能与不同的基因缺陷有关，此为 2 型糖尿病的遗传异质性特点。2 型糖尿病有明显的家族史，其父母糖尿病患病率达 85%，单卵双生子中，两人同患糖尿病的比例达 90% 以上。环境因素中，肥胖是 2 型糖尿病发病的重要诱因，肥胖者因外周靶组织细胞膜胰岛素受体数目减少，亲和力降低，周围组织对胰岛素敏感性降低，即胰岛素抵抗，胰岛 β 细胞长期超负荷，其分泌功能将逐渐下降一旦胰岛 β 细胞分泌的胰岛素不足以代偿胰岛素抵抗，即可发生糖尿病。此外，感染、应激、缺乏体力活动、多次分娩均可能是 2 型糖尿病的诱因。胰高血糖素、肾上腺素等胰岛素拮抗激素分泌过多，对糖尿病代谢紊乱的发生也有重要作用。2 型糖尿病早期存在胰岛素抵抗而胰岛 β 细胞代偿性分泌胰岛素增多时，血糖可维持正常；当 β 细胞功能出现缺陷而对胰岛素抵抗不能代偿时，可进展为葡萄糖调节受损和糖尿病。

三、病理

1 型患者胰腺的病理改变明显，胰岛 β 细胞数量减少，仅为正常的 10% 左右，50%~70% 可出现胰岛 β 细胞周围淋巴细胞和单核细胞浸润，另外还有胰岛萎缩和胰岛 β 细胞变形。2 型的主要病理改变有胰岛玻璃样变，胰腺纤维化，胰岛 β 细胞空泡变性和脂肪变性。

糖尿病患者的大、中血管病变主要是动脉粥样硬化，微血管的基本病变为毛细血管基底膜增厚。神经病变的患者有末梢神经纤维轴突变性，继以节段性或弥漫性脱髓鞘改变，病变可累及神经根、椎旁交感神经节和颅神经。糖尿病控制不良时，常见的病理改变为肝脏脂肪沉积和变性。

由于胰岛素生物活性作用绝对或相对不足而引起糖、脂肪和蛋白质代谢的紊乱，葡萄糖在肝、肌肉和脂肪组织的利用减少，肝糖原输出增多，因而发生高血糖。升高的血糖使细胞内液进入血液，从而导致细胞内液不足，当血糖浓度升高超过 10 mmol/L 时，便超过肾糖阈，葡萄糖进入尿中，而引起糖尿。尿中葡萄糖的高渗透作用，阻止肾小管对水分的再吸收，引起细胞外液不足。脂肪代谢方面，因胰岛素不足，脂肪组织摄取葡萄糖及血浆清除甘油减少，脂肪合成减少，脂蛋白酶活性低下，使血浆游离脂肪酸和三酰甘油浓度升高。在胰岛素极度缺乏时，储存脂肪动员和分解加速，可使血游离脂肪酸浓度更高。脂肪代谢障碍，可产生大量酮体（包括乙酰乙酸、β 羟丁酸、丙酮酸）。当酮体生成超过组织利用和排泄能力时，大量酮体堆积形成酮症或进一步发展为酮症酸中毒。蛋白质代谢方面，肝、肌肉等组织摄取氨基酸减少，蛋白质合成减少，分解代谢加速，而出现负氮平衡。血浆中生糖氨基酸浓度降低，同时血中生酮氨基酸水平增高，导致肌肉摄取氨基酸合成蛋白质的能力下降，患者表现为消瘦、乏力，组织修复能力和抵抗力降低，儿童生长发育障碍、延迟。1 型糖尿病患者和 2 型糖尿病患者在物质代谢紊乱方面是相同的，但 2 型糖尿病患者一般症状较轻，不少患者可在相当长时期内无代谢紊乱，有的患者基础胰岛素分泌正常，有的患者进食后胰岛素分泌高峰延迟。

四、护理评估

（一）健康史

评估患者家族中糖尿病的患病情况，详细询问患者的生活方式、饮食习惯、食量、妊娠次数、新生儿出生体重、身高等。

（二）身体评估

1. 代谢紊乱症状群

本病典型症状是"三多一少"，即多饮、多尿、多食及体重减轻，此外还有糖尿病并发症的症状。

（1）多尿：由于血糖升高，大量葡萄糖从肾脏排出，引起尿渗透压增高，阻碍水分在肾小管被重吸收，大量水分伴随葡萄糖排出，形成多尿，患者的排尿次数和尿量明显增多，每日排尿量 2 ~ 10 L。血糖越高，排糖越多，尿量也越多。

（2）多饮：多尿使机体失去大量水分，因而口渴，饮水量增多。

（3）多食：葡萄糖是体内能量的主要来源，由于胰岛素不足，摄入的大量葡萄糖不能被利用而随尿丢失，机体处于半饥饿状态，为补偿失去的葡萄糖，大多患者有饥饿感，从而导致食欲亢进，易饥多食。

（4）体重减轻：由于机体不能充分利用葡萄糖，故需用蛋白质和脂肪来补充能量，使体内蛋白质和脂肪消耗增多，加之水分的丧失，患者体重减轻，消瘦乏力。1 型糖尿病患者体型均消瘦，2 型糖尿病患者发病前多有肥胖，病后虽仍较胖，但较病前体重已有减轻。

（5）其他：患者常有皮肤疖肿及皮肤瘙痒，由于尿糖浓度较高和尿糖的局部刺激，患者外阴部瘙痒较常见，有时因局部湿疹或真菌感染引起。此外还可见腰背酸痛，视物模糊，月经失调等。

2. 并发症

（1）酮症酸中毒：为最常见的糖尿病急症。糖尿病加重时，脂肪分解加速，大量脂肪酸在肝脏经氧化产生酮体（包括乙酰乙酸、β 羟丁酸、丙酮酸），血酮升高时称酮血症，尿酮排出增多时称酮尿，统称酮症。乙酰乙酸和 β 羟丁酸的酸性较强，故易产生酸中毒。病情严重时可出现糖尿病昏迷，1 型糖尿病患者多见，2 型糖尿病患者在一定诱因作用下也可发生酮症酸中毒，尤其是老年人常因并发感染而易患此症。

酮症酸中毒的诱发因素很多，如急、慢性感染，以呼吸道、泌尿系、胃肠感染最常见。胰岛素突然中断或减量过多、饮食失调、过多摄入甜食和脂肪的食物或过分限制糖类，应激如外伤、手术麻醉、精神创伤、妊娠分娩均可诱发此病。

酮症酸中毒时患者可表现出糖尿病症状加重，如明显的软弱无力，极度口渴，尿量较前更多，食欲减退，恶心呕吐以至不能进水和食物。当 pH < 7.2 或血浆 CO_2 结合力低于 15 mmol/L 时，呼吸深大而快（Kussmaul 呼吸），患者呼气中含丙酮，故有烂苹果味。失水

加重可致脱水表现，如尿量减少，皮肤干燥无弹性，眼球下陷，严重者出现休克，表现为心率加快，脉细速，血压下降，四肢厥冷等。患者早期有头晕、头痛、精神萎靡，继而嗜睡，烦躁不安，当病情恶化时，患者反应迟钝、消失，最后陷入昏迷。

（2）高血糖高渗状态：是糖尿病急性代谢紊乱的另一临床类型。多见于老年 2 型糖尿病患者。发病前多无糖尿病史或症状轻微未引起注意，患者有严重高血糖、脱水及血浆渗透压增高而无显著的酮症酸中毒，可表现为突然出现神经精神症状，表现为嗜睡、幻觉、定向障碍、昏迷等，病死率高达 40%。

（3）大血管病变：大、中动脉粥样硬化主要侵犯主动脉、冠状动脉、脑动脉、肾动脉和肢体外周动脉等，引起冠心病、缺血性或出血性脑血管病，肾动脉硬化、肢体动脉硬化等。

（4）微血管病变：微血管病变是糖尿病的特异性并发症，其典型改变是微循环障碍和微血管基底膜增厚。其病变主要表现在视网膜、肾、神经和心肌组织，其中尤以糖尿病肾病和视网膜病为重要。

1）糖尿病肾病：常见于病史超过 10 年的患者。包括肾小球毛细血管间硬化症、肾动脉硬化病和慢性肾盂肾炎。糖尿病肾损害的发生、发展分为 I～V 5 期，患者可表现为蛋白尿、水肿和高血压，晚期伴氮质血症、肾衰竭。

2）糖尿病视网膜病变：大部分病程超过 10 年的患者可并发不同程度的视网膜病变，是失明的主要原因之一。视网膜病变可分为 6 期，I～III 期为背景性视网膜病变，IV～VI 期为增殖性视网膜病变。出现增殖性病变时常伴有糖尿病肾病及神经病变。

（5）神经病变：多发性周围神经病变最常见，患者出现对称性肢体隐痛、刺痛或烧灼样痛，夜间及寒冷时加重，一般下肢比上肢明显。肢端呈手套、袜子状分布的感觉异常。自主神经损害表现为瞳孔改变、排汗异常、便秘、腹泻、尿潴留、尿失禁、直立性低血压、持续心动过速、阳痿等。

（6）糖尿病足：与下肢远端神经异常和不同程度周围血管病变相关的足部溃疡、感染和（或）深层组织破坏。轻者表现为足部皮肤干燥苍白和发凉，重者可出现足部溃疡、坏疽。糖尿病足是糖尿病患者截肢、致残的主要原因。

（7）感染：糖尿病患者易感染疖、痈等皮肤化脓性疾病，皮肤真菌的感染也较常见，如足癣、甲癣、体癣等。女性患者常并发肾盂肾炎和膀胱炎等常见的泌尿系感染，常反复发作，多转为慢性肾盂肾炎。

（8）其他：糖尿病患者还容易出现白内障、青光眼、屈光改变和虹膜睫状体病变等其他眼部并发症。皮肤病变也很常见，大多数为非特异性，但临床表现和自觉症状较重。

（三）辅助检查

1. 尿糖测定

轻症患者空腹尿糖可阴性，但饭后尿糖均为阳性。每日尿糖总量一般与病情平行，因而是判断治疗控制程度的指标之一。患有肾脏病变者血糖虽高但尿糖可为阴性，妊娠时血糖正常，但尿糖可阳性。

2. 尿酮体

并发酮症酸中毒时，尿酮体阳性。

3. 血糖测定

空腹及饭后 2 小时血糖是诊断糖尿病的主要依据，同时也是判断糖尿病病情和疗效的主要指标。血糖值反映的是瞬间血糖状态。当空腹血糖≥7.0 mmol/L（126 mg/dL）和（或）餐后 2 小时血糖≥11.1 mmol/L（200 mg/dL）时，可确诊为糖尿病。酮症酸中毒时，血糖可达 16.7～33.3 mmol/L（300～600 mg/dL）；高血糖高渗状态时，血糖高至 33.3 mmol/L（600 mg/dL）。空腹静脉血血糖正常值为 3.9～6.4 mmol/L（70～115 mg/dL）。诊断糖尿病时必须用静脉血浆测定血糖，随访血糖控制情况可用便携式血糖仪。

4. 口服葡萄糖耐量试验（OGTT）

对怀疑患有糖尿病，而空腹或饭后血糖未达到糖尿病诊断标准者，应进行本试验。OGTT 应在清晨进行。目前葡萄糖负荷量成人为 75 g，溶于 250～300 mL 水中，5 分钟内饮完，2 小时后测静脉血浆糖。儿童为 1.75 g/kg，总量不超过 75 g。

5. 糖化血红蛋白测定（GHbA1）

糖化血红蛋白的量与血糖浓度呈正相关，分为 A、B、C 3 种，其中以 GHbA1C 最为主要，正常人 A1C 占血红蛋白总量的 3%～6%，可反映近 8～12 周内血糖总的水平，为糖尿病控制情况的主要监测指标之一。

6. 其他

病情未控制的患者，常见血三酰甘油、胆固醇、β 脂蛋白增高。并发肾脏病变者尿常规可见不同程度的蛋白质、白细胞、红细胞、管型等，并可有肾功能减退；并发酮症酸中毒时，血酮阳性，重者可 > 4.8 mmol/L（50 mg/dL），CO_2 结合力下降，可至 13.5～9.0 mmol/L（40～20vol%）或以下，血 pH 值在 7.35 以下，外周血中白细胞增高。高血糖高渗状态者血钠可达 155 mmol/L，血浆渗透压达 330～460 mOsm/（kg·H_2O）。

（四）心理—社会状况

1. 评估患者对疾病的反应

如否认、愤怒、悲伤。

2. 评估家庭成员情况

是否有家庭、社区的支持，家庭成员是否协助患者进行饮食控制，督促患者按时服药，胰岛素注射，定期进行血尿糖检验。

3. 评估家庭的经济状况

是否能够保证患者的终生用药。

4. 评估患者对疾病治疗的态度

有的患者认识不到糖尿病的危害，不注意饮食控制，继续吸烟、饮酒等不良生活习惯。对于 1 型糖尿病患者，能否坚持餐前胰岛素注射，2 型糖尿病患者是否按时服药，自觉地自测血糖、尿糖等。

五、常见的护理诊断/问题

1. 知识缺乏

与缺乏糖尿病疾病及治疗、护理知识有关。

2. 营养失调

与胰岛素分泌绝对或相对不足引起糖、蛋白质、脂肪代谢紊乱有关。

3. 有感染的危险

与糖、蛋白质、脂肪代谢紊乱所致的机体抵抗力下降和微循环障碍有关。

4. 潜在并发症

糖尿病酮症酸中毒、低血糖。

5. 焦虑

与疾病的慢性过程有关。

六、护理措施

通过治疗与护理，患者情绪状态稳定，焦虑程度减轻，患者能够遵循医嘱按时用药，控制饮食、有运动计划。患者多饮、多尿、多食的症状缓解，体重增加，血糖正常或趋于正常。患者在健康教育之后，能够进行自我照顾、病情监测，如进行足部护理、胰岛素注射、正确测量血糖、尿糖等。护士能够及时发现并发症，及时通知医师，使并发症得到及时处理。患者顺利接受手术，术后无感染的发生。

（一）用药护理

护士在患者用药过程中应指导患者按时按量服药，不可随意增量或减量；用药后注意观察药物疗效，监测血糖、尿糖、尿量、体重变化，并观察药物不良反应。护士应给患者讲解胰岛素和口服降糖药对糖尿病控制的重要性，药物的作用及不良反应，演示胰岛素注射方法，说明用药与其他因素的关系，如饮食、锻炼等，保证患者及家属了解低血糖症状和治疗方法及持续高血糖、酮症酸中毒的处理方法。指导的对象包括患者及其家庭成员。

1. 胰岛素治疗患者的护理

（1）胰岛素治疗的适应证：①1 型糖尿病患者尤其是青少年、儿童，无论是否有酮症酸中毒，都必须终身坚持用胰岛素替代治疗。②显著消瘦的成年糖尿病患者，与营养不良相关的糖尿病患者，以及生长发育迟缓者，均应采用胰岛素治疗。③2 型糖尿病患者经严格饮食控制，适当运动及口服降糖药物未获良好控制者，可补充胰岛素治疗，以便减轻胰岛 β 细胞负担，尽快控制临床症状和高血糖，但胰岛素用量不宜过大，以免发生胰岛素抵抗性。④2型糖尿病患者在严重感染、创伤、手术、结核病等消耗性疾病以及应激状态如急性心肌梗死等情况下，为预防酮症酸中毒或其他并发症的发生，宜用胰岛素治疗，待病情好转后可停用。⑤糖尿病伴有酮症酸中毒，高血糖高渗状态或乳酸性酸中毒等急性并发症的患者，都必须使用胰岛素治疗。⑥妊娠糖尿病或糖尿病妇女妊娠期间，为了纠正代谢紊乱，保证胎儿正常发育，防止出现胎儿先天性畸形，宜采用胰岛素治疗。⑦糖尿病患者伴有视网膜病变、肾脏病变、神经病变、心脏病变或肝硬化、肝炎、脂肪肝、下肢坏疽等，宜采用胰岛素治疗。⑧外科手术前后患者，须采用胰岛素治疗。⑨成年或老年糖尿病患者起病很急，体重明显减轻，可采用胰岛素治疗。⑩伴重度外阴瘙痒，宜暂时用胰岛素治疗；有继发性糖尿病如垂体性糖尿病、胰源性糖尿病时，也应采用胰岛素治疗。

（2）胰岛素制剂类型及作用时间：按作用快慢和维持作用时间，胰岛素制剂可分为速（短）效、中效、长（慢）效 3 类。短效胰岛素可皮下、肌内、静脉注射，注射后吸收快、作用迅速，维持时间短。中效胰岛素又称中性鱼精蛋白锌胰岛素，只能皮下注射，其作用较慢，维持时间较长，可单独使用，也可与短效胰岛素合用。长效胰岛素又称鱼精蛋白锌胰岛素，只供皮下注射，不能做静脉注射，吸收速度慢，维持时间长。

（3）胰岛素贮存：胰岛素的贮存温度为 2 ~ 3 ℃，贮存时间不宜过长，过期会影响胰岛素的效价，不能存放冰冻层，同时要避免剧烈晃动，不要受日光照射。短效胰岛素如不清亮或中、长效胰岛素呈块状时，不能使用。

（4）胰岛素的抽吸：我国常用胰岛素制剂的浓度有 40 IU/mL 或 100 IU/mL，使用时应看清浓度。一般用 1 mL 注射器抽取胰岛素以保证剂量准确，当患者需要长效、短效胰岛素混合使用时，应先抽短效，再抽长效胰岛素，然后轻轻混匀，不可反向操作，以免将长效胰岛素混入短效胰岛素瓶内，影响其疗效。某些患者需混用短效、中效胰岛素，现有各种比例的预混制作，最常用的是含 30% 短效和 70% 中效的制剂。胰岛素"笔"型注射器使用装满预混胰岛素笔芯，使用方便且便于携带。目前经肺、口腔黏膜和鼻腔黏膜吸收的 3 种胰岛素吸入剂已开始上市。

（5）给药时间：生理性胰岛素分泌有 2 种模式，包括持续性基础分泌和进餐后胰岛素分泌迅速增加，胰岛素治疗应力求模拟生理性胰岛素分泌的模式。使用短效胰岛素，每次餐前半小时皮下注射 1 次，有时夜宵前再加 1 次，每日 3 ~ 4 次。使用中效胰岛素，早餐前 1 小时皮下注射 1 次，或早餐及晚餐前分别皮下注射 1 次。使用长效胰岛素，每日于早餐前 1 小时皮下注射 1 次。

（6）胰岛素强化治疗：即强化胰岛素治疗法，目前较普遍应用的方案是餐前多次注射短效胰岛素加睡前注射中效或长效胰岛素。采用胰岛素强化治疗的患者有时早晨空腹血糖仍高，可能原因为夜间胰岛素作用不足、"黎明"现象和"苏木杰"效应，夜间多次测定血糖有助于鉴别上述原因。另外采用胰岛素强化治疗时，低血糖症发生率增加，应注意预防、早期识别和及时处理。

（7）常见不良反应及护理：①低血糖反应，由于胰岛素使用剂量过大、饮食失调或运动过量，患者可出现低血糖反应，表现为饥饿、头昏、心悸多汗甚至昏迷；对于出现低血糖反应的患者，护士应及时检测血糖，根据患者的具体情况给患者进食糖类食物，如糖果、饼干、含糖饮料，或静脉推注 50% 葡萄糖注射液 40 ~ 100 mL，随时观察病情变化。②变态反应，胰岛素变态反应是由 IgE 引起，患者首先出现注射部位瘙痒，随之出现荨麻疹样皮疹，可伴有恶心、呕吐、腹泻等胃肠症状；如出现变态反应，应立即更换胰岛素制剂的种类，使用抗组胺药物和糖皮质激素及脱敏疗法等，严重变态反应者需停止或暂时中断胰岛素治疗。③局部反应，胰岛素注射后可出现局部脂肪营养不良，在注射部位呈皮下脂肪萎缩或增生，停止该部位注射后自然恢复。护士在进行胰岛素注射时，应注意更换注射部位。另外，通过使用高纯度胰岛素制剂可明显减少脂肪营养不良。胰岛素注射部位包括前臂、大腿前侧、外侧、臀部和腹部（脐周不要注射），2 周内同一个注射部位不能注射 2 次，每个注射点相隔 2 cm。

（8）护士应教会患者进行自我胰岛素注射方法，自我监测注射后的反应，讲解注意事项。先指导患者准确抽吸药液，注射前，用左拇指及示指将皮肤夹住提起，右手持注射器与皮肤成 45° ~ 60° 角的方向，迅速刺进皮肤，抽吸回血，确定无回血后，注入胰岛素。注射完毕后，用棉签轻压穿刺点，以防止少量胰岛素涌出，但不要按摩局部。

2. 口服降糖药患者的护理

（1）促胰岛素分泌剂

1）磺脲类：此类药物作用机制为通过作用于胰岛 β 细胞表面的受体，促进胰岛素释放。主要适用于通过饮食治疗和体育活动不能很好控制病情的 2 型糖尿病患者。1 型糖尿病、有严重并发症或晚期胰岛 β 细胞功能很差的 2 型糖尿病、对磺脲类过敏或有严重不良反应等是本药的禁忌证或不适应证。药物主要的不良反应为低血糖反应，当剂量过大、饮食过少、使用长效制剂或同时应用增强磺脲类降血糖的药物时，可发生低血糖反应。患者还可出现胃肠反应，如恶心、呕吐、消化不良等，偶尔可出现药物变态反应如荨麻疹、白细胞减少等。常见的第二代药物有：①格列本脲，具有较强而迅速的降糖作用，剂量范围为每日 2.5～20 mg，分 1～2 次餐前半小时口服。②格列吡嗪，剂量范围为每日 2.5～30 mg，分 1～2次口服，于餐前半小时口服。③格列齐特，剂量范围为每日 80～240 mg，分 1～2 次口服，于餐前半小时口服。④格列喹酮，剂量范围为每日 30～180 mg，分 1～2 次服用，于餐前半小时口服，肾功能不全时仍可使用。

2）格列奈类：此类药物的作用机制、禁忌证或不适应证与磺脲类大致相同。降血糖作用快而短，主要用于控制餐后高血糖。低血糖症发生率低、程度较轻。较适用于餐后高血糖为主的老年 2 型糖尿病患者。常用药物为瑞格列奈（每次 0.5～4 mg）和那格列奈（每次 60～120 mg），于餐前或进餐时口服。

（2）双胍类：此类药物的作用机制为通过促进肌肉等外周组织摄取葡萄糖加速无氧酵解、抑制葡萄糖异生、抑制或延缓葡萄糖在胃肠道吸收等作用改善糖代谢，与磺脲类联合使用，可增强降血糖作用。此类药物适用于肥胖或超重的 2 型糖尿病患者，常见的不良反应是胃肠反应，服药后患者出现口干苦、金属味、厌食、恶心、呕吐、腹泻等，偶见皮肤红斑、荨麻疹等。常用药物为二甲双胍，每日剂量 500～1500 mg，分 2～3 次服，进餐中口服。

（3）葡萄糖苷酶抑制剂：此类药物的作用机制为通过抑制小肠黏膜上皮细胞表面的 α-葡萄糖苷酶，延缓糖类的吸收，从而降低餐后高血糖。常见药物有阿卡波糖，开始服用剂量为 25 mg。每日 3 次，进食第一口饭时服药，若无不良反应，剂量可增至 50 mg，每日 3 次。最大剂量可增至 100 mg，每日 3 次。常见的不良反应有腹胀、腹泻、肠鸣音亢进、排气增多等胃肠反应。

（4）噻唑烷二酮：格列酮类药物。其作用机制是增强靶组织对胰岛素的敏感性，减轻胰岛素抵抗，被视为胰岛素增敏剂。此类药物有罗格列酮，用法为每日 4～8 mg，每日 1 次或分次服用；吡格列酮，剂量为 15 mg，每日 1 次。

（二）饮食护理

糖尿病治疗除采用必要的口服降糖药或胰岛素注射外，饮食治疗是治疗糖尿病的重要措施。适当节制饮食可减轻胰岛 β 细胞的负担。对于老年人，肥胖而无症状或轻型患者，尤其是空腹及餐后血浆胰岛素不低者，饮食控制非常重要。护士可组织患者、家属、营养师共同参与制订饮食计划，在制订计划过程中，要考虑患者的种族、宗教、文化背景及饮食习惯。

糖尿病患者的饮食原则是在合理控制热量的基础上，合理分配糖类、脂肪、蛋白质的进量，以纠正糖代谢紊乱引起的血糖、尿糖、血脂异常等。

1. 合理控制总热量

人体所需总热量由基础代谢、日常活动及食物在消化吸收代谢过程所需热量三部分组成。

总热量 = 基础代谢热量 + 日常活动热量 + 食物消化吸收代谢所需热量

　　患者总热量的摄入以能维持标准体重为宜，热量的需要应根据患者的具体情况而定。肥胖者应先减少热量的摄入，减轻体重；消瘦者应提高热量的摄入，增加体重，使之接近标准体重；孕妇、乳母、儿童需增加热量摄入，维持其特殊的生理需要和正常生长发育。

　　糖尿病患者每日所需总热量应根据标准体重和每日每千克体重所需热量来计算。标准体重由身高来定，而每日每千克所需热量与患者的体型和活动性质有关。

$$标准体重（kg）= 身高（cm）- 105$$
$$每日所需总热量（kJ）= 标准体重（kg）\times 热量（kJ/kg 体重）$$

　　2. 糖尿病患者所需三大营养素量及其分配比例

　　（1）糖类：应根据患者的实际情况限制糖类的摄入量，但不能过低。饮食中糖类太少，患者不易耐受。大量实验和临床观察表明，在控制热能的基础上提高糖类进量，不但可以改善葡萄糖耐量，而且还可以提高胰岛素的敏感性。机体因少糖而利用脂肪代谢供给能量，更易发生酸中毒。对于空腹血糖高于 11.2 mmol/L（200 mL/dL）的患者，不宜采用高糖类饮食，但每日摄入量不应少于 150 g；对于空腹血糖正常或同时应用磺脲类降糖药患者，及某些使用胰岛素的患者，糖类的供给量应占总热量的 50%～65%，折合主食每日 250～400 g。

　　有利于患者血糖控制的糖类食品有：燕麦片、莜麦粉、荞麦粉、玉米渣、白芸豆饭、绿豆、海带、粳米、二合一面或三合一面窝头。

　　（2）蛋白质：蛋白质是人体细胞的重要组成部分，对人体的生长发育、组织的修补和更新起着极为重要的作用。在糖尿病患者的饮食中，蛋白质摄入量应比正常人高一些。这主要因为糖尿病患者蛋白质代谢紊乱，如果蛋白质摄入不足，出现负氮平衡，会出现消瘦、乏力、抵抗力差、易感染、创口不易愈合、小儿生长发育受阻等。蛋白质摄入量成人按每日 0.8～1.2 g/kg 供给，占总热量的 15%～20%；孕妇、乳母、营养不良及消耗性疾病患者，酌情加至 1.5 g/kg，个别可达每日 2.0 g/kg；小儿每日 2～4 g/kg。

　　蛋白质食物的选择包括动物性和植物性两类。其中至少应选用 1/3 的优质蛋白质，优质蛋白质的主要来源有瘦肉、鱼、虾、鸡、鸭、鸡蛋、牛奶、豆类等。

　　（3）脂肪：脂肪是人体结构的重要材料，在体内起着保护和固定作用，是体内热量的储存部分，有利于维生素 A、维生素 D、维生素 E 的吸收。脂肪可增加饱腹感，但可导致动脉粥样硬化。糖尿病患者每日进食脂肪量为 1.0 g/kg，占总热量的 30%～35%。饮食中要限制动物性脂肪如羊、牛、猪油的进量，少吃胆固醇含量高的食物，如肝、肾、脑、蛋黄、鱼子等，偏向选用植物油。

　　3. 糖尿病患者的食物选择和禁忌

　　糖尿病患者主食可选用大米、白面、玉米面、小米、莜面，每日控制在 250～450 g。副食可选用富含蛋白质的食物，如瘦肉、鸡蛋、鱼、鸡、牛奶、豆类等。烹调油宜用豆油、菜籽油、花生油、玉米油、芝麻油、葵花子油等，这类植物油含不饱和脂肪酸较高，有预防动脉粥样硬化的作用，但也不能大量食用。如按膳食单的标准吃完后，仍有饥饿感，可加食含糖 3% 以下的蔬菜，如芹菜、白菜、菠菜、韭菜、黄瓜、西红柿、生菜等。

　　糖尿病患者禁止食用含糖过高的甜食，如红糖、白糖、冰激凌、甜饮料、糖果、饼干、糕点、蜜饯、红薯等。如想吃甜味食品可采用木糖醇、山梨醇或甜叶菊等调味品；如想吃土豆、藕粉、胡萝卜等，则需从主食中相应减量。

（三）运动指导

体力活动或体力锻炼是糖尿病治疗的重要组成部分。运动可使身体强壮，改善机体的代谢功能，促进能量消耗，减少脂肪组织的堆积，提高机体对胰岛素的敏感性，增加肌肉对血糖的利用，改善血液循环，从而降低血糖，使肥胖者减轻体重，减少糖尿病并发症的发生。同时运动使糖尿病患者保持良好的心态，树立战胜疾病的信心，从而提高生存质量。

适用于糖尿病患者的锻炼方式多种多样，如散步、步行、健身操、太极拳、打球、游泳、滑冰、划船、骑自行车等。选择运动方式应根据患者的年龄、性别、性格、爱好及糖尿病控制程度、身体状况和是否有并发症等具体情况而定。运动的强度应掌握在运动后收缩压不超过 24.0 kPa，中青年心率达 130～140 次／分，老年人不超过 120 次／分。运动每天可进行 1～2 次，每周不少于 5 天。

糖尿病患者运动时要做好自我防护，如穿厚底防滑运动鞋、戴护膝、保护足跟等，随手携带易吸收的糖类食品，如糖果、饮品等，若感觉血糖过低，立即进食。运动宜在饭后 1 小时左右开始，可从短时间的轻微活动开始，逐渐增加运动量。切忌过度劳累，每次活动以 15～30 分钟为宜。不适合运动的情况包括：血糖太高、胰岛素用量太大、病情波动较大；有急性感染、发热；有酮症酸中毒，严重的心、肾病变，高血压，腹泻，反复低血糖倾向等。

（四）病情监测

1. 四次尿、四段尿糖

四次尿即早、午、晚餐前和睡觉前的尿液，做尿糖定性检查。应注意留尿前 30 分钟先把膀胱排空，然后收集半小时的尿液，这样才能根据每次尿糖多少，比较真实地反映和推测血糖水平。四段尿糖是指将 24 小时分为四段。

（1）第一段：早饭后到午饭前（7：30am～11：30am）。

（2）第二段：午饭后到晚饭前（11：30am～5：30pm）。

（3）第三段：晚饭后到晚睡前（5：30pm～10：30pm）。

（4）第四段：睡觉后到次日早饭前（10：30pm～次日7：30am）。

每段尿不论排尿几次，全放在一个容器内混匀，四段尿分别留在四个瓶子里，分别记录，做尿量定性检查，并将结果详细记录。

烧尿糖的方法用滴管吸班氏液 20 滴，放于玻璃试管中，再滴 2 滴尿，将试管放沸水中煮沸 5 分钟后，观察颜色改变。不要用火烧液面以上的试管，防止将试管烧裂。

2. 使用尿糖试纸法和酮体试纸法

①尿糖试纸法，将纸浸入尿液中，湿透（约 1 分钟）后取出，1 分钟后观察试纸颜色，并与标准色板对照，即能测得结果。使用时注意试纸的有效期，把一次所需的试纸取出后，立即将瓶盖紧，保存于阴凉干燥处，以防受潮变质。②酮体试纸法，将酮体试纸浸于新鲜尿中后当即取出，多余尿液于容器边缘除去，3 分钟后在白光下与标准色板比较判断结果。

3. 血糖自测

①血糖仪的种类，目前血糖仪的类型较多，较具代表性的新产品有德国 BM 公司血糖仪。测试时间仅 12 秒，测试血糖范围 0.33～27.75 mmol／L；美国强生公司生产的 ONE TOUCH Ⅱ 血糖仪，液晶显示，无须擦血，经济实惠，患者可根据自身情况进行选择。②自

测血糖注意事项，采血前用温水、肥皂清洁双手，用酒精消毒手指，待酒精完全挥发后，方可采血。采血前手臂下垂10～15秒使局部充血，有利于采血，每次更换采血部位；采血量要严格控制，血滴一定要全部覆盖试纸垫或试纸孔。

试纸拿出后随时盖紧瓶盖，不要使用过期或变质的试纸，采血针不可重复使用，用后加针帽再丢弃。

（五）足部护理

（1）每日检查足部是否有水泡、裂口、擦伤及其他改变。细看趾间及足底有无感染征象，一旦发现足部有伤口，特别是当足部出现水泡、皮裂和磨伤、鸡眼、胼胝及甲沟炎时，要及时进行有效处理，以预防糖尿病足的发生。

（2）每日晚上用温水（不超过40℃）及软皂洗脚，并用柔软且吸水性强的毛巾轻柔地擦干双脚，特别要擦干足趾缝间，但注意不要擦得太重以防任何微小创伤，每次洗脚不要超过10分钟。

（3）将脚擦干后，用羊毛脂或植物油涂抹，轻柔而充分地按摩皮肤，以保持皮肤柔软，清除鳞屑，防止干燥。

（4）汗多时，可用少许滑石粉放在趾间、鞋里及袜中。

（5）不要赤足行走，以免受伤。

（6）严禁使用强烈的消毒药物如碘酒等，不要用药膏抹擦鸡眼及胼胝，以免造成溃疡。

（7）禁用热水袋温热足部，不用电热毯或其他热源，避免暴晒于日光下，足冷时可多穿一双袜子。

（8）糖尿病患者早晚起床或晚睡前可穿拖鞋，最好不穿凉鞋。鞋要合脚，鞋尖宽大且够长，使脚在鞋内完全伸直，并可稍活动。鞋的透气性要好，以布鞋为佳，不穿高跟鞋。最好有两双鞋轮换穿用，保证鞋的干爽。袜子要穿吸水性好的毛袜或线袜，袜子要软、合脚，每日换洗，汗湿后及时更换。不要穿有松紧口的袜子，以免影响血液循环。不穿有洞或修补不平整的袜子，袜子尖部不要太紧。糖尿病患者应禁止吸烟。

（六）心理护理

糖尿病的慢性病程及疾病的治疗过程中，会给患者造成许多心理问题，如精神紧张、忧虑、发怒、恐惧、孤独、绝望、忧郁、沮丧等，而这些不良的心理问题使病情加重，甚至发生酮症酸中毒。相反，当消除紧张情绪时，血糖下降，胰岛素需要量也减少。因此，糖尿病患者保持乐观稳定的情绪，对糖尿病的控制是有利的。护士应鼓励患者说出自己的感受，支持其恰当的应对行为。为了摆脱不良情绪的困扰，糖尿病患者可采用以下几种方法。

1. 加强健身运动

现代研究证实，人在运动之后，由于大脑血液供应的改善及血中电解质的不断置换，使人的精神状态趋向安逸、宁静，不良情绪得到发泄。运动起到舒畅心情的作用，是药物所达不到的。所以糖尿病患者在病情允许的情况下，在医师指导下，可根据自己的爱好去选择运动方式，如散步、慢跑、打太极拳、骑车、游泳等。每日1次，每次至少30分钟，以不感到明显疲劳为标准。

2. 观赏花草

许多研究表明，花香有益于健康，利于精神调节。糖尿病患者在心情烦闷时多到公园散步，多看看大自然的景色。若条件允许，也可自己栽培花卉以供观赏。

3. 欣赏音乐疗法

糖尿病的音乐保健必须根据不同的年龄、病情和情绪而有所选择。

4. 多接触自然光线

人的心态受到自然光线照射的影响，自然光线照射太少令人缺乏朝气，照射充分可令人充满活力和信心。故居室要明亮，多采用自然光线。要多到野外，进行室外活动，多沐浴阳光，这样可使患者心情舒畅，有利于疾病的治疗。

5. 进行自我安慰法

当糖尿病患者因患病而感到烦恼时，可想一想遭受更多不幸的人们，或许会感到一些安慰，进而从"精神胜利法"中增添治疗和战胜疾病的信心。

6. 培养有益的兴趣与爱好

有益的兴趣与爱好可消除不良情绪，使人愉快乐观、豁达、遇事心平气和，有利于心身健康。糖尿病患者尤其是老年患者，可根据自己的爱好，听听京剧，欣赏音乐，练习书法、绘画，养鸟，培育花草，或散步、打太极拳等。生活增添了乐趣，精神上有了寄托，心情愉快，情绪稳定，以利于糖尿病的康复。

7. 外出旅游

旅游是调剂精神的最好办法，但糖尿病患者外出旅游必须注意以下几点。

（1）胰岛素必须随身携带：胰岛素有效时间通常在24小时以内，所以注射胰岛素的患者必须坚持每天定时注射，否则会产生严重的后果，即使是病情稳定的患者，1～2天不注射，血糖也会上升。因此糖尿病患者外出旅游，应该随身携带足够的胰岛素，胰岛素是比较稳定的激素，在室温25 ℃以下不会影响其性能，即使温度稍高也影响不大。旅途中没有冰箱冷藏也没有关系，可放在随身携带的皮包或行李箱内。

（2）携带甜食以防低血糖：在旅游时必须把握饮食定时定量的原则。最好在平时进食时间的30分钟以前，就找好用餐场所。患者可随身携带面包、饼干等，以备错过吃饭时间时随时补充。吃饭时间不得已需要延迟时，以每延误1小时，摄食20 g食物为原则，如半个苹果、半个香蕉或6片全麦饼干等。还应随身准备巧克力或糖果等，以便在轻微低血糖时食用。另外，需根据活动量，随时补充些食物，以减少低血糖的发生。

（3）携带病历卡：患者外出旅游，最好随身携带病历卡，联络电话，目前所使用的药物及使用剂量，以及"一旦意识障碍，请目击者即送医院急诊"的字条，以备一旦发生意外，可立即送往医院，及时得到救治。

（4）准备好舒适的鞋袜：旅游时比平时走路时间长得多，为防止足部的损伤，应准备适宜的鞋袜。为了确保途中不出问题，绝对不要穿新鞋上路，即使穿新鞋，也应在旅行前至少2周开始试穿。袜子最好买没有松紧带的袜子，以免阻碍下肢的血流。在旅途中，如有机会就把鞋袜脱掉，光足抬高摆放，使足部血流通畅。

（七）密切观察病情，及时发现并处理并发症

密切观察患者有无酮症酸中毒的表现，如恶心、呕吐、疲乏、多尿、皮肤干燥或潮红，黏膜干燥、口渴、心动过速、嗜睡等。定时监测呼吸、血压、心率，准确记录出入量。如怀疑酮症酸中毒，立即通知医师，协助医师做好各项检查，定时留血、尿标本，送检血糖、尿

糖、尿酮体、血电解质及 CO_2 结合力。嘱患者绝对卧床休息，注意保暖，使体内消耗能量达到最低水平，以减少脂肪、蛋白质分解。昏迷患者按照昏迷护理常规进行，定时翻身、拍背，预防压疮及继发感染，并保持口腔、皮肤、会阴的清洁卫生。及时准确执行医嘱，保证液体、胰岛素输入。

（八）接受手术的糖尿病患者护理

1. 术前及术中护理

糖尿病患者手术前的护理目标是，在进手术室之前，尽量控制好血糖。1 型糖尿病患者在择期手术前数天甚至数周即需住院调节血糖，以减少手术的危险性。有时会遇到 1 型糖尿病患者在血糖控制不好的情况下必须进行急诊手术，应努力将血糖、电解质、血气和血压等情况控制好，术中与术后需严密监测患者的生命体征，做好实验室检查。2 型糖尿病患者，在血糖控制好的情况下，其手术的危险性仅比没有糖尿病的手术患者稍大一些。手术尽量安排在清晨，使患者的饮食及胰岛素疗法中断时间尽量减少。

术前护士需协助医师做好各种实验室及其他辅助检查，包括空腹血糖及餐后血糖、尿糖及尿酮体检查，CO_2 结合力，血中尿素氮，心电图及胸部 X 线等。

在手术日晨，患者需禁食一切食物、水、胰岛素、口服降糖药，长效降糖药物需在术前 2 天停药。手术前 1 小时要测血糖，并告知医师，以确保患者在术中不会发生低血糖。如果患者血糖值低，应在麻醉诱导前给患者静脉滴注葡萄糖。手术开始之后，所有的措施需根据糖尿病的严重程度及手术范围大小而定，轻微糖尿病且接受小手术的患者，在回恢复室之前，通常不需胰岛素或静脉注射葡萄糖。假如患者接受的是大手术，或患者中度甚至严重的糖尿病时，术中应给予患者葡萄糖静脉输入，同时给予正常剂量一半的胰岛素并严密监测血糖。

2. 手术后护理

术后的护理目标是稳定患者的生命体征，重建糖尿病控制，预防伤口感染，促进伤口愈合。护士应遵医嘱静脉输入 5% 葡萄糖及胰岛素直到患者能经口进食。患者能进食后，除一天正常的三餐外，还要依据血糖控制的情况，餐间加点心。每天查 3 次血糖值，留尿查尿糖及尿酮体。一旦血糖控制，应给予术前所规定的胰岛素种类及剂量。尽量避免导尿，防止膀胱感染。换药时严格无菌操作，以防伤口感染。

（刘　兵）

第四节　皮质醇增多症

皮质醇增多症又称库欣综合征，是由多种原因引起肾上腺皮质分泌过量糖皮质激素所致疾病的总称。其中 ACTH 分泌亢进所引起者称为库欣病。库欣综合征可发生于任何年龄，但以 20~40 岁最多见，女性多于男性。主要临床表现为满月脸、多血质、向心性肥胖、皮肤紫纹、痤疮、血压升高、糖尿病倾向、骨质疏松、抵抗力下降等。

一、病因与发病机制

1. 垂体分泌 ACTH 过多

ACTH 过多可导致双侧肾上腺增生，分泌大量的皮质醇，库欣病最常见，约占 70%，如垂体瘤或下丘脑—垂体功能紊乱等。

2. 异位 ACTH 综合征

由于垂体以外的癌瘤产生 ACTH 刺激肾腺皮质增生，分泌过量的皮质类固醇，最常见的是由肺癌导致的（约占 50%），其次为胸腺癌、胰腺癌等。

3. 不依赖 ACTH 的库欣综合征

不依赖 ACTH 的双侧小结节性增生或小结节性发育不良，此类患者多为儿童或青年。

4. 肾上腺皮质病变

如原发性肾腺皮质肿瘤等。

5. 医源性皮质醇增多

长期或大量使用 ACTH 或糖皮质激素所致。

二、临床表现

本病的临床表现主要由于皮质醇分泌过多，引起代谢障碍、多器官功能障碍和对感染抵抗力降低。

1. 脂肪代谢障碍

皮质醇增多能促进脂肪的动员和合成，引起脂肪代谢紊乱和脂肪重新分布而形成本病特征性向心性肥胖，表现为面如满月，胸、腹、颈、背部脂肪甚厚，四肢相对瘦小，与面部、躯干形成明显对比。

2. 蛋白质代谢障碍

大量皮质醇促进蛋白分解，抑制蛋白合成。表现为皮肤菲薄、毛细血管脆性增加、皮肤紫纹，甚至肌萎缩。

3. 糖代谢障碍

大量皮质醇抑制葡萄糖进入组织细胞，影响外周组织对葡萄糖的利用，同时促进肝糖原异生，使血糖升高，有部分患者继发类固醇性糖尿病。

4. 电解质紊乱

大量皮质醇有潴钠排钾作用，低血钾可加重乏力，并引起肾脏浓缩功能障碍，部分患者因潴钠而有水肿。

5. 心血管病变

高血压常见，长期高血压可并发心脏损害、肾脏损害和脑血管意外。

6. 性功能异常

女性患者大多出现月经减少、不规则或停经，轻度多毛，痤疮，明显男性化者少见，但如出现要警惕为肾上腺癌；男性患者性欲减退，阴茎缩小，睾丸变软，与大量皮质醇抑制垂体促腺激素有关。

7. 造血系统

皮质醇刺激骨髓，使红细胞计数和血红蛋白含量增高，加之患者皮质变薄，故面容呈多血质、面红等表现。

8. 感染

长期大量皮质醇可以抑制免疫功能，使机体抵抗力下降，易发生感染。多见于肺部感染、化脓性细菌感染，且不易局限化，可发展为蜂窝组织炎、菌血症、败血症。

9. 其他

如骨质疏松、皮肤色素沉着等。

10. 心理表现

常有不同程度的精神、情绪变化，表现为失眠、易怒、焦虑、注意力不集中等。因体形、外貌的改变，往往产生悲观情绪。

三、辅助检查

1. 血液检查

红细胞计数和血红蛋白含量偏高，白细胞总数及中性粒细胞增多，淋巴细胞和嗜酸粒细胞绝对值可减少。血糖高、血钠高、血钾低。

2. 皮质醇测定

血浆皮质醇浓度升高且昼夜规律消失。24 小时尿 17-羟皮质类固醇、尿游离皮质醇含量升高。

3. 地塞米松抑制试验

①小剂量地塞米松抑制试验，17-羟皮质类固醇不能被抑制到对照值的 50% 以下。②大剂量地塞米松试验，能被抑制到对照值的 50% 以下者，病变大多为垂体性；不能被抑制者，可能为原发性肾上腺皮质肿瘤或异位 ACTH 综合征。

4. ACTH 试验

垂体性库欣病和异位 ACTH 综合征者有反应，高于正常；原发性肾上腺皮质肿瘤则大多数无反应。

5. 影像学检查

包括肾上腺超声检查、蝶鞍区断层摄片、CT、MRI 等，可显示病变部位属于定位检查。

四、诊断要点

典型病例可根据临床表现及实验室检查等作出诊断，但应注意与单纯性肥胖症、2 型糖尿病肥胖者进行鉴别。

五、治疗要点

治疗以病因治疗为主，病情严重者应先对症治疗以避免并发症。

1. 对症治疗

如低钾时给予补钾，糖代谢紊乱时用降糖药治疗。

2. 肾上腺皮质病变

以手术治疗为主。

3. 库欣病治疗

主要有手术切除、垂体放射、药物治疗 3 种方法。经蝶窦切除垂体微腺瘤为治疗本病的主要方法。临床上几乎没有特效药物能有效治疗本病。

4. 异位 ACTH 综合征

以治疗原发性癌肿为主，根据具体病情做手术、放疗及化疗。

六、常见的护理诊断/问题

1. 自我形象紊乱

与库欣综合征引起身体外形改变有关。

2. 体液过多

与糖皮质激素过多引起水钠潴留有关。

3. 有感染的危险

与皮质醇增多导致机体免疫力下降有关。

4. 有受伤的危险

与代谢异常引起钙吸收障碍导致骨质疏松有关。

5. 无效性生活

与体内激素水平变化有关。

6. 有皮肤完整性受损的危险

与皮肤干燥、水肿有关。

7. 潜在并发症

心力衰竭、脑卒中、类固醇性糖尿病。

七、护理措施

1. 一般护理

（1）环境与休息：给予安静、舒适的环境，促进患者休息。取平卧位，抬高双下肢，以利于静脉回流，避免水肿加重。

（2）饮食护理：给予高蛋白、高钾、高钙、低钠、低热量、低糖类饮食，以纠正因代谢障碍所致机体负氮平衡和补充钾、钙，鼓励患者食用柑橘、香蕉等含钾高的水果。有糖尿病症状时应限制进食量，按糖尿病饮食给予。避免刺激性食物，戒烟、戒酒。

2. 病情观察

注意患者水肿情况，记录24小时液体出入量，观察有无低钾血症的表现，如出现恶心、呕吐、腹胀、乏力、心律失常等表现，应及时测血钾和心电图，并与医师联系和配合处理。观察体温变化，定期检查血常规，注意有无感染征象。注意观察患者有无糖尿病表现，必要时及早做糖耐量试验或测空腹血糖，以明确诊断。观察患者有无关节痛或腰背痛等情况。

3. 感染的预防和护理

对患者的日常生活进行保健指导，保持皮肤、口腔、会阴等清洁卫生；注意保暖，预防上呼吸道感染；保持病室通风，温湿度适宜，并定期进行紫外线照射消毒，保持被褥清洁、干燥。

4. 用药护理

注意观察药物的疗效和不良反应。在治疗过程中若发现有肾上腺皮质功能不全症状等不良反应发生应及时通知医生进行处理。

5. 心理护理

患者因身体外形的改变，产生焦虑和悲观情绪，应予耐心解释和疏导，对出现精神症状者，应多予关心照顾，尽量减少情绪波动。

八、健康指导

（1）向患者及家属介绍本病有关知识，以利自我适应，教会患者自我护理，避免感染，防止摔伤、骨折、保持心情愉快。

（2）指导患者和家属有计划地安排力所能及的生活活动，让患者独立完成，增强自信心和自尊感。

（3）指导患者遵医嘱用药，并详细介绍用法和注意事项，用药过程中要观察药物疗效及不良反应，应定期复查有关实验室指标。

（邱文丽）

第五节　垂体前叶功能减退

一、护理关键点

（1）垂体激素减退症群。

（2）潜在并发症，垂体危象。

（3）活动无耐力。

（4）便秘。

（5）体温过低。

（6）身体意象紊乱。

（7）性功能障碍。

（8）用药观察。

（9）教育需求。

二、护理评估

1. 一般情况评估

（1）生命体征。

（2）体重和营养状况。

2. 症状体征评估

（1）性腺功能减退：女性产后无乳、乳房萎缩、闭经、性毛脱落、性欲减退、不育、性交痛等；检查有阴道分泌物减少，外阴、子宫和阴道萎缩，毛发脱落，尤以阴毛、腋毛为甚。成年男性胡须减少、阳痿、性欲减退、勃起功能障碍，检查睾丸松软缩小，胡须、腋毛和阴毛稀少，无男性气质，皮质分泌减少，骨质疏松。

（2）甲状腺功能减退：促甲状腺激素不足症候群，畏寒、嗜睡、思维迟钝、精神淡漠，皮肤干而粗、苍白少汗，甚至黏液性水肿、食欲减退、便秘、抑郁、精神失常。

（3）肾上腺功能减退：极度疲乏、虚弱、畏食、体重减轻、脉搏细弱、血压偏低，因黑色素细胞刺激素减少可有皮肤色素减退、面色苍白，乳晕色素减淡，生长激素缺乏可加重低血糖发作。

（4）生长激素不足：成人一般无特殊症状，儿童可引起侏儒症。

（5）垂体内或其附近肿瘤压迫症候群：视野缺损、眼外肌麻痹、视力减退、头痛、嗜睡、多饮多尿、多食，偏盲甚至失明等。

（6）垂体功能减退危象（简称垂体危象）：在全垂体功能减退症基础上，各种应激如感染、败血症、腹泻、呕吐、失水、饥饿、寒冷、急性心肌梗死、脑血管意外、手术、外伤、麻醉及使用镇静药、安眠药、降糖药等均可诱发垂体危象。临床呈现：①高热型（＞40 ℃）。②低温型（＜30 ℃）。③低血糖型。④低血压、循环虚脱型。⑤水中毒型。⑥混合型。各种类型可伴有相应的症状，突出表现为消化系统、循环系统和神经精神方面的症状，如高热、循环衰竭、休克、恶心、呕吐、头痛、意识不清、谵妄、抽搐、昏迷等严重垂危状态。

3. 其他评估

（1）心理状况。

（2）对疾病的认知程度。

（3）辅助检查垂体及靶腺兴奋试验。

（4）治疗用药情况。

三、护理措施

1. 饮食

注意营养，给予高热量、高蛋白、高维生素饮食；提供钠钾平衡饮食，避免过多饮水。

2. 休息

避免过度劳累与情绪激动，保持身心健康，生活规律。

3. 心理护理

解除患者焦虑情绪，保持良好的心态。患者患此病后，阴毛、腋毛及眉毛脱落，头发稀疏伴性功能低下，故长期心情抑郁，思想负担重，羞于与人交谈，对疾病存在恐惧心理和悲观情绪，同时认为自己给家人及社会造成麻烦和经济负担。护士注意与患者交谈的方式、方法及语音技巧，尽量避免使用简短、生硬、冷漠的语言。治疗之余，经常与患者交谈病情以外的事情，既改善护患关系，又转移了对疾病的注意力。又由于长期药物治疗，可有明显的体像失调，如满月脸、水牛背、向心性肥胖、痤疮、多毛、男性化等，应指导患者克服心理障碍，逐步适应体像变化，重建体像。根据病情和提供的可能条件，促进患者的康复。

4. 用药护理

多采用靶腺激素替代治疗，需要长期，甚至终身维持治疗。治疗过程中应先补给糖皮质激素，然后补充甲状腺激素，以防肾上腺危象的发生。激素替代治疗，从小剂量开始，剂量应个体化，并观察药物的不良反应，以免发生危象。

（1）肾上腺皮质激素：用药期间要注意观测体重指数、腰围、血压、血糖、血脂等。

（2）甲状腺激素：对于老年人、冠心病、骨密度低的患者，宜从最小剂量开始，并缓慢递增剂量，以免增加代谢率而加重肾上腺皮质负担，诱发危象。

（3）性激素：病情较轻的育龄女性需采用人工月经周期，可维持第二性征和性功能，促进排卵和生育。男性患者用丙酸睾酮治疗，可促进蛋白质合成、增强体质、改善性功能和性生活，但不能生育。

5. 病因治疗

垂体瘤可手术治疗或放疗。

6. 垂体危象的抢救

（1）首先给予50%葡萄糖溶液40～60 mL静脉推注，以抢救低血糖，然后用10%葡萄糖盐水，每500～1000 mL中加入氢化可的松50～100 mg静脉滴注，以解除急性肾上腺功能减退危象。

（2）循环衰竭者按休克原则治疗，感染性败血症者应积极抗感染治疗，有水中毒者应加强利尿，可给予氢化可的松或泼尼松。

（3）低温与甲状腺功能减退有关，可给予小剂量甲状腺激素，并用保暖毯逐渐加温。

（4）禁用或慎用麻醉剂、镇静剂、催眠药或降糖药等，以防止诱发昏迷。

7. 垂体危象观察及护理

（1）严密观察生命体征，随时评估患者的意识状态。注意有无低血糖、低血压、低体温等情况。

（2）评估患者神经系统体征以及瞳孔大小、对光反射的变化。

（3）避免诱发因素：如感染、失水、饥饿、寒冷、外伤、手术、不恰当用药等。

（4）保持呼吸道通畅，给予氧气吸入。

（5）建立静脉通道，补充适当的水分，保证激素类药的及时准确使用。

（6）高热者予降温，低温者注意保暖。

（7）低温者予以保温，病房应保持温度。

（8）做好口腔护理及皮肤护理，保持排尿通畅，防止尿路感染。

（9）准备好抢救药物，配合医生做好抢救工作。

四、健康教育

1. 饮食

进食高热量、高蛋白、高维生素，易消化的饮食，少量多餐，以增强机体抵抗力。

2. 避免诱因

保持情绪稳定，注意生活规律，保证充分的休息，避免过度劳累。保持心情愉快，避免压力过大或情绪激动。冬天注意保暖，更换体位时动作应缓慢，以免发生晕厥。平时注意皮肤的清洁，预防外伤，少到公共场所或人多之处，以防发生感染。

3. 用药指导

认识所服药物的名称、剂量、用法及不良反应，如肾上腺糖皮质激素过量易致欣快感、失眠；服甲状腺激素应注意心率、心律、体温、体重变化等。指导患者认识到随意停药的危险性，必须严格遵医嘱按时按量服用药物，不得随意增减药物剂量。

4. 观察与随访

识别垂体危象的征兆，若有感染、发热、外伤、腹泻、呕吐、头痛等情况发生时，应立即就医。教育患者预防发生意外，避免长途旅行，外出时携带识别卡，以备发生意外时紧急处理。

（孟范娟）

第六章

胸外科疾病护理

第一节　气胸

　　气胸是指胸膜腔内积气。胸膜腔由胸膜壁层和脏层构成，是不含空气的密闭的潜在性腔隙。任何原因使胸膜破损，空气进入胸膜腔，称为气胸。此时胸膜腔内压力升高，甚至负压变成正压，使肺压缩，静脉回心血流受阻，产生不同程度的肺、心功能障碍。最常见的气胸是因肺部疾病使肺组织和脏层胸膜破裂，或者靠近肺表面的肺大疱、细小气泡自行破裂，肺和支气管内空气逸入胸膜腔，称为自发性气胸。根据气胸的性质，气胸可分为闭合性气胸、张力性气胸及开放性气胸。

一、临床表现

　　1. 闭合性气胸

　　闭合性气胸是指在呼气肺回缩时使脏层胸膜破口自行封闭，空气不再漏入胸膜腔。

　　此时，胸膜腔内测压显示压力有所增高但仍低于大气压。其临床表现则根据胸膜腔积气量多少以及出现肺萎陷程度而有所不同。胸膜腔内积气量可分为小量（肺萎陷在 30% 以下）、中量（肺萎陷在 30%～50%）和大量（肺萎陷在 50% 以上）。小量积气时，患者呼吸、循环系统所受影响较小，常无特殊症状。随着胸膜腔积气量的增多，肺萎陷面积逐渐增加，继而影响肺的通气和换气功能，使通气/血流比失调。患者可出现胸闷、胸痛、呼吸困难等临床表现。查体可见气管向健侧移位，伤侧胸部叩诊呈鼓音，呼吸音明显减弱或消失，少部分患者可出现皮下气肿，位置与受伤部位相关。

　　2. 开放性气胸

　　开放性气胸是指胸壁破口持续开启，患者在吸气和呼气时，空气自由进出胸膜腔。患侧胸膜腔内压力大约为 0。双侧胸腔压力失衡，进而出现纵隔扑动，患者症状可表现为呼吸困难、发绀和休克。体格检查时可见胸壁有明显创口通入胸腔，并可听到空气随呼吸进出的"嘶—嘶"声音。伤侧叩诊鼓音，呼吸音消失，有时可听到纵隔扑动声。

　　3. 张力性气胸

　　张力性气胸是指胸膜破口形成活瓣性阻塞，吸气时开启，空气漏入胸膜腔，呼气时关闭，胸膜腔内气体不能再经破口返回呼吸道而排出体外。其结果是胸膜腔内气体愈积愈多，形成高压，使肺受压。由于肺萎陷严重，纵隔向健侧移位，循环受到障碍。患者常表现有严重呼吸困难、发绀，伤侧胸部叩诊高调鼓音，听诊呼吸音消失。若用注射器在第 2 肋或第 3 肋间穿刺，针栓可被空气顶出。查体可发现脉搏细弱，血压下降，气管显著向健侧偏移，伤侧胸壁饱满，肋间隙变平，呼吸动度明显减弱。患者可出现皮下气肿，多见于胸部、颈部和上腹部，严重时可扩展至面部、腹部、阴囊及四肢。

二、辅助检查

1. 影像学检查

胸部 X 线检查是诊断气胸的主要方法，可以显示肺萎缩的程度，肺内病变情况以及有无胸膜粘连、胸腔积液和纵隔移位等。气胸线以外透亮度增高，无肺纹可见。大量气胸时，肺脏向肺门回缩，外缘呈弧形或分叶状。纵隔旁出现透光带提示有纵隔气肿。

2. 诊断性穿刺

胸腔穿刺既能明确有无气胸存在，同时通过抽出气体达到减轻胸膜腔内压、缓解症状的目的。

三、治疗要点

根据气胸的不同类型适当进行排气，以解除胸腔积气对呼吸、循环所造成的障碍，使肺尽早复张，恢复呼吸功能。

1. 闭合性气胸

小量气胸一般可在 1~2 周自行吸收，无须特别处理，但应注意观察其发展变化。中量、大量气胸需行胸腔穿刺，或放置胸腔闭式引流管，促使肺尽早膨胀。

2. 开放性气胸

须尽快封闭胸壁创口，变开放性气胸为闭合性气胸。可用多层清洁布块或凡士林纱布，在患者深呼气末敷盖创口并使用胶布或绷带包扎固定。要求封闭敷料够厚以避免漏气，但不能往创口内填塞；范围应超过创缘 5 cm 以上包扎固定牢靠。进一步处理需根据患者的不同情况给予输血、补液和吸氧等治疗，纠正呼吸和循环功能紊乱。待患者呼吸循环稳定后，在气管内插管麻醉下进行清创术并留置胸腔闭式引流管。如果怀疑有胸内重要脏器、血管损伤、活动性出血或异物留存，应尽早剖胸探查处理。

3. 张力性气胸

张力性气胸最首要的急救在于迅速行胸腔排气解压。可用大号针头在锁骨中线第 2 肋间刺入胸膜腔，即刻排气减压。将针头用止血钳固定后，在其尾端接上乳胶管，连于水封瓶，若未备有水封瓶，可将乳胶管末端置入留有 100~200 mL 盐水的输液瓶内底部，并用胶布固定于瓶口以防滑出，做成临时胸腔闭式引流。紧急时可在穿刺针尾端缚一橡皮指套、气球或避孕套等，其顶端剪一约 1 cm 的小口制成活瓣排气针，以阻止气体进入，便于气体排出。

经急救处理后，置患者于斜坡半坐位，在胸腔最高位置胸腔引流管接水封瓶持续排气减压，如有需要可接负压吸引。若肺已充分复张，可于漏气停止后 24~48 小时拔除胸引管。若肺不能充分复张，应追查原因。疑有严重的肺裂伤或支气管断裂者，应进行剖胸探查手术。

四、护理

护理人员要积极与医生配合，在现场暂无医生的情况下，护理人员要进行及时有效的处理。

1. 一般护理

（1）急性期应嘱患者绝对卧床休息，保持情绪稳定，以减少心、肺脏器的活动强度。同时给予吸氧、补充血容量、纠正休克等措施缓解并改善临床症状。

（2）密切观察患者有无气促、呼吸困难、发绀和缺氧等症状，观察患者的呼吸频率、节律和幅度有无异常，观察患者有无皮下气肿和气管移位等情况，早期发现异常，早报告、早治疗。

2. 胸腔闭式引流的观察和护理

（1）保持管道的密闭：①随时检查引流装置各个连接处是否连接完好，有无松脱或脱落现象。②定期观察并保持水封瓶长玻璃管在水下 3~4 cm 处，防止空气进入胸腔。③在患者活动或被搬移以及需要更换胸引流瓶时，应双重夹闭引流管。

（2）保持管道通畅：①定期观察引流管内的水柱波动情况，正常的水柱上下波动 4~6 cm，若引流管内的水柱随呼吸上下移动，或在深呼吸或咳嗽时有气泡逸出或液体流出，则表明管道通畅；若停止了波动可能提示患者肺组织复张或胸腔引流管被堵塞；如出现气胸或张力气胸的早期症状，首先应怀疑引流管被血块堵塞，设法捏挤引流管使其通畅，并立即报告医师处理。②定期挤压引流管，初期每 30~60 分钟就要向水封瓶方向挤压引流管 1 次，及时检查管路是否有打折、受压、扭曲、滑落及堵塞等现象。③鼓励患者多活动，增加呼吸强度，也可依靠重力作用促进引流。

（3）妥善固定好引流管：将引流管留出足够长的一段以方便患者翻身活动，避免因体位变化时牵拉引流管，发生引流管的移位或脱落。

（4）严格无菌操作，防止逆行感染：①观察伤口有无渗血和液体，如果伤口渗出较多，应及时通知医生及时更换敷料。②引流瓶不应高于患者胸部，必须处于患者胸腔以下 60~100 cm 的位置，尽可能靠近地面或是贴紧床边放稳妥；移动时一定夹闭管路，严防瓶内液体倒流到胸腔。③更换引流瓶时要严格各接头的消毒。

（5）密切观察并准确记录引流液的颜色、量及性质。做好交接班工作。

（6）做好心理护理和健康教育，消除患者紧张情绪，积极配合治疗：①指导患者适当的运动翻身，并进行深呼吸和咳嗽，或者吹气球，有利于促进肺组织的扩张。②指导患者不食辛辣刺激性强的食物，多进粗纤维的食物，如芹菜、竹笋、蔬菜、水果等易消化食物，避免便秘的发生。③在气胸痊愈的 1 个月内，不要剧烈运动，如打球、跑步、抬提重物、剧烈咳嗽、屏气等。

（唐　琳）

第二节　血胸

胸膜腔积血称为血胸，与气胸同时存在者称为血气胸。血胸可由于胸腔内任何组织结构的损伤出血所引起。血胸对肺和纵隔的压迫更加严重。胸膜腔积血后，首先同侧肺受压而萎陷，大量血胸时将纵隔推向健侧，使对侧肺也受压而萎陷，导致呼吸困难和循环功能紊乱，严重者可呈现休克症状。另外，当胸腔内迅速积聚大量血液，超过肺、心包和膈肌运动所起的去纤维蛋白作用时，胸腔内积血发生凝固，形成凝固性血胸。血液凝固后，附在胸膜上的纤维素和血凝块逐渐机化，形成纤维组织，覆盖束缚肺和胸壁，限制胸壁活动幅度。

再者，血液是细菌繁殖的良好培养基，若血胸未经及时处理，从胸壁或胸内器官创口进入的细菌，易引起胸膜腔感染形成脓胸。

一、临床表现

血胸的临床表现与出血量、出血速度以及个人体质有关。肺组织出血大多数由于肋骨骨折断端刺破胸膜和肺所致，由于破裂的血管小，肺循环血压低，出血处常能被血块所封闭而自行停止，一般出血量不多。肋间动脉或胸廓内动脉破裂，由于体循环动脉血压高，出血不易自行停止，出血量较多。心脏或胸内大血管如主动脉及其分支，上、下腔静脉和肺动静脉破裂，出血量大，伤情重，患者常在短时间内因大量失血死于休克。

血胸的临床表现随出血量、出血速度、胸内器官创伤情况和患者体质而有所不同。一般来讲，成人血胸量 <500 mL 为少量血胸，500～1000 mL 为中量血胸，>1000 mL 为大量血胸。对于少量血胸患者，临床上可不呈现明显症状，查体也常无异常体征。中等量以上血胸，出血速度快，短时间即超过1000 mL者，则呈现面色苍白、脉搏快而弱、呼吸急促、血压下降等低血容量休克症状。当胸膜腔大量积血压迫肺和纵隔引起呼吸困难和缺氧等。查体可呈现气管、心脏向健侧移位，伤侧肋间隙饱满，叩诊呈实音，呼吸音减弱或消失。出现以下征象应考虑患者可能存在进行性出血：①持续出现低血容量休克症状，经补充血容量仍不缓解。②胸腔引流血量每小时超过 200 mL 并持续 3 小时以上。③胸腔引流出的血液很快凝固。

二、辅助检查

1. 影像学检查

（1）胸部 X 线检查：是最常用的检查。积留在肋膈窦的小量血胸，胸部 X 线检查可能不易被发现，有时可见到肋膈角消失。血胸量较多者，则显现伤侧胸部密度增大。大量血胸则显示大片浓密的积液阴影和纵隔向健侧移位征象。血胸、气胸病例则显示液平面。

（2）胸部 B 超检查：可明确积血的位置与量。

2. 实验室检查

胸膜腔积血可引起低热，但如患者出现寒战、高热，应穿刺抽液送做细菌涂片和培养检查。若红细胞、白细胞计数比例明显增加达 100 ∶ 1，提示可能的化脓性感染。

3. 胸膜腔穿刺

胸膜腔穿刺抽得血液则可确定诊断，抽出血性液体时即可诊断为血胸。若演变形成纤维胸，如范围较大者可出现病侧胸廓塌陷，呼吸运动减弱，气管、纵隔向病侧移位，肺通气量减少；胸部 X 线检查显示纤维板造成的浓密阴影。

三、治疗要点

血胸的治疗原则应及时排出积血，促使肺复张，改善肺功能和预防感染。

1. 密切观察

血胸血量很少且无活动性出血倾向时，积血常能迅速被吸收而不残留后遗症，故无须特殊处理。

2. 留置胸腔闭式引流

中等量以上血胸（1000 mL以上），应早期安置胸腔闭式引流，可以尽快排出积血和积气，使肺及时复张，也是预防胸内感染的有力措施，同时有监测漏气及活动出血的作用。

3. 手术治疗

对于胸膜腔进行性出血，则应在输血补液等抗休克治疗的同时，及时施行剖胸探查，清除血块和积血，寻找出血来源。对胸壁血管出血者，可分别在血管破口的近端、远端缝扎止血。肺裂伤出血绝大多数可缝合止血，但如为广泛裂伤，组织损伤严重，则须做肺部分切除术。凝固性血胸可在创伤后2～3天，胸膜纤维层形成后施行剖胸探查，剥除胸壁和肺表面胸膜上纤维组织板，使胸壁活动度增大，肺组织扩张，改善呼吸功能。

4. 其他

血胸并发胸膜腔感染者，按脓胸进行治疗。

四、护理

1. 备好急救用物

血胸患者多以急诊方式入院，且病情较重，因此，护理人员在患者入院时应准备好抢救用物，如胸腔穿刺包、气管切开包、胸腔闭式引流瓶、吸氧管、吸痰管、输液器及各种检测及抢救药品等。

2. 密切监测生命体征及尿量

血胸患者常常会出现低血容量休克症状，因此生命体征监测尤为重要。患者入院后，立即给予鼻导管吸氧（一般每分钟4 L），测量血压，接好心电监护，观察心率，有无心律失常。有条件者监测手指脉搏氧饱和度。开始时每15分钟记录1次生命体征，平稳后改为每30分钟1次，以后视病情变化遵医嘱执行。同时开放静脉通道，便于抢救用药。

若患者出现休克症状，应平卧。生命体征平稳后可改用半卧位，头部及上身支高30°～45°。这种体位使膈肌下降在正常位置，有利于通气及胸腔引流。每1～2小时给患者常规翻身一次或卧气垫床。但严重胸外伤则不宜翻身。

3. 密切观察胸腔引流的颜色、量和性质

若引流量每小时超过200 mL并持续3小时以上，引流出的液体颜色鲜红且很快凝固，说明有活动性出血的可能，应积极做好开胸手术的准备。

4. 保持呼吸道通畅，维护呼吸功能

由于胸腔内大量积血压迫患侧肺和纵隔，而影响呼吸。因此，护士应在患者入院后及时给予雾化吸入等方法，及时清除口腔和呼吸道分泌物，以保持呼吸道通畅。

5. 其他

对安置胸腔闭式引流的患者，应做好相应的专科护理。

（李照华）

第三节 创伤性窒息

创伤性窒息是闭合性胸部伤中一种较为少见的综合病症，其发生率占胸部伤的 2% ~8%。钝性暴力作用于胸部的瞬间，伤者声门突然紧闭，气管及肺内空气不能外溢，引起胸膜腔内压骤然升高，压迫心脏及大静脉。由于上腔静脉系统缺乏静脉瓣，这一突然高压使右心血液逆流而引起静脉过度充盈和血液淤滞，并发广泛的毛细血管破裂和点状出血，甚至小静脉破裂出血所致的上半身广泛皮肤、黏膜的末梢毛细血管淤血及出血性损害。

一、临床表现

创伤性窒息多见于胸廓弹性较好的青少年和儿童，多数不伴胸壁骨折。主要临床表现为面、颈、上胸部皮肤以及口腔、球结膜、鼻腔黏膜出现针尖大小蓝紫色瘀斑，以面部与眼眶部为明显。眼球深部组织内有出血时可致眼球外凸，视网膜血管破裂时可致视力障碍甚至失明。鼓膜破裂可导致外耳道积血，进而引起耳鸣及听力障碍。颅内轻微的点状出血和脑水肿产生缺氧可引起暂时性意识障碍、烦躁不安、头晕、头胀，甚至四肢抽搐、肌张力增高和腱反射亢进等，瞳孔可扩大或缩小。若有颅内静脉破裂，患者可发生昏迷，甚至死亡。

二、辅助检查

1. 胸部 X 线

胸部 X 线是诊断肺挫伤的重要手段，约 70% 病例在伤后 1 小时内出现改变，30% 病例可延迟到伤后 4~6 小时，范围可由小的局限区域到一侧或双侧，程度可由斑点状浸润，弥漫性或局部斑点融合浸润，以致弥漫性单肺或双肺大片浸润或实变阴影。

2. CT 检查

显示肺实质裂伤和围绕裂伤周围的一片肺泡积血而无肺间质损伤。

3. 其他检查

①检查心肌酶系统变化，了解心肌挫伤程度。②心电图检查了解心电情况。③眼底检查，了解玻璃体、视网膜、视神经出血情况。

三、治疗要点

对于出血点及瘀斑，一般 2~3 周可自行吸收消退，不需特殊处理。仅须在严密观察下给予对症治疗，包括半卧位休息、维持呼吸循环系统稳定、适当镇痛和镇静等。创伤性窒息本身并不引起严重后果，其预后取决于胸内、颅脑及其他脏器损伤的严重程度。对于有合并伤者，应针对具体伤情采取相应的急救和治疗措施。

四、护理

1. 一般护理

（1）密切观察：①对于典型症状的创伤性窒息患者应高度警惕有无合并损伤。②在复苏和抢救休克的同时观察患者的意识、瞳孔、肌张力和各种病理反射，并将患者迅速转移到病房。③每 30 分钟测血压、脉搏、呼吸 1 次，必要时随时测量。有异常情况及时通知医生，并配合医生妥善处理。

（2）保持呼吸道通畅，维持足够的通气量：①及早给氧；对于重症患者，在呼吸道通畅情况下，及早经鼻导管给氧，每周 5 ~ 7 L，以避免发生脑和其他组织缺氧。②对于呼吸困难者应保持呼吸道通畅，行气管插管或气管切开，使用机械通气，纠正低氧血症。

（3）做好心理护理及对症处理：因为突然受伤，加上外观上的显著改变，往往使患者感到紧张、害怕，护理人员要热情、耐心，做好安慰、解释工作，消除患者的恐惧心理，使其取得配合。

2. 并发症的护理

（1）脑水肿的护理：创伤性窒息中枢神经系统症状主要是由于脑缺氧和脑水肿引起的颅内压升高所致，及时处理脑水肿能预防脑疝发生。①保持呼吸道通畅，清除呼吸道异物或切开气管，及时吸痰，预防脑缺氧。②正确使用脱水利尿药物，减轻脑水肿。③高压给氧。④给能量合剂，纠正代谢紊乱。⑤清除低渗性因素，必要时补充钠，限制水分输入。⑥护理人员要密切观察病情变化，注意有无反跳现象出现，及时通知医生，按不同病因及病情进行处理。

（2）心肌挫伤及肺挫伤：创伤性窒息在有肺挫伤时，常有心肌挫伤伴随存在。①使用呼吸机，用机械通气帮助呼吸的方法最为有效；早期应用，不仅可以减轻自主呼吸时呼吸肌的工作量和耗氧量，并可增加肺泡通气量和给氧，有助于消除肺水肿，预防肺不张，并使已萎陷的肺泡重新膨胀。②给予雾化吸入，避免呼吸道干燥。③应用呋塞米等利尿药，同时提高血浆蛋白含量，使血浆胶体渗透压增高，以利于消除肺水肿。④心电图有改变者应用能量合剂。⑤护理人员要熟悉呼吸机和心电监护仪的使用和管理，了解治疗中可能出现的问题。

（3）视网膜及神经损伤：眼部症状是创伤性窒息的主要表现，约20%的患者因球后淤血、水肿而致眼球突出。多数伤后有视力障碍或丧失，是视网膜水肿、出血，视神经供血不足或神经鞘内出血等原因造成的。①早期使用类固醇类药物控制感染。②患者绝对卧床休息，取一定的头高脚低位或根据医嘱用沙袋固定头部。③协助患者日常生活，但不要移动头部。④注意预防并发症，如感冒、咳嗽等。

（于媛媛）

第四节 胸部外伤

一、护理评估

主要包括：①受伤经过，时间，有无昏迷及恶心呕吐等。②生命体征是否平稳，有无呼吸困难、发绀、休克、有无意识障碍及肢体活动障碍等。③疼痛的部位与性质、骨折的部位与性质、有无开放性伤口、气管位置有无偏移及有无反常呼吸运动。④有无咳嗽、咯血、痰量和性状、咯血量和次数、胸部是否叩诊呈浊音或呈鼓音、呼吸音是否清晰。⑤了解胸部 X 线检查、B 超检查、血液生化检查等，以评估血胸、气胸的病因，严重程度，性质及胸内器官的损伤程度。⑥患者有无焦虑或恐惧，程度如何，患者和亲属对损伤及其预后的认识程度。

二、护理措施

（一）密切观察各项生命体征

注意瞳孔、意识、胸部、腹部及肢体活动是否受限等情况，要特别注意是否存在复合伤。

（二）连枷胸

多根多处肋骨骨折导致连枷胸，大面积胸部软化，反常呼吸运动，极易引起严重呼吸循环功能障碍。应配合医生行紧急加压包扎固定或牵引固定，消除或减轻反常呼吸运动，维持正常呼吸功能，促使伤侧肺膨胀。

（三）严密观察患者呼吸情况

当患者出现呼吸急促、呼吸困难、发绀，应予吸氧，氧流量为每分钟 2～5 L，血压平稳者取半坐卧位，以利于呼吸、咳嗽排痰及胸腔闭式引流。

（四）保持呼吸道通畅

外伤后气道内存在血液或分泌物，因疼痛使咳嗽反射减弱，因而吸入物淤积使肺膨胀不全，可造成感染，甚至窒息。首先应鼓励和协助患者咳嗽排痰，可采用指压胸骨切迹上方气管的方法。也可站于患者健侧，叩击胸骨后，双手扶夹住胸壁，轻压患者伤口，支撑肋骨，随患者咳嗽运动适度上抬胸部，嘱患者轻咳几声，使痰液松动后，再深吸一口气，振动胸部将痰咳出。此方法可减轻疼痛，提高咳痰效果。有效咳嗽的声音应是低音调深沉的，且在控制下进行。患者仰卧时影响咳嗽的力量，应协助患者取坐位或半卧位。对咳痰无力，呼吸道分泌物潴留的患者，行鼻导管深部吸痰效果较好。但全肺切除的患者，其支气管残端缝合处就在气管隆嵴下方，行深部吸痰时支气管残端容易被刺破，操作时吸痰管进入气管的长度以不超过气管长度的 1/2 为宜，以免造成残端部位穿孔。肺叶切除术后，吸痰管需拐弯 2 次始达残端缝合处，刺破可能性较小。护士必须仔细阅读手术记录，根据手术方式选用鼻导管深部吸痰或协助医生在纤维支气管镜下吸痰，必要时行气管切开术。痰液黏稠不易排出时，应用祛痰药以及超声雾化吸入或氧气雾化吸入。疼痛剧烈者，遵医嘱给以镇痛药。

（五）胸腔闭式引流

已行胸膜腔穿刺或胸腔闭式引流术的患者，则按胸穿或胸腔闭式引流常规护理。

（六）处理休克

当患者表现出休克症状，如烦躁、口渴、面色苍白、四肢湿冷、呼吸急促、脉搏细弱、血压下降等休克症状时，应追查导致休克的病因，加强护理，及时通知医师处理。需迅速建立通畅的静脉通道，在中心静脉压（CVP）及左房压监测下，补充血容量，纠正水、电解质代谢及酸碱平衡失调。如为张力性气胸来不及通知医生可直接在患者锁骨中线第 2 肋间行粗针头穿刺放气减压，并配合医生行胸腔闭式引流以降低胸腔压力，减轻肺受压，常能迅速改善呼吸与循环功能。开放性气胸的患者，应取凡士林纱布及厚棉垫在患者深呼气末加压封闭胸壁伤口，首先将开放性气胸转变闭合性气胸，避免纵隔摆动，然后进行下一步治疗。

（七）处理心脏压塞

怀疑心脏压塞的患者，应配合医师迅速施行心包穿刺（图6-1）或心包开窗探查术，以解除急性心脏压塞，并尽快准备剖胸探查。术前应以大以输血为主，其他的抗休克措施为辅。如果胸壁有异物，且高度怀疑其刺入胸腔，不宜急于拔除，以免造成大出血的发生。如发生心搏骤停，应紧急配合医生在床旁行开胸挤压心脏，解除心脏压塞，指压控制出血，急送手术室开胸手术抢救。

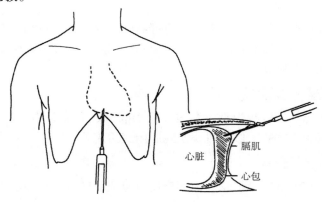

图6-1 心包穿刺示意图

（八）感染

开放性损伤及血胸患者容易发生胸腔内感染，通常每4小时测体温1次，密切观察体温变化及热型。配合医生进行清创、缝合、伤口换药等处理，注意无菌操作，防止伤口感染。高热患者，予以物理或药物降温。患者出现寒战、高热、头痛、头晕、疲倦等中毒症状，血象示白细胞计数升高，胸穿抽出混浊液体时，如见脓细胞，提示血胸已经感染形成脓胸应切肋置管引流，加强抗感染治疗以及全身营养支持。

（九）咯血

痰中带血可能由轻度肺、支气管损伤引起，一般可自行愈合。咯血或咳大量泡沫样血痰，呼吸困难加重，胸腔闭式引流有大量气体溢出，常提示肺、支气管严重损伤，需加强心理护理，稳定患者情绪，鼓励其咳出气管内积血，以免阻塞气道，导致肺不张。大量咯血者应行体位引流，防止窒息，同时积极做好剖胸探查修补气道裂口的准备。

（十）一般护理

胸部外伤后疼痛剧烈，加之带有多种管道，患者自理能力下降。护士应关心体贴患者，根据患者需要为其做好生活护理，协助患者在床上大小便，鼓励患者早期下床活动，并做好伤侧肢体的功能锻炼，防止失用性萎缩。

（十一）心理护理

护理人员还应加强与患者的沟通，做好心理护理及病情介绍，使患者解除对治疗效果以及手术的担心、焦虑，向患者解释各种症状的原因、持续时间及愈后情况，说明各项诊疗、护理操作与手术的安全性与必要性，帮助患者树立信心并配合治疗。

三、胸腔闭式引流的护理

（一）保持管道的密闭和无菌

使用前应仔细检查引流管有无裂缝，引流瓶有无破损，各衔接处是否密封。用胶布紧密黏合管道各连接处，防止滑脱，玻璃管应浸入水中 3 ~ 4 cm。当更换引流瓶时，务必先双重夹闭引流管，严防空气进入胸膜腔形成气胸。操作时应严格执行无菌操作规程，防止感染发生。

（二）体位

胸腔闭式引流术后患者应取 45°斜坡体位，便于胸腔引流及改善呼吸，使肺活量增大。鼓励患者深呼吸、咳嗽，务求使肺尽量扩张。

（三）装置

闭式引流瓶液面应低于引流管出胸壁处 60 cm。如果提引流瓶高过患者胸腔平面，引流液可能会逆流入胸腔引起感染。定时挤压引流管，保持其通畅，水柱波动的幅度反映胸腔残腔的大小及胸腔负压的大小，水柱上下波动的正常范围 4 ~ 6 cm。如果水柱无波动，患者出现胸闷气促，气管向健侧移位等表现，应怀疑血块堵塞引流管，需设法捏挤或负压吸引引流管使其通畅。使用 3 瓶负压吸引时患者胸痛难忍，可能为负压过大，应减小负压并继续观察。

（四）活动

下床活动时，引流瓶位置应低于膝关节，并保持其密封。

（五）观察引流

定时观察引流液的量、性状及水柱波动范围，并准确记录。每日必须更换引流盒 1 次。当 24 小时引流量少于 50 mL，脓液量少于 10 mL，胸部 X 线检查示肺膨胀良好时即可拔管。

（六）拔管

拔管后应密切观察患者有无呼吸困难、切口漏气、皮下气肿、出血、胸闷等症状，第 2 天需更换伤口敷料。

四、气管插管的护理

体外循环术后将患者送回 ICU，常规行呼吸机辅助呼吸，要密切观察病情，加强呼吸道管理，吸入气经呼吸机雾化湿化加温，勤吸痰，每 30 分钟 1 次，掌握好拔管指征。

（一）心理护理

手术后切口疼痛，陌生的环境常使患者产生恐惧感，引起躁动；在进行吸痰等操作时，患者也出现精神紧张，肉体痛苦。此时护理人员应通过亲切耐心的话语，给予患者安慰，操作时动作应轻、快、准，以免粗暴与长时间操作给患者带来强烈的干扰。

（二）镇静

由于患者清醒状态下置管常导致强烈的不适感，患者可向外吐出插管而导致插管移位，也可引起强烈的躁动使气管黏膜损伤，并使氧消耗量加大，加重低氧血症，合理使用镇静剂及肌松剂可使患者安静置管，取得良好的治疗效果。

（三）保持呼吸道通畅

重要措施为有效排痰，排痰不仅可以减少气道阻力，同时也可改善肺通气，预防缺氧及肺不张的发生。但在吸痰期间，往往会引起低氧血症和心律失常，所以吸痰期间应密切监测患者的血氧饱和度和心律的改变。一次吸痰时间不宜超过 15 秒，过度延长吸痰时间将降低肺泡氧浓度，加重低氧血症，甚至引起小范围的肺不张。目前预防吸痰导致的低氧血症包括过度通气与提高吸入氧浓度 2 种方法，气管插管呼吸机辅助呼吸的患者较容易发生肺部感染，因此吸痰过程中一定要遵循严格的无菌技术，以降低感染的发病率。

（四）防止气管黏膜损伤

气管插管的患者，其咽、喉、气管黏膜损伤的发生率较高。损伤部位多位于气管导管的气囊处，气管后壁及声门下部尤易受损。气管导管气囊压力不宜过高，以防压迫气管黏膜的毛细血管，引起血供障碍。一般认为气囊压力不超过 30 mmHg（4.0 kPa）。每 4～6 小时气囊放气 5～10 分钟后再充气，以保证气囊不压迫气管黏膜的血供。正确的吸痰方法也可减少气管黏膜损伤的发生率。吸痰动作要轻柔，吸痰管遇到阻力时应后退 0.5 cm 开放负压，可预防气管黏膜损伤。

五、气管切开的护理

（一）准备
床边准备吸引器，光源，气管切开包及气管导管等。

（二）观察
密切观察呼吸困难程度并及时向医生汇报。

（三）心理护理
应协助医生做好患者的思想工作，解除其思想顾虑，取得患者配合。

（四）体位
一般体位采取平卧位，也可取半卧位。危重患者应有专人护理直至清醒，同时观察患者有无皮下气肺，气胸及伤口是否出血等。

（五）保持气管导管通畅

及时吸尽分泌物，以保持气管导管通畅，为防止肺部感染和分泌物黏稠，可采取气管内滴入湿化液（0.9% 生理盐水 10 mL 加糜蛋白酶 5 mL）的方法，每 4 小时 1 次，沿导管壁缓慢滴入，对终生带管患者还要教会患者带管咳痰，吸痰和滴药方法。

（六）拔管后处理
患者一经堵管或拔管后，在床旁要准备气管切开包和气管套管，做好床旁交接班，以防窒息发生。

（常秀杰）

第七章

普外科疾病护理

第一节 腹外疝

腹外疝是由腹腔内某一脏器或组织连同腹膜壁层，经腹壁薄弱点或空隙向体表突出所形成。常见的有腹股沟斜疝、腹股沟直疝、股疝、脐疝及切口疝。临床表现为患者站立、行走、劳动或腹内压突然增高时疝内容物向体表突出，平卧时可推送回纳至腹腔，患者多无自觉症状。若疝内容物不能还纳入腹腔可造成嵌顿或绞窄性疝，出现剧烈疼痛、机械性肠梗阻表现。治疗上常采用疝修补手术。

一、护理措施

（一）术前护理

（1）观察有无引起腹内压力增高。避免重体力劳动和活动。

（2）遵医嘱行术前检查，有慢性基础疾病者应积极治疗。

（3）嵌顿疝和绞窄疝应禁食、补液、胃肠减压、抗生素治疗等术前准备。

（4）手术前嘱患者排尿，以免术中损伤膀胱。

（5）术前指导患者进行床上排尿练习，避免术后出现尿潴留。

（二）术后护理

（1）预防血肿。

一般选择合适的沙袋在伤口处加压 24 小时左右，减少伤口出血。腹股沟疝修补术后可用绷带托起阴囊，并密切观察阴囊肿胀情况。

（2）术后取平卧位。

膝下垫一软枕使髋关节屈曲，以减少局部张力。2~3 天后可取半卧位。术后 3~5 天可考虑下床活动，无张力疝修补术患者可以早期下床活动。年老体弱、复发性疝、绞窄疝、巨大疝患者应适当延迟下床活动时间。

（3）术后 1 天进流质饮食，次日进高热量、高蛋白、高维生素的软食或普食，多食蔬菜、水果、多饮水，以防便秘。行肠切除术者暂禁食，待肠蠕动恢复后方可进流质饮食。

（4）避免腹内压过高，预防感冒、咳嗽，避免活动过度、便秘等。

（5）按医嘱应用抗生素，保持敷料清洁，严格无菌操作，防止切口感染。

二、健康指导

（1）注意避免增加腹腔压力的各种因素。

（2）手术后 14 天可恢复一般性工作，3 周内避免重体力劳动。

（3）复发应及早诊治。

（陆晓明）

第二节　急性阑尾炎

急性阑尾炎是外科常见病，是最多见的急腹症之一，多发生于青壮年，男性发病率高于女性。

一、护理评估

1. 术前评估

（1）健康史：了解患者既往病史，尤其注意有无急性阑尾炎发作史，了解有无与急性阑尾炎鉴别的其他器官病变，如胃十二指肠溃疡穿孔、右侧输尿管结石、胆石症及妇产科疾病等。了解患者发病前是否有剧烈活动、不洁饮食等诱因。

（2）身体状况：了解患者发生腹痛的时间、部位、性质、程度及范围等，了解有无转移性右下腹痛、右下腹固定压痛、压痛性包块及腹膜刺激征等。了解患者的精神状态、饮食、活动及生命体征等改变，有无乏力、脉速、寒战、高热、黄疸及感染性休克等表现。查看血常规、尿常规检查结果，了解其他辅助检查结果如腹部 X 线、B 超等。

（3）心理—社会状况：本病发病急，腹痛明显，需急诊手术治疗，患者常因突然发病而焦虑、不安。应了解患者的心理状态、患者和家属对疾病及治疗的认知和心理承受能力，了解家庭的经济承受能力。

2. 术后评估

了解麻醉和手术方式、术中情况、病变情况，对放置腹腔引流管的患者，应了解引流管放置的位置及作用。了解术后切口愈合情况、引流管是否通畅及引流液的颜色、性状及量等；有无并发症发生。患者对于术后康复知识的了解和掌握程度。

二、护理问题

1. 疼痛

与阑尾炎炎症刺激、手术切口等有关。

2. 体温过高

与急性阑尾炎有关。

3. 焦虑

与突然发病、缺乏术前准备及术后康复等相关知识有关。

4. 潜在并发症

出血、切口感染、粘连性肠梗阻、腹腔脓肿等。

三、护理目标

（1）患者主诉疼痛程度减轻或缓解。

（2）体温逐渐降至正常范围。

（3）焦虑程度减轻或缓解，情绪平稳。

（4）护士能及时发现并发症，并积极配合处理。

四、护理措施

（一）术前护理

1. 病情观察

加强巡视、观察患者精神状态，定时测量体温、脉搏、血压和呼吸；观察患者的腹部症状和体征，尤其注意腹痛的变化。患者体温一般低于 38 ℃，高热则提示阑尾穿孔；若患者腹痛加剧，出现腹膜刺激征，应及时通知医师。

2. 对症处理

疾病观察期间，通知患者禁食；按医嘱静脉输液，保持水电解质平衡，应用抗生素控制感染。为减轻疼痛，患者可取右侧屈曲被动体位，屈曲可使腹肌松弛。禁服泻药及灌肠，以免肠蠕动加快，增高肠内压力，导致阑尾孔或炎症扩散。诊断未明确之前禁用镇静止痛剂，如吗啡等，以免掩盖病情。

3. 术前准备

做好血常规、尿常规、便常规、出凝血时间及肝、肾、心、肺功能等检查，清洁皮肤，遵医嘱行手术区备皮。做好药物过敏试验并记录。嘱患者术前禁食 12 小时，禁水 4 小时。按手术要求准备麻醉床、氧气及监护仪等用物。

4. 心理护理

在与患者和家属建立良好沟通的基础上，做好解释安慰工作，稳定患者的情绪，减轻其焦虑；向患者和家属介绍有关急性阑尾炎的知识，讲解手术的必要性和重要性，提高他们的认识，消除不必要的紧张和担忧，使之积极配合治疗和护理。

（二）术后护理

1. 一般护理

（1）休息与活动：患者回室后，应根据不同麻醉方式，选择适当卧位休息，全身麻醉术后清醒、连续硬膜外麻醉患者可取平卧位。6 小时后，血压脉搏平稳者，改为半卧位，利于呼吸和引流。鼓励患者术后在床上翻身、活动肢体。术后 24 小时可起床活动，促进肠蠕动恢复，防止肠粘连，同时可增进血液循环，加速伤口愈合。老年患者术后注意保暖，协助咳嗽咳痰，预防坠积性肺炎。

（2）饮食护理：患者手术当天禁食，经静脉补液。术后第 1 天可进少量清流质食物，待肠蠕动恢复，第 3~4 天可进易消化的普食。少数病情重的坏疽、穿孔性阑尾炎，术后饮食恢复较缓慢。

2. 病情观察

密切监测生命体征及病情变化，遵医嘱定时测量体温、脉搏、血压及呼吸；加强巡视，倾听患者的主诉，观察患者腹部体征的变化，尤其注意观察有无粘连性肠梗阻、腹腔感染或脓肿等术后并发症的表现，及时发现异常，通知医生并积极配合治疗。

3. 切口和引流管的护理

保持切口敷料清洁、干燥，及时更换被渗血、渗液污染的敷料；观察切口愈合情况，及时发现出血及切口感染的征象。对于腹腔引流的患者，应妥善固定引流管，防止扭曲、受压，保持通畅；经常从近端至远端方向挤压引流管，防止因血块或脓液而堵塞；观察并记录引流液的量、颜色、性状等。当引流液量逐渐减少、颜色逐渐变淡至浆液性，患者体温及血常规正常，可考虑拔管。

4. 用药护理

遵医嘱术后应用有效抗生素，控制感染，防止并发症发生。术后 3 ~ 5 天禁用强泻剂和刺激性强的肥皂水灌肠，以免增加肠蠕动，而使阑尾残端结扎线脱落或缝合伤口裂开，如术后便秘可口服轻泻剂。

5. 并发症的预防和护理

（1）切口感染：阑尾术后最常见的并发症。多见于化脓或穿孔性急性阑尾炎，表现为术后 2 ~ 3 天体温升高，切口胀痛或跳痛，局部红肿、压痛等，可先行试穿抽出脓汁，或于波动处拆除缝线，排出脓液，放置引流，定期换药。手术中加强切口保护、彻底止血、消灭无效腔等措施可预防切口感染。

（2）粘连性肠梗阻：较常见的并发症。病情重者须手术治疗。早期手术，早期离床活动可适当预防此并发症。

五、健康指导

（1）对于非手术治疗的患者，应向其解释禁食的目的和重要性，教会患者自我观察腹部症状和体征变化的方法。

（2）对于手术治疗的患者，指导患者术后饮食的种类及量，鼓励患者循序渐进，避免暴饮暴食；向患者介绍术后早期离床活动的意义，鼓励患者尽早下床活动，促进肠蠕动恢复，防止术后肠粘连。

（3）出院指导，若出现腹痛、腹胀等不适，应及时就诊。

六、护理评价

（1）患者的疼痛程度是否减轻或消失，腹壁切口是否愈合。

（2）体温是否恢复到正常范围。

（3）焦虑程度是否缓解，情绪是否稳定。

（4）术后并发症是否被及时发现并积极处理。

（王兆霞）

第三节　肠梗阻

肠内容物不能正常、顺利通过肠道称为肠梗阻，是常见的外科急腹症之一。发病后不但可引起肠管本身解剖和功能的改变，并可导致全身性的生理紊乱，可出现腹痛、呕吐、腹胀、肛门停止排便排气等症状。临床表现复杂多变，病情变化比较快，在临床外科中具有特殊的重要性。

一、护理措施

（一）术前护理

（1）禁食，胃肠减压。口服液状石蜡（有胃管者给予胃管内注入，注入后夹管半小时）。

（2）无休克者可取半卧位。

（3）禁食期间，严格记录出入量，静脉补充液体及营养，纠正水、电解质紊乱和酸碱失衡。

（4）密切观察生命体征及腹部症状的变化。了解有无脱水及休克症状，如发生绞窄性肠梗阻应立即手术。

（5）给予心理护理，减轻焦虑。

（二）术后护理

1. 病情观察

密切观察生命体征的变化。监测腹部体征。

2. 卧位

全身麻醉清醒后取半卧位。

3. 管道护理

做好胃肠减压及腹腔引流管护理。

4. 切口护理

观察腹部切口有无渗血、渗液及感染征象，如有渗血应及时换药。

5. 活动

鼓励患者早期活动，预防皮肤并发症及肠粘连的发生。

6. 饮食

禁食期间遵医嘱给予营养支持，注意补液原则。观察尿量，维持水、电解质平衡。肠蠕动恢复以后，可进食少量流汁，根据患者情况逐渐过渡为半流质饮食至普食。

7. 并发症的观察及护理

如术后出现腹部胀痛、持续发热、白细胞计数增高，腹壁切口红肿或腹腔引流管周围流出粪臭味液体时，应警惕腹腔内、切口感染及肠瘘的可能。

二、健康指导

（1）注意饮食卫生，多吃易消化的食物，少食多餐，避免暴饮暴食。

（2）避免腹部受凉或饭后剧烈活动；保持大便通畅。

（3）有腹痛等不适时要及时就诊。

（刘　宁）

第八章

肠造口患者术前和术后护理

第一节　术前评估及护理

一、肠造口手术前患者的评估

造口手术的实施拯救了许多患者的生命，同时也给患者带来了身体和心灵的创伤。尤其是排便方式的改变，长期佩戴造口袋，使患者形象发生改变，心情压抑，自觉衰老，与配偶及朋友的关系趋于冷淡，从而出现抑郁等心理障碍，严重影响患者的生活质量。为了更好地促进造口患者的术后康复，提升生活质量，做好术前评估是关键。通过评估可以获得每一位将行造口手术患者相关的信息，以便制订个体化的护理计划。评估的内容主要包括以下几个方面。

1. 现病史

有利于评估造口手术的可能性和造口的类型。

2. 既往史

如曾做过肠道手术，造口的手术位置可能会有改变；如曾患有脑卒中的患者，有可能导致双手的灵活性欠佳，将会影响造口术后的自我护理。

3. 职业和生活规律

患者的职业特点将不同程度地影响造口位置的选择。如电工需戴工具带、司机需长期坐位开车、警察需腰间佩戴枪带、体育教练常弯腰下蹲等。这些患者在进行造口位置选择时，往往不能按常规的造口定位选择造口位置，而应结合其职业特点选择适合的造口位置。

4. 皮肤情况

了解皮肤过敏史，如过敏体质的患者应考虑进行皮肤接触试验，同时在应用造口用品期间注意观察是否有过敏反应；造口袋粘贴的稳固性与造口周围皮肤状况有很大的关系，术前评估腹部拟开设造口的区域皮肤是否完整，是否有局部或全身皮肤疾病等。

5. 语言沟通能力

语言能力包括听、说以及阅读和理解能力。尽管丧失听力并不是造口护理的一个障碍，但会影响患者接受健康教育的效果。阅读和理解能力程度不同，接受能力有很大的差别。故在进行健康教育或造口护理指导时，应根据患者的个体情况来制订不同的措施。对听力障碍的患者，造口护理教育可选择写或看的形式进行信息交流，如看录像带、幻灯片、图片、造口护理的小册子等，尽量使用最简单的方法来指导患者掌握造口护理方法。

6. 视力

患者的视力状况直接影响造口护理目标的制订、造口器材的选择及造口护理计划的实施。如果视力明显损害，可通过触觉的方法来指导患者使用造口器材，术前可选择一个非黏性的比造口稍大的模型或造口袋给患者练习。同时，术后鼓励患者家属协助患者做好造口护理。

7. 手的灵活性

造口护理需要手的灵活配合。评估患者手指是否健全及其灵活性，了解患者是否患有影响手的灵活性的疾病（如脑卒中后肢体活动障碍、意向性震颤、限制性关节炎等），双手能否进行协调操作等。通过观察，护士可明确知道患者能否打开夹闭的锁扣、引流的阀门、裁剪造口底盘或把造口袋粘贴在腹部上。患者双手的灵活性将影响造口器材的选择，一件式的造口袋比两件式的造口袋使用简单，一些裁剪好的造口袋对手的灵活性较差的患者是比较合适的。对个别手的灵活性较差的患者，应给予更多的时间和耐心去指导和帮助。对于手指残缺不能自理、术后需要家属帮助者，术后应指导患者家属掌握造口护理方法。

8. 患者及家属对造口手术的了解程度及对造口手术的接纳程度

解释手术的目的和意义，造口的类型，引荐手术成功病例交流，安排造口患者回访。让患者及家属对造口手术有所了解，造口手术只是排便出口不同，佩戴合适的造口袋，护理妥当，对生活不会造成太大的影响。希望患者，特别是家属能接纳造口，在术后早期，家属协助护理，多给予关心和照顾，帮助患者度过困难时期。

9. 社会—心理状况

造口手术后由于肠造口没有括约肌的功能，排泄物的排空无法控制，将会给患者和家属带来很大的烦恼。有学者对 34 例直肠癌患者的心理分析发现，有 27% 的患者出现恐惧心理，不能或不愿意配合医生进行治疗，甚至有 1 例患者因恐惧而精神崩溃未治出院，有 4 例患者拒绝腹部造口放弃手术。许多患者认为肠造口术后就会成为残疾人，充满极度的恐惧。有些患者意识到行造口手术是必然的选择，但对手术后的恢复缺乏信心，同时因手术后需要长期护理腹部造口，担心术后自己的生活不能自理，遭家人嫌弃，这类患者往往出现抑郁心理。老年患者担心术后无法自理造口，自觉生存无价值，将给家庭和子女带来麻烦和不便，表现出悲观甚至绝望。通过评估制订有针对性的心理疏导计划，可在一定程度上减轻或消除心理压力，帮助并支持他们渡过这困难时期。

10. 经济状况

许多患者造口将伴随他们余生，造口产品的费用将会加重患者的经济负担。因此，要了解患者的经济情况，以便更好地指导患者选择合适的造口用品。

二、肠造口手术前的健康教育

因受传统观念的影响，患者及家属往往对于肠造口手术难于接受，容易产生抗拒、悲观甚至绝望的心理，同时因对手术恐惧而产生焦虑，随着手术日期的临近，患者的忧虑和恐惧可达高峰。做好患者术前健康教育对减轻患者的术前心理压力、促进术后康复起到重要作用。

1. 向患者和家属讲述造口手术的原因、重要性

利用肠道解剖图向患者和家属讲解肠道的解剖和生理，目前患病的情况，因疾病治疗的需要，必须行肠造口手术，使患者和家属明确造口手术的重要性。

2. 向患者和家属讲述造口的类型和相关的造口护理知识

利用书籍、造口模型及图片向患者及家属讲解肠造口的手术方式、造口的位置、造口的排便功能及造口手术后的生理，还可以通过使用幻灯、录像等视听设施及派发肠造口护理手册，使患者认识到造口手术只是排便出口途径的改变，对胃肠道功能无影响，只要掌握造口护理知识，术后仍然可以过普通人的生活。

3. 向患者和家属讲述造口袋的作用

介绍造口袋的作用和特性，让患者和家属对造口袋的作用有初步的感性认识，必要时让患者试戴造口袋，使其初步体会到其实造口袋隐蔽性很高，不会对日常生活造成影响，从而消除患者对佩戴造口袋的恐惧感，增强接受造口手术的信心。

4. 针对性进行心理辅导

每个患者会因年龄、文化修养、职业特点、宗教信仰的不同而对肠造口手术的认识程度和接受程度存在差异，可有针对性地给予患者心理疏导，减轻其心理压力，树立信心。

5. 安排造口者探访

针对即将行造口手术的患者对造口的困惑与恐惧等心理问题，仅仅依靠医务人员的帮助是远远不够的。安排造口人进行术前访视，通过造口人的现身说法，在缓解患者的心理压力上可起到重要作用。同时让患者亲身感受到造口人可以重返社会健康地生活和工作，以便解除顾虑，增强治疗的信心。

6. 鼓励家属给予支持

家庭成员的心理状况如何，能否给患者以精神上的支持和鼓励对患者的心理起着直接影响。良好的家庭支持可以影响患者的行为，当家庭成员提供照顾时，可以增强患者的自尊和被爱的感觉，起到互相协调，共同面对疾病的作用。

患者一旦诊断明确，确定造口手术时就要进行健康教育，且健康教育要反复多次，特别是对造口手术存在恐惧、焦虑的患者，也要对家属进行健康教育，并且需要耐心聆听患者及家属的倾诉。

三、术前肠道准备

术前肠道准备的目的：清除所有粪便及减少肠腔内细菌，防止术后腹胀和切口感染。

1. 饮食

术前 3 天低渣半流饮食，术前 1 天流质饮食，术前晚 8 时后开始禁食。

2. 药物

口服肠道抗生素，以抑制肠道细菌。首选的抗菌药物：甲硝唑 0.4 g，庆大霉素或卡那霉素 8 万 U，术前 3 天开始服用，每天 3 次。或术前 1 天服用 3 次，术晨加服 1 次。

3. 清洁肠道

（1）服用泻药（肠梗阻或不全梗阻者禁服）：无梗阻者，首选泻药。

1）口服番泻叶法：番泻叶 10 g 放入 500～1000 mL 沸水冲泡，术前 1 天下午 4 时开始口服，晚 8 时再服，直到排出无渣的清水样便。

2）口服和爽（复方聚乙二醇电解质散）：和爽 1 包 137.15 g，溶于 1500～2000 mL 温水，术前 1 天下午 4 时开始口服，首次喝至有饱胀感，稍后视可承受程度将余下液体追加喝下，再饮 1500～2000 mL 温水，直到排出无渣的清水样便，当喝完泻剂后仍有便渣时可继续增加喝水量。

3）口服恒康正清（复方聚乙二醇电解质散）：恒康正清 2～3 盒，溶于 2000～3000 mL 温水，术前 1 天下午 4 时开始口服，首次服用 600～1000 mL，以后每隔 10～15 分钟服用一次，每次 250 mL，直至喝完或排出无渣的清水样便为止，当喝完泻剂后仍有便渣时可继续增加喝水量。

4）口服辉灵泻药法：辉灵 2 瓶（90 mL）溶于 1500～2000 mL 温水，术前 1 天下午 4 时开始口服，首次喝至有饱胀感，稍后视可承受程度将余下液体追加喝下，再饮 1500～2000 mL 温水，直到排出无渣的清水样便，当喝完泻剂后仍有便渣时可继续增加喝水量。

5）口服硫酸镁：术前 1 天下午 4 时，于 25% 硫酸镁溶液 200 mL 口服，10 分钟后口服 5% 糖盐水 1500 mL，2 小时内服完，直到排出无渣的清水样便，当喝完泻剂后仍有便渣时可继续增加喝水量。

6）口服甘露醇：20% 甘露醇溶液 500 mL，术前 1 天下午 4 时开始口服，先服 20% 甘露醇溶液 250 mL，然后喝水或糖盐水 1000 mL；再服余下的 250 mL，然后再喝 1000 mL 以上水或糖盐水，服用液体量的多少以排出清水样便为度。

（2）清洁灌肠：对于不能耐受口服泻药或口服泻药后出现呕吐及年老，体弱，心、肺、肾疾患者，可选用术前晚及术前晨清洁灌肠。

（梁楠楠）

第二节　术前定位

术前选择造口位置对造口者是非常重要的，因为患者一旦接受造口手术，造口将会伴随他们一段时间甚至余生。一个位置选择得当、结构完美的肠造口可以使造者往后的生活过得更加有信心。粘贴牢固的造口袋，健康的造口周围皮肤和良好的自理能力都是加速患者康复并重返社会的重要因素。选择的位置是以腹直肌内为原则，并适应患者手术后的日常生活习惯。造口定位的程序如下。

一、定位时间

手术前 24～48 小时，不超过 72 小时。过早定位，穿衣、沐浴等擦拭，会影响标志的清晰度。若术晨才定位，时间匆忙，不便于对患者进行评估和辅导。

二、位置

1. 理想的造口位置

位于脐部下方脂肪最高处的腹直肌内，患者自己能看见并且手能触及，远离瘢痕、皱褶、皮肤凹陷、骨隆突处，患者坐、立、躺、弯腰、左右倾斜均感舒适，周围皮肤无皱褶。

2. 肠造口应避开的部位

肠造口应避开陈旧的瘢痕、皮肤皱褶、脐部、腰部、髂骨、耻骨、手术切口、肋骨、腹直肌外、现有疝气的部位、慢性皮肤病（如带状疱疹、银屑病）的部位，因这些部位不利于粘贴造口用品，并容易导致造口周围皮肤并发症的发生。

3. 根据手术的类型进行造口定位

根据病情、手术的方式确定造口的位置。通常乙状结肠造口、降结肠造口位于左下腹部；回肠造口、回肠导管术（泌尿造口）位于右下腹部；横结肠造口位于左或右上腹部。

三、因造口位置选择不当引起的问题

（1）位置不平坦而使造口袋粘贴困难，容易引起大便或尿液渗漏，造成患者生活不便及引起造口周围皮肤损伤，同时由于频繁更换造口袋，加重患者的经济负担。

（2）由于造口位置选择不当，当患者姿势改变时，常会影响造口袋与皮肤之间粘贴的密合度，排泄物容易渗漏而刺激造口周围皮肤，引致皮肤的红肿、溃烂、疼痛和感染。

（3）由于造口位置选择不良导致造口脱垂、造口旁疝、造口回缩和狭窄等并发症发生。

四、定位操作步骤

1. 方法一

用不褪色的笔画一个直径约 2 cm 的实心圆，用透明薄膜（将薄膜裁剪成直径 2 ~ 2.5 cm的圆形）覆盖。此方法目前国内许多医生尚未接受，认为不符合无菌原则，并且在术前消毒时要将粘贴的薄膜撕去，影响了标志的清晰度。

2. 方法二

用甲紫或不褪色的笔涂上一个直径约 2 cm 的实心圆，再用 3% 的碘酊固定，也可喷 3M 无痛保护膜固定。此方法标记不易褪色，但术前应嘱患者沐浴时不要大力擦洗，否则会影响标志的清晰度。

3. 方法三

在选好的位置皮内注入亚甲蓝 0.1 mL。此方法标记清晰，但有一定的疼痛，而且如术中不需要行造口手术，此标志将留在皮肤上形成难于清除的色素。

五、特殊患者的造口定位

1. 暂时性的横结肠造口以及身体肥胖、腹部隆起明显患者

造口位置要提高到左（右）上腹部，离肋骨下缘至少 5 cm 以上位置，以免隆起的腹部挡住患者检查造口的视线及影响日后自我护理。

2. 坐轮椅的患者

患者需坐在轮椅上来评估造口的位置才合适。

3. 穿戴义肢或上肢功能不全的患者

需让患者穿戴好辅助器材后才评估造口的位置，使患者能看得见并触摸到造口。

4. 乳房下垂的妇女

造口位置应定在腹部左（右）的略下方，以免下垂的乳房遮住视线，影响日后的自我护理。

5. 脊柱侧弯的患者

造口位置应选择腹部较平坦，皱褶较少的位置。

6. 婴儿及小孩的患者

婴儿可选在腹部中央或脐部与肋缘连线的中线。较大的小孩则选在脐部下方。若幼儿患者因成长而发生体型改变时，造成造口护理上的困扰时，应考虑重新选择造口部位，新的造口位置与原先的造口位置之间间隔至少 5 cm 以上，以预防原先的造口愈合后所产生的瘢痕收缩而导致新造口周围皮肤的不平整，影响日后的护理。

7. 同时做两个造口的患者

若须同时做两个永久性肠造口，即泌尿造口和结肠造口时，所选择位置最好在左、右两侧各一个肠造口，并且不要把两个造口做在同一水平线上，泌尿造口和回肠造口位置最好是设置于上方，而结肠造口位于下方，以免影响患者日后需佩戴腰带时对另一造口产生压迫。

（杨晓霞）

第三节 肠造口患者术后评估及护理

一、造口手术后早期护理

成功协助患者接受造口是对护士的一个挑战，因为除了给予基础护理外，护士更要给予患者心理的支持、提升患者的自我形象及引领患者回归社区活动，过有信心、有质量的生活。最理想的是护士能在患者听到有需要做造口手术前，便开始与患者进行接触及认识，循序渐进地讲解手术及造口情况，对患者进行整体的生理及心理评估，也可预先向患者介绍造口产品及造口护理知识，这一切对患者术后的康复及自我形象改变的接纳都有很大的帮助。如果手术前未能认识患者，则在手术后尽早接触患者，提高患者对护士的信任。每个人虽然有不同的人生经历及感受，但当面对手术带来不明朗的前景时，都会感到彷徨及恐惧，特别需要别人耐心聆听及了解，而护士应该在他们需要的时候，给予关怀及支持。

二、手术后一般护理及观察

首要是协助患者保持良好的呼吸功能及监测生命体征。手术后可能发生的最大危机是休克及出血，护士应注意观察患者的生命体征、检查伤口敷料，如出现休克及出血等情况，及时报告并予抢救。在病情稳定后，尽早协助患者半坐卧位（约30°），指导患者做深呼吸及咳痰运动以保持气道通畅。同时要观察患者的出入量、电解质的平衡情况。早期患者禁食，停留胃管进行胃肠减压，患者需要静脉营养支持，所以准确观察及记录患者的出入量，维持电解质的平衡及营养是很重要的。一般手术后 2～3 天，随着胃液减少，胃肠功能恢复，胃管可以拔除，之后患者便开始饮少量清水、渐进式进食流质如粥水、半流（如稀饭、面条）、普食（如米饭），静脉输液也停止。同时注意评估伤口疼痛程度，必要时按医嘱给予镇痛剂，并在进行更换床单、床上浴等基础护理及协助患者转换体位时，动作要轻柔，以减轻疼痛及促进患者的舒适。当患者充分休息及疼痛减轻时，鼓励患者于术后 24～48 小时下床活动，早期活动可减少术后并发症，并确保早日康复。

三、造口手术后特别护理及观察

（一）伤口方面

伤口在手术后 48 小时内可能会有轻微的渗血，所以护士要观察伤口渗液的颜色、量。若于短时间内伤口敷料渗血量大或有内出血症状应及时报告医生。有些伤口于手术后 6~7 天才出现出血，这可能是由于缝线松脱或感染等原因。由于伤口较接近造口，护士应特别留意伤口敷料是否被粪便或尿液污染。如有应及时给予更换伤口敷料，同时遵医嘱给予抗感染的预防。伤口缝线一般 7~10 天拆除。

（二）引流方面

引流的种类很多，但其目的都是将手术部位的积液、积血引出。注意观察引流液的颜色、量，并做记录。也需注意观察引流管周围是否有液体渗出，流出的渗液会刺激皮肤引起皮肤损伤，需要清洗及保护引流管周围皮肤。另外，患者半卧位或坐位有利于引流，但需注意引流部位必须高过引流袋或引流瓶，防止引流液逆流。同时做好引流袋或引流瓶的悬挂及固定，以防患者转动体位时牵拉引流管而致脱落；注意保持引流通畅，指导患者勿压迫管道或使管道扭曲，注意评估引流管是否有血块或黏液阻塞现象，如有此情况要及时报告医生处理。引流袋或引流瓶的引流量会逐渐减少，一般术后 5~7 天便可拔除。

（三）造口方面

1. 造口的评估

（1）造口的类型：常见的造口类型是回肠造口、结肠造口、泌尿造口、输尿管造口等等。造口的模式分为单腔的、祥式的、双口式的、分离的。

（2）造口的大小：测量造口的长度和宽度，并测量造口突出的高度。

（3）造口的形状：可以是圆形、椭圆形、不规则形、蘑菇形。

（4）造口的高度：可能与皮肤齐平，也可能是突出的，一般造口的高度 1~2 cm。

（5）造口的血运情况：造口正常的颜色是粉红色、淡红色或牛肉红色，有光泽、湿润。手术后初期有轻微水肿，水肿状况会于术后约 6 周内逐渐减退。不正常的颜色是紫红色、黯红色或黑色，要留意造口的黏膜是否出血或有坏死组织的情况出现等。

（6）观察造口黏膜与皮肤缝合处的缝线有否松脱而导致出血或分离。

（7）造口的支架管：通常用于祥式的回肠及结肠造口，一般于术后第 7 天拔除。要观察支架管是否有松脱或太紧压伤黏膜及皮肤。泌尿造口通常有 2 条输尿管支架管，用以将尿液引出体外，输尿管支架管一般 10~14 天拔除。

2. 造口周围皮肤

正常情况下造口周围皮肤是平坦，没有下陷现象；皮肤完整干燥、无皮肤损伤、溃疡等情况出现。

3. 造口的排泄物

注意观察造口排泄物的量、颜色等。回肠造口及结肠造口初期排出多是黏液或俗称"潺"，随后会有气体排出而没有其他排泄物，主要原因是手术前已进行肠道清洁，而手术后未曾进食，当渐进式进食开始后，排泄物便会渐渐地排出，排泄物会因食物形态而改变。如食物是流质，排泄物也较稀和次数频密；饮食正常后，体能恢复后，排泄物会转为条状或固体，排泄物次数会相继减少。通常回肠造口排泄物较为稀软，而结肠造口排泄物较为固体状。泌尿造口初期排出的尿液多呈微红色并伴有黏液，随着饮水量增加，逐渐转为一般的黄色尿液且没有黏液。

（四）心理护理

虽然患者在手术前已知需要做造口，但他们仍会抱一丝希望，期望最后是不需要做造口或只是暂时性的造口。护士如能在患者术后回病房时告诉患者造口已形成，这会帮助他们早日面对现实及减轻不必要的焦虑。第一次更换造口袋或患者学习护理造口时，护士可先用空气清新剂除去粪便/尿液气味，清洁造口及周围皮肤后才让患者观看造口，这会增加患者接受造口的信心。要给予充足的时间及渐进式地教导患者护理造口，这会协助患者恢复自信及独立性。尽早让患者参与造口护理，同时鼓励患者家属多支持和帮助患者。组织造口访问者探访会增强患者接纳造口的信心，有利于患者康复。

四、造口手术后早期并发症的观察与护理

造口手术后早期可能发生的并发症，可分为肠道手术后的并发症及造口的并发症。

（一）术后肠道的并发症

1. 肠麻痹

长时间的手术、使用大量麻醉药及行造口时，触摸及刺激肠管等都会引致肠蠕动缓慢，甚至停顿。患者表现为嗳气、恶心呕吐及腹胀，腹鸣音减弱或消失及无排气或排便。一般需要停留胃管行胃肠减压，以便减轻腹胀情况。

2. 肠梗阻

肠梗阻原因主要是肠粘连、肠吻合口狭窄或大便堵塞。根据严重程度可分为不完全性肠梗阻和完全性肠梗阻。梗阻初期肠鸣音活跃或高调，可伴气过水音。梗阻进展后肠鸣音渐渐减弱，甚至停顿。一般停留胃管行胃肠减压会减轻肠梗阻症状，严重及持续性梗阻则需要手术，以防止肠坏死或肠穿孔发生。

3. 吻合口漏

患者常出现腹痛、腹胀、发热、心率加快、局部性或者弥漫性腹膜炎的症状和体征，有时表现为突然发生的弥漫性腹膜炎和休克。引流管引出浑浊液体（如稀便、尿液），发热（体温持续≥38.0 ℃）。观察到这些情况需要立即通知医生，及时做好相应处理。

（二）术后造口的并发症

1. 造口水肿

造口水肿原因主要是手术时，造口肠黏膜受创伤令造口容易水肿，颜色可能是黯红色。或由于造口底盘开口太小，压迫造口所致。手术后应使用透明造口袋，方便观察异常情况。造口底盘裁剪的开口比造口大 4～5 mm，避免压迫造口。一般手术后约 6 周水肿会渐渐退减，颜色也转为鲜红色，那时将造口底盘裁剪的开口比造口大 2～3 mm 便可。如果水肿情况持续严重，则要通知医生处理。

2. 造口缺血

供应造口的血管可能在手术期间受到创伤，令造口受到暂时性缺血，造口颜色呈深红色。轻微及短暂缺血只需观察，清洁造口时注意清除坏死造口肠黏膜，重现鲜红色造口。严

重造口缺血可能是因为外科手术所导致，通常在手术后 1 ~ 2 天观察到造口呈黯黑色，需要立即通知医生处理。

3. 造口出血

造口肠黏膜，像口唇一样容易破损出血，只需轻轻在出血处加压便可。另外造口黏膜与皮肤缝线之间也可能有出血情况，可尝试在出血处加压 5 ~ 10 分钟，如情况持续，可撒上护肤粉或使用藻酸盐敷料再加压止血。如从造口流出血液，则需要立即通知医生处理。

4. 造口回缩

造口与皮肤缝线太紧会令皮肤凹陷不平，皮肤受大便或尿液浸渍太久便容易损伤。可用防漏膏填平凹陷不平处，预防渗漏，避免皮肤损伤。另外也可选用凸面底盘填平凹陷不平处。手术后腹部肿胀，都会使造口严重下陷，甚至缝线部分或全部脱落。这种情况需要密切观察及护理，先要评估回缩的程度，如果是部分缝线脱落及轻微回缩，在造口周围皮肤填补防漏膏再贴上造口袋；如果全部缝线脱落及造口严重回缩，则需要立即通知医生处理。

（李　燕）

第四节　造口患者术后常见的心理问题及护理

造口手术对于患者来说是一个巨大的损失，原有的排出口不再发挥作用，绝大多数的造口患者将经历排便从自制到失禁的过程。失去肛门或者尿道口的过程就是患者经历巨大损失的过程，造口术后患者面临着躯体形象改变，从而受到各种负面的社会心理影响。对于造口患者来说，应对造口手术带来的各种问题是一项巨大的挑战。这既需要一段时间来进行生理上的康复，又需要更长的时间来愈合心理创伤。作为造口治疗师需要通过教育和心理支持，帮助造口患者以及家属建立正确的应对模式，既认识到造口术后要面对各种困难，同时也要坚定信心逐步回归到正常的生活状态。

一、肿瘤患者的心理特征

结直肠癌发病率和病死率仍呈上升趋势，2002 年全球结直肠癌新发病例 102.3 万，死亡 52.9 万，分别比 2000 年增加 8.3% 和 7.5%。其发病率和病死率分别居所有癌症的第 3 位和第 4 位。与 1991 年相比，2005 年中国结直肠癌病死率增加 70.7%，年均增加 4.71%。在美国结直肠癌是排位第 3 的常见肿瘤。目前有 110 万结直肠癌患者，仅 2006 年有 148 000 新增病例。这其中 64% 的患者生存期在 5 年以上，这些患者中尤其是低位直肠癌的患者，行造口手术。造口护理与肿瘤护理有着密切的联系，了解肿瘤患者心理特征，有助于我们对造口患者进行相应的心理护理和支持。

一般肿瘤患者具有共同的强烈的负性心理反应，不同的疾病阶段心理反应各有特殊性。诊断之初：肿瘤患者焦虑、抑郁、恐惧和绝望。食欲、睡眠、行为异常，部分患者有自损行为，有自杀的念头。随之依赖被动性增加，疑心加重，夸大身体的变化或过分警觉，行为变得幼稚，自尊心增强，渴望得到关怀照顾。治疗康复阶段：患者对不同治疗措施可产生不同的身心反应，对治疗缺乏信心，如回避手术或寻求其他解决方法，担心疾病是否能治愈。复发阶段：类似于诊断阶段，对治疗的信任感明显降低，寻求其他非医学的治疗方法更为常见。终极阶段：常见的情绪反应是恐惧和绝望。

否认：护士通常认为否认是患者对打击应对不良的一种表现。事实上，否认也许是患者遇到巨大打击时唯一有效的应对机制。在肿瘤治疗过程中，否认在肿瘤初期诊断、复发和临终阶段都可能出现。许多肿瘤患者会采用不同程度的否认，表现为接受某些方面而同时拒绝另外一些方面。有些否认会阻碍患者按时接受治疗，而有些否认会帮助患者，使其能够做一些恰当的决定。比如疾病确诊的初期，否认有助于患者对结果进行准备。当患者的病情开始恶化，否认可以使患者在所剩不多的时间里获得更好的生活质量。而过度的否认会延缓患者获得医疗帮助的最佳时机，对肿瘤的诊断不能很好调适，不能有效利用资源。故而否认作为一种有效应对策略只应用于短期应对过程中。

我们不能强迫肿瘤患者面对他们的所有实情，如果患者因否认而持有希望，应当被鼓励。只有在否认影响到患者的治疗或者其他必要的计划时才需要采取措施。

愤怒：人们在应对癌症过程中隐藏无力感的一种常见反应。愤怒感往往伴随着一种不公平感如"为什么是我？为什么在这个时候？"一些人的愤怒指向内心，表现为不改变行为，而另外一些人则指向亲友或者医务人员。受挫感和愤怒感通常见于那些认为自己过着健康的生活却患了癌症的患者。持续愤怒会使患者的精力耗竭而不能建设性地处理环境和自身的健康问题，并使他们与家人和朋友隔绝。愤怒比其他的癌症导致的社会心理反应要少见些，但是需要有效的护理措施来提高患者应对这些情绪的能力。

护理中需要帮助患者识别愤怒情绪。鼓励患者写一些心情日记并记录一些诱发因素，与护士或者心理工作者分享。对于那些有过激愤怒行为的患者，我们要帮助患者认识到自己的哪些行为可被接受，而哪些行为不被接受，并教会患者新的有效的愤怒管理方法。相反，很多个体因为害怕被医务人员或家人离弃而不敢表达他们的愤怒时，护士可以指导患者通过建设性的途径来排解情绪，比如通过自助组、造口人访视或者护士来帮助患者认识有这些感受是正常的，需要恰当的宣泄。

焦虑：患者难于应付自己的不良处境而产生的复杂情绪反应，常伴有明显的自主神经系统功能紊乱。表现为紧张与难以忍受的不适感，惶惶不安，忧心忡忡，睡眠紊乱，预感死亡将至。在肿瘤的整个治疗过程中，会有不同程度的焦虑症状。患者会描述诸如紧张感，神经过敏，感到情绪低落和失眠。在等待诊断的过程中焦虑发生率是最高的。与肿瘤相关的独特的焦虑包括不能控制的疼痛或者其他症状，以及对针头的厌恶感和与化疗相关的恶心、呕吐。对于肿瘤患者来说，在疾病随访过程中，如果出现复发或者可能预示复发的一些症状都会使患者产生焦虑症状。尽管某些时候对某些患者来说焦虑可以起到一定的促进作用，但是对于那些有长期的、严重焦虑症状的人，需要实施相应的护理措施。

开始护理措施前，需要确认观察到的感觉以准确评估焦虑状况。在此基础上进一步探寻患者是如何表达和应对焦虑状况的，将这些信息反馈给患者，可以帮助患者有效应对焦虑状况。与此同时，患肿瘤的压力会令患者理解能力下降，医务工作者澄清患者对治疗、预后和疾病状况的错误概念是非常重要的。

护理措施：直接帮助患者去确认和接受他们的感觉，以及确认产生焦虑的源头。通过开放性的问题，向患者证实焦虑感在肿瘤患者中很常见。最后对于那些不能确认他们感受源，但是只是感受到大概的非特异性感觉的患者，护士可以建议采用一些措施包括音乐疗法，放松疗法，或者加入患者自助团中提供支持。

抑郁：对于癌症患者来说巨大的挑战就是对事实上并不确定的事保持希望，在这种情形下很容易滋生绝望和抑郁情绪。抑郁是一种最常见的精神症状，是大脑皮层下中枢神经系统功能异常的表现。轻者表现为安静、抑制、气馁、反应迟钝、情绪低落及对周围环境缺乏兴趣，重者表现为持续的紧张不安、食欲减退、注意力和记忆力减退、失眠（早醒为主），甚至精神崩溃、自杀。严重的抑郁需要转诊到精神专科诊治。

恐惧：恶性肿瘤患者不仅要面对患病的耻辱感，面对死亡，面对日益加重的病痛的折磨和治疗的不良反应；同时还面临着可能失去职业、地位、经济来源等种种困境。

孤独：因长期患病而不能参加工作、学习、家务劳动等，切断了与社会、工作单位、亲朋好友及家庭成员之间的联系，失去了正常的社会适应性。

肿瘤所引发的心理反应相当普遍。一般来说，不同肿瘤阶段有不同的心理反应，其中一些反应是正常的，患者能够逐渐适应；而另一些心理反应可能是异常的，表现为患者无法适应。

由于肠造口患者中绝大多数是有结直肠肿瘤疾病的患者，肠造口治疗师需要及早确认那些处于更高压力下的患者，识别具有社会心理症状的人对其给予心理支持非常重要。

二、造口术后心理护理与康复

造口患者康复目标：最大限度地恢复原来的生活方式；感情上比较舒适地接受自己的身体。对于造口患者来说失去肛门或者尿道口的过程就是一个经历巨大损失的过程，肠造口治疗师可以从心理支持、知识教育、造口袋使用和更换以及造口并发症的预防和治疗方面给造口患者提供康复服务，使造口患者尽早回归社会生活。

（一）造口患者的一般适应阶段

一个人在面临任何形式的缺失时，如功能缺失、躯体形象改变、失去亲人等，其心理过程大致相同。但需要注意每个个体的经历是非常独特的，也就是说人们会在不同的顺序和不同的水平上经历适应不同阶段。

1. 第一阶段：休克/惊慌失措

休克/惊慌失措是对一些突然发生，影响到个体安全和完好性且无法抵御的"威胁"时的一个常见反应。常见行为：歇斯底里的表现以及麻木或机械性行为表现（情绪发泄，但不能真正地接受信息）。护理措施：看管，常规支持护理。

2. 第二阶段：保护性退却（否认）

通过否认其存在或最小化它的重要性，来应对潜在的或者存在的威胁。常见行为有：术前，患者否认造口的必要性和可能性。术后，患者忽略造口，拒绝参与自我护理或者尽管承认有造口，但否认情绪影响，表现为不恰当地使用幽默，过于理智；或者在没有造口回纳计划的时候，患者经常关注于回纳计划而拒绝当前的处置。注意：患者在否认阶段会经常地表现为"乐观"，非常正向——可以表现为很好的应对现状的能力。护理措施：术后不要强迫患者面对事实。恰当的做法是用温和的提醒的方式指出出院计划的必要性，让患者明确他的关注点。

3. 第三阶段：认知阶段

个体通过对他的情绪进行调整后能够自己开始面对病情，患者开始认识肠道或泌尿道转道的真实性。常见行为：由于愤怒和悲伤，情绪上呈现出敌对、易怒、悲哀、退缩等表现；偶尔也表现为"表演性行为"（如将造口袋露出在衣服外面，以强迫每一个人面对造口）。

护理措施：倾听，肯定患者的感受；向患者保证这些负性的情绪会逐渐淡化，同时对造口的感觉也会慢慢好转。

4. 第四阶段：适应阶段

当急性悲伤期过后，患者关注点将转向如何应对生活和学习自我护理方面。在此阶段，患者会不断摇摆于认知阶段与适应阶段之间，表现为悲伤情绪重复出现，同时会想知道如何进行自我护理。常见行为：提问题，参与到自我护理中，计划未来。护理措施：教育，设定目标，解决问题，必要时安排造口志愿者访谈。

（二）影响患者造口护理能力的因素

1. 患者自尊以及应对能力

自尊程度高、解决问题技巧强的患者通常能够应对得较好，反之则需要更多协助。有效的应对策略：评估患者及家属的感受，帮助患者解决当前问题，鼓励患者和家属参与到造口护理中。

2. 患者期望值

疾病/造口对患者生活方式以及健康状况造成的影响，需要考虑造口以及患者的身体状况，了解患者如何看待疾病/造口，通过询问患者是否知道有其他的造口人士，以及他们的经历。这样可以进一步了解患者对造口的认识程度，以及对造口术后生活状况的预期值。

3. 患者的支持状况

评估患者的支持系统，如重要的家人和朋友以及他们的情绪状况，提供照顾的能力。可以问他们："你感觉怎样？""这对你有影响吗？"或者问患者："你有没有与×××讨论过这个问题？""你认为做了造口手术会对你的个人关系产生什么样的影响？"来了解患者可能得到的支持状况。

4. 资源

充分运用社会资源比如造口俱乐部，造口志愿者，患者和家属教育等，以提高患者造口术后的适应性。

（三）造口对躯体形象和自我概念的影响

1. 躯体形象

躯体形象是自我概念的组成部分，是个体大脑中产生的对其外观上的一种印象。一旦做了造口手术将严重影响患者的自我印象，尤其是那些对个人形象比较重视的患者。很多人因此而感觉不再是"正常人"了，为此而不得不改变衣着款式，不穿泳衣，也不到公共更衣场所。同时由于造口手术带来的躯体形象的改变，以及肿瘤治疗导致的生理问题，也影响到患者亲密关系和性功能。

2. 自我概念

自我概念是一个人对自己总体的看法。要了解患者的自我概念可以从他的谈话中得到线索，比如："我为什么总是这么倒霉，坏事总是发生在我身上。"

3. 自尊

自尊是对自己的感觉。造口术后患者会陈述自己对朋友和家人没有什么价值。对于造口患者来说有正向感觉的人造口术后康复更佳。

护理措施。

（1）评估患者自尊、自我概念和躯体形象。

（2）允许患者表达悲伤的情绪和感受，并与其讨论他们所关注的问题。

（3）针对患者的问题教会患者一些方法，比如如何隐藏造口袋以及造口。

（4）给予正向的反馈。

（5）请造口志愿者提供支持或者介绍患者参加抗癌俱乐部。

（6）如果患者不能取得进展，必要时可请精神科医生或者心理咨询师会诊。

（四）肠造口治疗师在造口患者康复中的作用

研究显示，造口患者自我护理的有效性，与对造口的接受程度、造口患者的人际间关系、造口术后的适应性相关。关注造口护理的有效性，关注造口患者的社会心理因素是造口治疗师工作的一部分。

1. 患者/家属的教育

目的是帮助患者能够独立完成造口护理，使患者能够有效管理造口并能遵从自己喜欢的生活方式。要达到这个目标，不仅仅是让患者学会自我更换造口用品，还应该涉及患者出院前进行基本换袋指导，安排家庭护理和门诊随访，指导患者进行造口管理，调整生活方式，合理利用资源。

重大损失后适应的时间框架：一般1～2年。在这个过程中有不同的康复甚至出现倒退现象是普遍及正常的。为了达成造口患者的康复目标，我们希望患者在出院时能够完成自我护理，并且在身体状况允许即开始恢复术前的活动（通常术后3～6周）。这样的时间框架，可以作为患者康复的一个基本指导。在此期间需要评价以下几方面内容。

（1）自我护理水平：在评价一个患者的自我护理水平时必须考虑到其既往的个性和生活方式。比如一些患者在个人自我护理和卫生方面是典型的"邋遢"，而有些人则非常仔细甚至有些强迫，我们需要评估造口患者的自我护理是合乎要求，还是疏忽大意或带有强迫性的。

（2）尽最大限度恢复到术前的生活方式：与患者讨论既往活动和生活方式，帮助患者一起选择合适的活动。

（3）情感慰藉/自尊：评价患者是否得到足够的家庭和社会支持，患者的自我认同程度。

2. 心理咨询与心理诊疗

造口手术会给患者带来很多的困扰和心理情绪问题，进行必要的心理支持非常重要。

（1）心理治疗可以采取多种形式。

1）心理咨询：可以是专家门诊、家庭访问、个体咨询，也可以是患者集体性的讲座交流，使患者获得心理需要，达到心理防御的转移。

2）性情及情操陶冶：通过音乐和艺术获得良好的生物信息反馈，音乐治疗是运用医学心理学，通过和谐优美的旋律，陶冶性情，对患者生理和心理均起调节作用，具有情感效应和身心效应，达到移情、寄托、幻想、暗示和诱导作用。

3）抗癌组织和协会：使患者获得组织关怀，消除自卑观和孤独感，立足社会，互助治疗。

4）传统医学：患者通过练习气功、瑜伽，使心境达到宁静忘我境界，心胸宽广，勇于面对困境，获得精神上的解脱。

（2）造口治疗师在患者咨询中的角色：在心理治疗中，造口治疗师的作用是解除患者的症状。心理治疗的主要目的是解除患者在心理或精神上的痛苦，并帮助解决其无法自己解决的心理冲突。支持性咨询：在危机状态下，患者应付不了或忍受不了危机的环境，从而产生心理疾患或障碍。造口治疗师可以帮助他们增加对环境的耐受性，增加应付环境和适应环境的能力，降低易感性，提高心理承受能力。帮助患者应对当前问题比如躯体形象改变。如果患者长期存在问题，且通过支持性咨询没有达到足够的进步时，应当将患者转诊到心理咨询师或者精神病医生处。

（3）造口治疗师和患者保持治疗关系需要遵守的原则：作为一个咨询者，首先必须了解自己既往和患者的交流方式。如果你在患者还没有表达自己的需要前就给出建议的话，就无法做一个合格的咨询者。此外作为治疗者需要健康的人格，如果个性不成熟，或者过度保护会成为治疗师和患者认识自己以及诚实地面对自己在治疗中反应的障碍。以下是造口治疗师保持和患者治疗关系需要遵守的一些原则。

1）咨询中并没有什么正确的方法和路径。在治疗关系中保持真诚，在治疗中做到真实、坦白。

2）在倾听时要避免做判断。让患者及其家属讲述自己的故事。不要期望在短短的几句交流中就能够把握对方的想法，实际上真正了解对方的意思需要更长的时间。在交流中需要不断深入地了解患者的处境，而且在这个过程中要不断去修正你既成的一些看法和想法。

3）通过重复对方的话，表示你听到并且理解了你所听到的事。

4）接受患者和家属。一定要关心对方，使患者感到温暖，而不是对患者的想法和感受进行判断。

5）避免使用你自己个人的价值体系来判断患者的问题，而要根据是否能够有效支持患者或其家属来选择合适的措施。

3. 识别需要进一步心理辅导的患者

任何住院或者门诊的造口患者主诉自己有轻度至中度的焦虑、抑郁或者任何的心理社会问题，都需要进一步的心理辅导。

4. 同理心和同情心

造口治疗师在开始心理扶助前，需要了解心理扶助的尺度。比如一个人不慎落入井中，你作为一个路人听到呼救声后赶到了井边，并且看到了落井的人。这时候你会采取什么行动呢？是告诉落井的人："不要慌，我来帮你。"然后找到可供救援的绳索或者竹竿，小心地放到井里救落井的人；如果发现不够有效，马上寻找其他人的帮助。还是告诉落井的人："不要慌，我来救你！"然后跳入井中救人。这两个行动所描述的就是当我们在实施心理扶助的过程所呈现的状态。采取前一种行动的人更多的是同理心，而采取后面行动的则是同情心，愿望上是想救助他们而最终却导致两个人都需要救助。同理心是咨询者借用了患者的感觉以更好地理解他们，但能够清醒地意识到他们是分开的。

此外，心理咨询的目的是让造口患者避免依赖他人，增强个人的独立性与自主性。心理咨询再三强调要尽量理解咨询者的内心感受，尊重他的想法，激发他独立决策的能力，为的是强化患者的自信心。任何一个心理咨询的过程，无论其性质有多大不同，时间长短上有多少差别，本质上多是要帮助患者从自卑和迷茫的泥潭中挣脱出来。

在整个咨询过程中，造口治疗师要懂得听取患者的描述，领会意境，并能把所获取的信息进行分析、解释、说明，最后还要考虑治疗方法，提供意见。总之，需要双方相互合作，咨询过程才能得到顺利进行，并取得满意的效果。

5. 交流的基本原则

交流是彼此间传送信息和想法的一个多感官参与的复杂过程。

（1）交流的类型：包括语言交流和非语言交流两种。语言通常受意识控制，也比较主观，在语言交流中要注意对误解的澄清以及不同词汇或语言的表达差异性。非语言交流是交流中重要的表现渠道，人际间的交流有 2/3 体现在非语言交流上。非语言交流的形式有姿势、面部表情、声调、手势、目光接触、触摸、沉默。非语言交流受主体意识影响较小，往往能够传递出你内心的真实感受，如造口患者对手术非常恐惧和担心，但却说："我还好，没有什么问题。"造口治疗师需要对非语言交流信息非常敏感，如果语言交流和非语言交流中出现矛盾，更应该相信非语言交流传递出来的信息，必要时要加以澄清。

（2）影响交流的因素。

1）环境因素：交流被打断；分心（手机）；缺少私密性；时间不够。如果有可能可以采用预约方式，把交流场所安排在一个单独的诊室进行。

2）交流因素：失语症；交流困难；发音困难；方言；失聪。

3）情绪或躯体障碍：疼痛或不适；疲劳；恶心；焦虑；害怕；愤怒；缺少信任；害羞。

4）个人交流技巧缺乏。

（3）促进有效交流的方法。

1）必须建立与患者之间的联系。

2）应用积极倾听技术：用心听患者的语言并鼓励表达；观察非语言交流；澄清及证实能够倾听是咨询者的重要标志。不管患者说什么，治疗师要能够完全接纳。如造口患者也许会提到必须要做造口手术这个事情时，造口治疗师要做的就是让患者能够自由地表达出他的真实感受和想法。但如果治疗师急于让患者从这种心理中解脱，说："没有关系，一切都会好起来的。"这对患者来说并没有什么意义。而事实上，造口治疗师如此急切地想让患者"住口"的原因是源于自己的一种焦虑感，这可能由于在当时境地里造口治疗师本身觉得无助，不能承受这种感觉；或者是以往也曾面临同样境地有同样的感受并且自己没有能够解决。不管何种原因，如此快速地掐断患者的焦虑陈述非但不能帮助到患者，反而会加重其焦虑感。

在倾听过程中，倾听者的行为往往起到鼓励或制止陈述者的作用。那么怎样的行为是鼓励性的呢？①保持眼神接触。②体位，咨询中造口治疗师要尽可能保持坐位；要表现一种放松而且参与的态度，而不是昏昏欲睡。③姿势，造口治疗师举手投足和面部表情都表现出他是否对患者的问题感兴趣，只要一个轻轻地点头就可以表示你理解了对方的陈述；相反地过于频繁地移动手臂或者双脚，或者双手交叉在胸前，或者双眼空洞地盯着对方都表现出你缺少诚意。

以上几点强调了非语言交流在咨询中的注意点，下面我们看一看如何在语言上做到鼓励患者交流：①重复语意，就是在交流过程中造口治疗师通过重复患者的语言片段。②澄清，在交流中造口治疗师用自己的语言来描述患者所表达的意思，通常会表述为："你是不是说……?"也许在你的治疗中,一个造口患者会说:"我真的很讨厌有这个东西(指造口),我总感觉到很臭,又很脏。"这时候你的回答是:"是的,时间长了是有一点臭;不过你弄得很干净,我一点也闻不出来。"然后拿张凳子坐下来说:"你看起来对你的肠造口很担忧啊,能对我谈谈吗?"③确认,这往往是在患者陈述了一系列的感觉之后,造口治疗师对所有陈述的一种综合,可以对患者说:"李女士,根据你刚才的陈述我知道你很担心肿瘤复发的问题,而且现在造口渗漏,导致造口用品的费用增加,因此你和丈夫之间有了些矛盾。这些是不是你现在最关心的问题?"

3)使用治疗性措施:真正地关心患者,避免非治疗性措施比如给建议或用挑战性的语言质询患者。心理支持不是一再地安慰以及使用一些正面的词汇。治疗关系中的支持来自造口治疗师传递理解,接纳及关心患者和其问题的能力。

6. 心理引导技术

在治疗关系中引导技术尤其重要。在工作中思考以下的引导技术,反复练习。

(1)非直接引导:在说话时用模糊笼统的陈述方式来引起患者的回应。比如:"你能说说你对造口的看法吗?"

(2)直接引导:直接引导问的是患者更有针对性的反应,比如:"你刚才说你觉得有了造口你就不想回去工作了。"

(3)聚焦:用于在非直接引导后患者已经陈述了几个话题后,你对以上话题进行整理,然后将关注点汇聚到一个话题上。"刚才你说到造口手术后你不想回去工作了,你是怎么看的?"以此来引出患者更深层的感受。

(4)提问:闭合式的问题是让患者用一个字来回答,比如:"你会和你的朋友们谈论你的造口吗?"如果患者的回答是:"会。"然后,可以接着用开放式提问向患者寻求更详细的答案:"你会怎么和他们谈论你的造口?"开放性问题的好处在于可以将患者引向更深的情感表述。

(5)总结:造口治疗师把握刚才交流中患者心智和情感经历重点的重要技能。总结是用于结束讨论并且描述讨论内容的陈述,通过这些陈述让患者确认他们的感受。一般患者常见的需求和关注点是表达感受的需求如悲伤、害怕、焦虑、挫败、愤怒、希望;患者最关注的点是个人健康/存活,经济支持;疾病和造口对家庭以及对各种人际关系的影响;自我护理以及生活方式问题(气味、着装、性等);必须要不断评估该患者的主要关注点。

(6)面质:面质技术又称质疑、对立、对质、对抗、正视现实等。也就是造口治疗师指出患者身上存在的矛盾。因为面质技术会迫使患者面对原本逃避的想法、情绪或行为,所以往往会引发患者的一些负面情绪,因此要慎用面质技术。建议在与患者建立有良好关系之后才用该技术,通常在下列情况下,可以使用面质技术。患者在行为、认知、情绪上相互矛盾时;患者的行为可能危害到自己或他人的利益时;患者使用防卫策略时;患者不知善用资源时;患者未觉察到自己的限制时。当事人可能会生气,反驳,或假装同意。在这种情形下,咨询员要继续面质当事人。使用面质技术时,面质的内容应导向当事人的资源、优点、缺点与限制。应当觉察到当事人被面质时与被面质之后的情绪。良好的面质技术应包括反映当事人面对不一致时所引发的情绪。当然也不要因为担心使用面质技术会伤害患者及破坏咨询关系,在应该使用时不愿意使用,以至于错失良机。

(7)提供建议:提供建议有时可以穿插在讨论中。如造口治疗师在与造口患者交流过程中让患者讨论感受时，患者会提到佩戴造口袋让自己感觉很脏时，造口治疗师应把其他患者的经验与之分享，以此帮助他应对这个问题，引发患者的创造力，点燃患者对未来生活的希望。

通常在我们所做的咨询会谈中，来访者常常习惯于谈事情、谈别人、谈认识，而有意无意地忽略自己的感受。通过支持和引导，使来访者从模糊地触及自己的感受，到真正体验它，并且最后能够向咨询者清楚地表达出来。当然，要使来访者完全接受他的情感还有许多工作需要进一步去做。

造口治疗师作为咨询者是通过积极倾听、无条件关注、同感等咨询策略来支持和引导患者不断深入地去探索他们内在真实的感受和体验，力图选择性地帮助患者注意他（她）的内在感受，无形地使会谈集中在探索患者个人情感体验上。

7. 造口治疗师咨询模式

Egan 助人模式理论。

（1）Egan 所提出的三阶段问题解决咨询模式，是根据 Carkhuff 的问题解决模式发展来的，其综合 Rogers 的同理心技术、学习论的行为改变技术、认知疗法技术以及社会影响理论而成。

（2）Egan 将问题解决分为澄清问题、理解与促成行动三个阶段，这三个阶段是有系统性与累积性的。

第一阶段为澄清问题：澄清问题是将问题情境加以探讨及澄清。此阶段患者可以通过"漫谈"的方式将自己的感受、关注点和问题都摆到桌面上。假若患者对于自己的问题或困难毫无知觉，或对问题的情境不清楚、无正确了解的话，那么良好的协助关系则将无从建立，造口治疗师则无法对求助者的困难有所帮助。有效的护理措施是移情，尽可能具体确定探讨患者的问题、困难、疑惑及处境，从而确认患者的感受。要避免快速纠正患者的应对方式或者直接跳跃到解决问题阶段。

第二阶段为理解，主要的工作有：协助患者将所呈现的片段数据加以组织，使患者可以更清楚地看到问题的全貌，以决定该怎么办。所使用的技术包括：面质技术：针对患者的陈述，把自己的感受与患者分享，比如可以说："刚才你对这件事非常担心，是不是这样？"此时患者可能说："是的，就是这样。"那么就可以进入到解决问题阶段。但如果患者回答："不，我不担心这个。"那么你就需要进一步了解："那么你最担心的是什么事呢？"还有一种状况就是患者只是不想谈论这个问题，把话题转到了另一个方面去，这意味着患者还没有准备好应对你发现的问题。必要时造口治疗师还需要再次回到这个问题上来。及时反馈：在交流中及时反馈你的感觉，比如当你感受到非常悲伤，愤怒或者难以承受时，你可以这样说："刚刚听你说你的经历，让我也觉得很难过，你有什么感觉？"自我表露：通过向患者袒露个人或者其他人的经历来引起患者共鸣。比如可以这样说："很多做了肠造口手术的患者有这样的担心，对你来说是不是也这样想过？"

理解的目的在于使患者在非防御性倾听的情境中，学会仔细、非防卫性且更正确地审视自我及面对自己的处境。协助让患者了解：现在我知道我在做什么。了解这对自我重建的作用，以及对此采取一些正面、有效的行动的必要性。

第三阶段为促成行动：患者在造口治疗师的协助下成为积极的行动者。

此阶段的促成行动，通过三步来进行。

1）发展行动计划：协助患者找出各种可能的方法及选择实用可行的方案。让患者自己确定哪些方法可以用于解决问题，并甄别有效和无效方法。造口治疗师可以这样说："你有没有想过你要怎么应对这个情况？"也可以采用自我表露法："不知道这个方法对你有没有用，另一个患者有类似的问题，他是这样做的，对你有用吗？"

2）促成行动：是协助患者做好立即行动的准备，并在患者采取行动期间给予适当的提醒与支持。

3）评价：是患者适时评量自己参与实践计划的努力程度、适时评量计划的可行性与目标的有效性。

通过澄清问题、理解问题然后采取行动，使造口治疗师与患者紧密合作，帮助患者正确认识自己，并采取行动，化危机、焦虑为转机。

8. 转诊指征

作为咨询者，造口治疗师应当具备识别患者是否需要进一步转诊给精神科医生的能力。如果患者的问题已经达到了中等程度或者严重的程度就需要进一步向上反映，进行进一步诊治。

（1）患者被事件困扰不能满意的解决问题。当患者表现出严重的疾病应对不良时，说明他需要支持以更有效地应对这些压力。另一个需要转诊到精神科医生的原因是患者表现出与先前或者入院时的精神状态有很大不同。

（2）患者有明显的抑郁表现或自杀倾向时需要立即转诊。

（3）转诊方向：精神科医生，心理咨询师等专业人员。

（五）造口治疗师与患者关系的不同阶段

1. 第一阶段是建立联系

目标在于确定患者的需求，在患者与造口治疗师之间建立工作"合同"。护理措施：向患者介绍自己的角色，并确立共同目标。

2. 第二阶段是合作

目标在于解决问题，教育患者共同达到目标。行动：向患者提供教育或咨询，常常在这个阶段会遇到患者依赖的情况，此时应该做的是尽可能鼓励患者参与到自我护理中，造口治疗师逐步过渡到旁边指导的角色。

3. 最后阶段目标在于终结治疗关系

让患者表达对治疗关系的感觉以及他们自己的进步。行动：当患者取得进步并且"毕业"时可以终结治疗关系。造口治疗师也可以向患者分享自己正向的感觉以及看到患者有进步时的感受，并让患者交流自己的感受以及对今后自我管理和一些其他的资源利用的想法。也要向患者提供需要进一步帮助时的途径如将造口门诊。

造口患者的康复包括心理、生理和社会生活的康复。心理的康复可以加快生理和社会生活的康复，提高造口者的生活质量。造口治疗师应该充分应用专业技能解除患者躯体的痛苦，与此同时通过教育，应用心理支持技术，以及必要时的恰当转诊，协调各种资源等多种途径对造口患者和家属进行支持，帮助其尽快恢复社会生活。

（郭雪英）

第五节　影响术后患者学习肠造口护理的因素

肠造口术能挽救患者的生命，却给患者带来了排泄方式的改变，也带来了一些忧虑。许多患者对造口护理无信心，怀疑自己能否适应有造口的生活。有报道称人工肛门患者的生活质量不甚乐观，>80分者仅占28%，尚有25%的患者<60分。另有报道认为，有51%的肠造口患者造口周围皮肤存在问题。指导患者学习造口护理的目的，就是要让患者掌握造口自理的技巧，预防并减少造口及造口周围皮肤的并发症，适应有造口的生活，尽快回归社会。

影响患者学习造口护理的因素，包括内在因素和外在因素，内在因素包括年龄、身体状况、心理状况、学习动机、文化背景等；外在因素包括学习环境、时间和来自指导者（如造口治疗师或护士）方面的影响等。

一、影响患者学习造口护理的内在因素

（一）年龄

年龄可以提示其学习能力与需要，同时也能为指导者确定教学方法提供依据。心理学家经过研究证明，在一定的年龄范围内，人掌握简单操作技能的能力随年龄及经验的增长而提高；复杂操作技能的训练年龄越小，效果越好。

1. 婴儿期

重视对婴儿父母的指导，我们认识到婴儿躯体形象的改变会使父母悲伤，婴儿能很快觉察到父母或照顾人员的消极不安，因此应建议父母多花时间抚摸，搂抱婴儿，激发家庭亲情关系。综合性的教育应尽早开始，目的是帮助父母提高照顾婴儿的能力。让父母经常参与婴儿造口护理，这样有助于减轻父母对婴儿的担心，协助父母克服困难，增加造口护理的信心。提醒父母，婴儿自己就是游戏的主要内容，玩手脚、翻身、爬行等身体动作能带给婴儿自己极大的乐趣。造口袋和造口也可能成为婴儿玩的对象。

造口护理上，婴儿的造口底盘应低敏性，容易应用；更换造口袋时，用玩具分散婴儿的注意力；造口袋用衣服遮挡，避免婴儿轻易抓住；避免造口袋垂及大腿，预防婴儿踢掉；避免用小的便袋夹和橡皮筋，预防婴儿撕脱并把这些小物件放进嘴里引起窒息。

2. 幼儿期及学龄前期

重视对幼儿及学龄前儿童父母的指导，幼儿很难安静下来，他们也讨厌受限制。造口护理时，首先把物品准备齐全，更换时动作迅速，分散幼儿的注意力，让幼儿可以在玩和放松的情况下更换造口用品；随着小儿对造口的留意，小儿开始会去拨弄造口袋，弄出粪便成为不受欢迎的行为，较小的幼儿很快知道这是引人注意的方法。一件套类服式如连衣裤有利于幼儿手不易接触到造口袋。把幼儿的注意力从玩造口袋和粪便转到玩玩具或其他方面，这有助于把他们引到更好的行为方式上。提醒父母，幼儿期的发展任务是适时地学到最低限度的自我照顾及自我控制的能力，获得自主感。在不熟悉造口护理时，让全家投入造口护理学习中，去支持幼儿，同时培养幼儿一个积极的自我概念，也促进家人接受造口者。建议父母对幼儿进行造口护理方面的解释要在更换造口用品时进行，其他时间做解释，幼儿不容易关注。鼓励父母让幼儿和学龄前儿童尽早参与造口护理，在开始上学前加强幼儿的独立性。

3. 学龄期

学龄期儿童开始接受学校正规教育，主要精力集中于学习文化知识和各种技能，学习与同伴合作、竞争及遵守规则。提醒父母，与学校老师沟通，让老师认识造口儿童的特殊情况，准许小孩上课时离开课室去排空或更换造口袋，备有一套衣服和造口袋在书包中。含碳片造口袋适合贪玩年龄的儿童；帮助小孩养成及时排空或更换造口袋的习惯，避免摔跤或碰撞。

4. 青春期

佩戴造口袋的青年可能会生气或对未来丧失信心，护士要鼓励他们，强调造口既不是病也不是残疾。有学者指出，佩戴造口袋的青年当他们的平均年龄是十几岁时，他们有同样的忧虑，那就是社交中的性行为。给他们机会秘密地讨论这些忧虑和给予适当的教育和建议，是极重要的。建议父母，鼓励青年去承担与他们发育年龄要求相当的自理方面的责任。与青年进行有效沟通是护理目标的制订和问题解决最主要的手段。在与青年保持治疗关系中，诚实和保守秘密是极重要的。从成人造口用品范围中，提供最抽象的造口用品去强调体形美。

5. 成年人

成年人往往是家庭经济支柱，在工作和生活中也承担着重要角色。有调查发现，年轻有配偶、文化程度高的患者对造口知识学习要求强烈，这可能和重归术前生活和社会活动的愿望有关。

6. 老年人

会比较主动学习，但老年人会出现形态结构和生理功能的一系列退行性变化，比如，老年人易出现记忆和认识功能的减退、动作缓慢，出现老花眼、易倦怠等。详细评估老年人的认知能力有助于制订适宜的学习目标，不过度加重老人的负担。护理老人时讲话速度要慢，声音稍大，运用短句；一次不要讲太多内容，多次与患者一起重复造口护理步骤；通过口述、发宣传手册、看电视录像、动手练习等强化记忆；宣传资料用较大字体；眼镜放置固定；光线充足；选择能得到的最简单的造口用品，满足老年人的需要；并让家人或照顾者参与造口护理的学习。

（二）身体状况

造口术后早期静脉输液、伤口疼痛及身上留置的各种管道，影响患者对造口护理的学习，一些药物作用也会降低患者的记忆力。当患者精力较差时，护士除要观察造口外，适时要更换造口用品，护理过程要简洁，不过分要求患者参与造口护理。病情许可时，边讲述边操作。

（三）心理状况

有调查发现，94.5%的患者需要心理社会支持。造口手术尤其是患者诊断为肠癌时，对未来忧虑是正常的。当患者不知道疾病预后时，可能会焦虑。焦虑会使人疲劳，降低学习欲望，也使患者的参与能力及记忆力下降。仔细倾听患者的反应，探知焦虑的问题。在进一步教育前，与患者及家属交谈可能有助于明确存在的问题，减轻伴随的焦虑，把精力转到学习上。护士对患者讲述一个实在的前景比只与患者交流焦虑或挫折更能激发患者的学习欲望。有一部分患者手术后不敢看造口，这时不要强迫患者看，对多数患者来说，护士每天讲述造口的情况会让患者逐渐形成对造口的好奇。患者表现出对造口和造口产品的任何好奇都应作为开始或进一步学习的一个机会，这有助于患者想看和触摸造口。让家人或照顾者参与造口护理的学习，有助于提高患者对造口护理的兴趣。

（四）学习动机

术后身体虚弱造成的疲劳，术后出现并发症及抑郁情结等，会降低或消除学习的欲望。热心的护理人员或家人和朋友满怀信心的表现，可激发患者的学习欲望。热情可以感染人，教学过程注意趣味性。处在热情当中的患者能达到最佳的个人的独立程度。把造口护理和日常生活联系起来，模拟生活场景，通过设问方法引起患者的好奇心，让患者积极参与到造口护理学习中。同时对患者进行适当的鼓励，让患者的进步及时得到反馈，可以激发患者的上进心、自尊心和求知欲。

（五）文化背景

不同文化背景的人有其自身的信仰和习俗。护士必须了解患者的信仰与习俗是否与学习需要相冲突。当患者不愿学习自理技巧时，也可以从患者亲属中寻找帮助，以了解患者所处的文化背景，了解患者的习俗。建立互相信任的关系，把造口护理和日常生活活动联系起来，让患者明白，做自己能做的事会更自由、更自信。并以耐心和积极的态度鼓励患者学习，鼓励患者大胆尝试参与造口护理的操作过程，有利于树立患者信心。例如要求患者撕去造口底盘上的粘贴纸；真诚祝贺患者造口自理上的进步，提高患者的自信心和促进患者进一步的参与。

二、影响患者学习造口护理的外在因素

（一）环境

学习场所的温度、光线、噪声、通风条件对学习均有一定的影响。提供保护患者隐私的环境，对不能活动的患者拉床边屏风遮挡。

（二）时间

选择适宜的造口护理指导时间。过早指导，患者难以意识到学习的重要性，过迟又会影响到指导计划的完成。提供足够的指导时间，不要给患者留下匆匆忙忙应付的印象，让患者有时间提问题。

（三）来自指导者如造口治疗师或护士方面的影响

通过示范—参与—回示的阶段性学习及个性化指导方法，来指导患者造口护理技巧。一般情况下，分段练习对学习操作技能较为有效，其原因可能是避免了厌烦、疲劳或分散注意力。组织造口访问者访问、看造口护理录像、给予造口护理手册等，多种教学方法相结合。发给患者书面资料的操作流程，以加强记忆。在造口护理指导过程中，护士与患者之间存在着互动关系，彼此交流信息、情感、认知和态度，故护士与患者必须相互信任与尊重。并重视语言性沟通和非语言性沟通的运用。指导患者造口护理的过程包括评估患者、设立指导目标、拟定指导计划、实施计划及评价效果。分析手术后影响患者学习肠造口护理的因素，能更好地对肠造口患者设立个性化的护理指导目标，有助于患者尽快掌握造口护理知识，尽早回归社会。

（马　娜）

第六节 造口底盘发生渗漏的护理

造口没有控制功能，造口患者需要佩戴造口袋来收集从造口排出的尿液或粪便。造口底盘粘贴稳固，将会增强患者生活的信心，提高造口患者的生活质量。造口底盘发生渗漏可使患者出现尴尬，自尊心受伤害；同时频繁更换造口袋也会增加患者的经济负担，甚至容易引起皮肤的损伤，增加患者的痛苦，影响生活质量。

一、造口底盘发生渗漏的临床表现

患者主诉有粪便或尿液从底盘的某一点位置渗漏出来，造口底盘粘贴不牢固。有些患者每天需要更换造口底盘（两件式）或造口袋（一件式）4~6次，甚至次数更多。

二、造口底盘发生渗漏的原因及护理对策

（一）造口护理技能差

1. 原因

患者受生理性因素的影响，如手的灵活性差、视力差等原因，或者造口自我护理不熟练等因素的影响，使患者未能将造口周围的皮肤清洁干净、造口周围皮肤不干爽等导致造口底盘粘贴不牢固或造口底盘与皮肤之间粘贴不平稳出现缝隙等而发生渗漏。

2. 护理对策

（1）手的灵活性和视力差的患者：①造口治疗师或护士需要耐心的指导。②需要给予更多的时间进行造口护理的训练。③尽量选择操作简单的造口袋，如一件式会比两件式的操作简单；选择已剪裁好的造口袋。④视力差的患者建议佩戴眼镜或学习触觉技术。⑤鼓励家属提供支持和帮助。⑥使用开口袋的，尽量不使用便袋夹来固定，可以考虑使用橡皮筋或粘贴条来固定开口。

（2）造口自我护理不熟练者：①在造口治疗师或护士的指导下进行反复多次的自行操作，每次操作时造口治疗师或护士多给予鼓励、赞扬的话语，以增强患者自我护理的信心。②给患者提供操作流程。③难以看见造口的患者，指导换袋时使用镜子帮助。

（二）造口袋过度胀满

1. 原因

造口底盘粘贴在造口周围的皮肤上，承受的粘贴力有一定限度，如造口袋过满而未能及时排放，造口底盘因受重力的影响而容易脱落。如果造口排气过多，造口袋的气体胀满同样会导致渗漏。

2. 护理对策

（1）排泄物水样或较稀的，指导患者当造口袋1/3满时便要清放；排泄物为固体的则应在每次排泄后清放。

（2）排气过多的患者，建议选用带有碳片的造口袋；指导减少进食容易产气的食物。

（三）造口袋过久不更换

1. 原因

由于造口袋价格较贵，很多患者特别是老年患者为了节省费用，造口袋粘贴使用时间长，造口底盘达到饱和仍然继续使用。少数患者发现渗漏后，在渗漏位置粘贴胶带继续使用。

2. 护理对策

（1）告知患者，造口底盘吸收功能是有限度的，如粘贴过长，甚至渗漏还继续使用，不但会漏出粪臭气味或尿味，对周围的人造成影响，同时渗漏也会弄脏患者的衣物，甚至会引起周围皮肤的并发症，如皮炎、增生等。

（2）建议患者造口底盘一般每隔 3~5 天更换 1 次，尽量不超过 7 天，尤其回肠造口和泌尿造口者，出现渗漏随时更换。

（四）造口袋选用不恰当

1. 原因

造口周围皮肤出现凹陷的患者选用两件式平面底盘或一件式非凸面造口袋，致使底盘的粘贴面容易翘起，无法与皮肤完全接触，排泄物容易从底盘下渗漏。

2. 护理对策

造口周围有凹陷，建议使用两件式凸面底盘或一件式凸面造口袋，使用凸面底盘配合佩戴腰带，效果更好。必要时在凹陷区域使用防漏膏或防漏条、垫片等垫高后再粘贴造口底盘。

（五）体形改变

1. 原因

患者造口手术后解决了疾病的痛苦，同时很多患者手术后在家休养，营养补充加强，而缺乏锻炼，因而容易使体重突增，容易引起腹部膨隆，难以看见造口或出现造口回缩现象，影响造口底盘粘贴的稳固性；而肿瘤无法切除仅行造口手术的患者，往往因肿瘤的发展使患者的体重逐渐下降，随着病情的进展，体重有可能猛烈下降。导致造口周围皮肤出现皱褶而影响造口底盘粘贴的稳固性。

2. 护理对策

（1）难以看见造口的患者，建议患者更换造口底盘或一件式造口袋时使用镜子。

（2）造口回缩者建议使用凸面底盘，另配戴腰带或腹带；造口周围有皱褶，在粘贴造口底盘时，先用手将皱褶部位的皮肤拉紧再粘贴底盘，必要时在皱褶部位粘贴防漏条或补片。

（3）体重过度增加者建议减肥，过度消瘦患者鼓励多进食高蛋白、高脂肪的食物。

（六）体位和活动改变

住院期间患者大部分时间卧床，平卧位时很难发现造口周围有凹陷和皱褶，因此很少发生渗漏。患者出院回家后下床活动较多，通常采用坐位和站位，造口周围皮肤容易出现凹陷和皱褶而发生渗漏。

（1）建议患者定期随访，特别是手术后 1 个月内最好能回院复查 1 次。

（2）认真评估患者造口及其周围情况，指导选择合适的造口底盘或一件式造口袋。

（3）重新指导患者造口护理技能。造口周围皮肤有皱褶，可用防漏膏填满凹陷处再贴造口袋，也可用造口底盘裁减下来的材料填平凹陷处（补片）。必要时可指导患者在裁剪好的底盘内圈处每间隔 1 cm 裁剪一个小切口，使底盘有良好的顺应性能较好地粘贴在造口周围的皮肤上，防止渗漏。

（七）造口位置差

由于手术前没有进行造口位置的选择，造口开在患者看不见的位置或在髂嵴旁，粘贴造口底盘的难度大，影响了造口底盘的稳固性。

（1）做好预防是关键，术前实施造口定位。

（2）认真做好评估，根据造口及其周围情况指导选择合适的造口底盘或一件式造口袋。

（3）耐心指导患者掌握造口护理技能。

（八）造口或造口周围并发症

造口回缩、造口脱垂或造口旁疝、造口周围皮肤破损等并发症的存在，增加粘贴造口底盘或一件式造口袋的难度和影响造口底盘粘贴的稳固性。

（1）建议患者定期随访。

（2）针对相应的并发症，给予预防和护理指导。

（3）根据造口及其周围情况指导选择合适的造口底盘或一件式造口袋。

（姜雯琦）

第九章

麻醉患者的护理

第一节 基础麻醉护理

一、概述

基础麻醉是指在麻醉准备室内预先使患者意识消失的麻醉方法，主要用于不合作的小儿的麻醉处理。

二、护理常规

1. 麻醉前准备

（1）患者准备。

1）无上呼吸道感染症状，按医嘱使用抗胆碱药物，抑制腺体分泌。

2）禁食≥6~8小时，禁饮（糖水、清果汁）≥2小时。

3）麻醉开始前测量首次体温、心率、呼吸。

4）必要时建立静脉通道。

（2）麻醉器械、设备、耗材准备。

1）常用物品：多功能麻醉机、心电监护仪、吸引装置、氧气、听诊器、麻醉面罩、呼吸回路、吸痰管、口咽通气管。

2）抢救用品：麻醉喉镜、气管导管或喉罩、导管芯、吸附器、过滤器。

（3）药品准备：麻醉药品如氯胺酮，抢救药品包括麻黄碱、肾上腺素、阿托品等。

2. 麻醉中的护理观察及记录

（1）连续动态监测心电图、心率、呼吸、血氧饱和度，每10~15分钟记录1次。

（2）协助填写麻醉记录单，记录用药时间点、用量。

（3）观察患者呼吸频率和节律，随时做好气管插管准备。

（4）记录麻醉手术期间输注液体种类和总量。

3. 麻醉复苏期护理

（1）连续动态监测心电图、心率、呼吸、血氧饱和度，每15~20分钟记录1次。

（2）面罩或鼻导管供氧。

（3）去枕平卧位，做好身体及四肢约束和固定。

（4）转出麻醉恢复室的标准。

1）在恢复室停留 >30 分钟，意识完全清醒，正确对答。婴幼儿能睁眼、哭声响亮。

2）停吸氧气 5～10 分钟，脉搏氧饱和度 >94%。

3）呼吸：12～25 次/分钟。

4）疼痛视觉模拟评分法评分 ≤3 分。

5）其他：参照气管内插管全身麻醉转出麻醉恢复室标准。

（刘文莉）

第二节 局部麻醉护理

一、概述

常见的局部麻醉有表面麻醉、局部浸润麻醉、区域阻滞麻醉、神经传导阻滞麻醉。

二、护理常规

1. 麻醉前准备

（1）术前按医嘱使用镇静催眠药。

（2）向患者解释麻醉全过程及配合方法。

（3）麻醉器械、设备、耗材准备。

1）常用物品：麻醉机、心电监护仪、吸引装置、氧气、听诊器、麻醉面罩、呼吸回路、吸痰管、口咽通气管。

2）穿刺用品：皮肤消毒液、无菌敷料、穿刺针、注射器、连接导管、神经刺激仪。

3）抢救用品：简易呼吸囊、气管导管、麻醉喉镜。

（4）药品准备：局部麻醉药（0.75% 丁哌卡因、1% 罗哌卡因或 2% 利多卡因等）、抢救药品（麻黄碱、肾上腺素、阿托品等）。

（5）必要时建立静脉通道。

2. 麻醉护理观察及记录

（1）连续监测心电图、血压、心率、呼吸、血氧饱和度，每 10～15 分钟记录 1 次。

（2）局部麻醉药全身中毒反应的观察及处理。

1）原因：1 次用量超过限量；药物误入血管；注射部位对局部麻醉药的吸收过快；个体差异致对局部麻醉药的耐受力下降。

2）临床表现：分兴奋型和抑制型。兴奋型：轻度者精神紧张、定向障碍、舌头麻木、头痛、头晕、耳鸣、视物模糊；中度者烦躁不安、心率加快、血压升高、有窒息感；重度者精神错乱、缺氧、发绀、肌张力增高、惊厥、抽搐、继而呼吸心脏停搏。抑制型：表现为中枢神经系统和心血管系统的进行性抑制，症状隐蔽，也较少见。

3）处理：立即停止给药；面罩供氧，保持呼吸道通畅，做好急救气管插管准备，必要时行气管内插管；轻度兴奋者按医嘱静脉使用咪达唑仑；惊厥发生时按医嘱静脉使用丙泊酚；出现循环抑制时，应快速有效地补充血容量，同时酌情使用血管活性药物；呼吸心脏停搏者立即进行心肺复苏。

（3）观察局部情况，若局部出现广泛红晕和皮疹，考虑局部麻醉药过敏，按医嘱处理。

（4）若患者发生惊厥时应做好约束保护，避免发生意外的损伤。

3. 麻醉复苏期护理

（1）观察穿刺部位有无渗血，保持穿刺部位的无菌。

（2）监测血压、心率、呼吸、血氧饱和度 30～60 分钟，待生命体征稳定方可停止监测。

（3）观察外科专科情况。

（4）嘱患者卧床休息 30～60 分钟，无头痛头晕后方可下床活动。

（5）必要时面罩或鼻导管供氧。

4. 转出麻醉恢复室的标准

参照气管内插管全身麻醉转出麻醉恢复室标准。

（姜秀洁）

第三节　特殊患者的护理

外科手术和麻醉都有创伤性，某些特殊病情或伴有其他疾病的患者，因对手术耐受性不良，易增加手术难度、造成手术失败及术后发生危险性，如高血压患者于手术后发生心力衰竭、心肌梗死、脑出血、脑血管意外和肾功能不全等概率较大，因此围手术期护理极具挑战性。对该类患者术前除了应做一般的术前准备外，还应进行特殊的围手术期护理。

一、心功能不全病人围手术期护理要点

心功能不全，又称心力衰竭。对于此类手术病人，手术室护士应根据其病因和临床表现加强护理，保障病人安全。

（一）术前准备及护理要点

1. 一般护理

注意房间通风与消毒，保持室内空气新鲜，严格控制探视及陪伴人员，预防呼吸道感染。注意病人口腔、皮肤卫生，有扁桃体炎、牙龈炎、气管炎等感染病灶需治疗。协助做好肺、肝、肾等功能检查。测量身高、体重、计算体表面积，以供计算药量。应适当控制钠盐摄入，避免进食胆固醇含量较高食物。禁忌烟、酒等刺激性食物。

2. 心理护理

向患者及家属讲解手术方法及相关事项，取得配合；消除患者的紧张和忧虑，以最佳状态接受手术治疗。

3. 呼吸功能锻炼

术前指导患者做深呼吸、腹式呼吸及正确的咳痰，并配合肺部听诊检查咳痰效果，以适应心脏手术术后的咳痰要求。对吸烟的患者应严格禁烟。

4. 改善循环功能

除了常规的强心、补钾及利尿等药物治疗外，必要时给予极化液治疗，要求患者卧床休息。伴严重贫血患者，术前应少量多次输血纠正贫血。心律失常或心力衰竭患者需行有效的内科处理。

5. 肺动脉高压处理

给予吸氧以改善心脏功能，提高肺对缺氧的耐受力，采用低流量（每分钟 2～3 L）间歇吸氧 1 小时，每天 2 次，并做好吸氧前后血气分析的对比，以了解肺血管的弹性。或使用血管扩张剂，如酚妥拉明 5 mg 肌内注射，以达到扩张血管，降低肺动脉压的目的。对重度肺动脉高压的患者应加用前列腺素 E1，改善先天性心脏病重度肺动脉高压患者的血流动力学指标，提高手术安全性。

6. 术前主要护理内容

手术前日做好手术局部的皮肤准备。术前晚应给予镇静药，使患者得到充分镇静；嘱患者应尽早卧床休息，保持病房安静。手术前 6 小时禁食、4 小时禁饮，需留置尿管的要留置尿管，手术前 30 分钟肌内注射阿托品 0.5 mg，苯巴比妥 0.1 g，并做好患者的安慰工作。

（二）术中和术后护理要点

1. 术中护理

（1）一般处置：调节适宜的手术室室温、保持安静，减轻患者紧张恐惧心理，必要时使用镇静剂，使患者顺利过渡到麻醉阶段。

（2）心电和血流动力学监测：连续心电监测，观察心率快慢、有无心律失常及传导异常。施行有创血压、中心静脉压（CVP）连续监测，必要时用 Swan-Ganz 导管持续监测肺动脉压力的变化。

（3）维持水电解质平衡：需要时及时检查电解质，根据术中的出血量、尿量、血压、CVP、血红蛋白等综合因素补足血容量。

（4）手术配合：用物准备齐全，刷手护士默契配合，保证手术顺利进行。

（5）麻醉恢复期护理：恢复期时，疼痛刺激、吸痰、拔气管导管、屏气、低氧或高碳酸血症均可引起心搏骤停，处理不及时将产生严重后果。故此期应加强监护，备好各种抢救药品和物品，监护人员不得随意离开。

2. 术后监测

（1）病人交接：患者回 ICU 或病房时，巡回护士与病房护士做好床头及书面交接班。主要内容为手术方式、手术经过、术中病情与用药，出手术室及途中情况，受压的皮肤、导管，输液、输血等。

（2）常规护理：定时检查瞳孔、球结膜水肿情况，连续监测体温，由于低温体外循环原因，术后患者体温大多有反跳发热的过程，当体温上升至 38 ℃时立即冰袋降温，防止体温继续上升；当降至 37.5 ℃以下时立即撤除，以防过度降温；过低时，采取保温措施。保证营养物质的供给。对长时间使用呼吸机的患者，应及早经胃管补充营养，同时应注意观察患者腹部及大便情况；由于体外循环手术，患者易出现消化道应激性溃疡出血，必要时静脉使用西咪替丁或奥美拉唑。加强基础护理，预防感染及压疮等并发症的发生。

（3）心电监护：术后 1 天内采用床旁连续心电监测，第 2～7 天则改为遥控心电连续监测、间断记录的方法。主要观察心率快慢、有无心律失常及传导异常，并给予相应的处理。

（4）血流动力学监测和维持循环稳定：术后早期施行有创血压、CVP 连续监测，2 天后改为间断测量袖带血压及中心静脉压。需用 Swan-Ganz 导管持续监测肺动脉压力者，应妥善固定导管，防止移位或脱出，严格无菌操作，预防感染，持续以肝素溶液防止凝血。拔除导管应在心电监护下进行，拔管后局部压迫止血。患者术后血压不宜过高或过低。复杂先心病术后可有程度不同的低心排血量，严重低心排血量患者对升压药的依赖性很强，甚至在更换升压药的瞬间血压突然下降，为此需备 2 条升压药通路，心率维持约 100 次/分钟，新生儿心率不能低于 140 次/分钟。很多原因可引起心率增快，如低血容量、低氧血症、高碳酸血症、电解质紊乱、发热、心脏压塞等，处理中要排除或纠正上述因素后，方可使用减慢心率的药物。保持良好循环功能根据血压、平均动脉压及中心静脉压随时调整血管活性药物的速度。精确记录液体出入量，调整术后静脉输入液体量。

（5）维持水电解质平衡：根据术后引流量、血压、CVP、血红蛋白等综合因素补足血容量；根据需要及时检查电解质。术后定时监测尿量，并仔细观察尿液色泽及性质。若术后早期尿量大增，应注意有无电解质紊乱，及时补钾，但也不可盲目补钾。尿量不足时，应检查尿管位置，尿路是否通畅，膀胱是否充盈，在补足血容量，纠正低氧血症的情况下，可根据血压应用多巴胺及硝普钠，以维持适当的动脉压，改善肾灌注，应用利尿剂，及时补钾并复查肾功能。出现血红蛋白尿除利尿外，还应注意碱化尿液，预防血红蛋白在肾小管沉积，损伤肾功能。

（6）机械通气及呼吸道管理：呼吸道护理尤为重要。每班交清气管插管的型号和深度，并有记录。观察气管插管固定的胶布是否松动。根据病情选择合理的机械通气方式及参数，参数设定分初调、复调两步进行，初调运行 20～30 分钟后，或者病情发生变化时应查血气，根据结果进行复调。保持呼吸道通畅，及时清除呼吸道分泌物，增加通气，防止肺不张、肺炎的发生。吸痰不宜过频以免气管黏膜受损，也不宜过疏，以听诊有痰为准。吸痰动作要轻快，不应过度刺激，吸痰前、后给予纯氧通气 3 分钟，两次吸痰间隔以血氧饱和度（SaO_2）恢复到正常为准，防止发生缺氧。翻身拍背，每天 2～4 次，每次 5～10 分钟，便于痰液排出和抽吸。气管切开的患者除按气管切开常规护理外，应湿化气道，定时吸痰。若不及时抽吸气道分泌物，可引起气道内分泌物干涸阻塞，下呼吸道分泌物潴留以至结痂阻塞气道。撤机指征：意识完全清醒、血气正常、循环稳定尽早拔管，否则患者将由于不能耐受插管、烦躁，甚至插管刺激引起呕吐而导致 SaO_2 下降。拔除气管插管后，采用温湿化氧气面罩吸入，并加强肺部物理治疗。对于痰多且粘者，应进行肺部物理治疗。

（7）管道护理：护理中应特别注意各种管道的固定，尿管和引流管均应双固定，以免滑出。对引流管的护理应视病情 15～60 分钟挤压引流管 1 次，每小时记录引流量，观察引流液的颜色、性质，了解出血情况。术后 36～48 小时拔除引流管。心内测压管和动脉管道要持续用肝素冲洗，以防血块堵塞管道影响测压。保持动脉、静脉穿刺处皮肤清洁，常规 48 小时更换敷料 1 次，并及时冲洗静脉管道。除紧急状况外，心内测压管尽量避免输入升压药物，以免监测压力时药物进入，引起病情变化。当病情发生变化，为使升压药更快地发挥药效可将升压药从测压管直接进入，更换升压药速度要快，严禁气泡进入。

（8）引流量的观察：要定时有效地挤压引流管，保持引流管通畅，使积血排出体外防止心脏压塞，正确判断所失血量，原则是失多少补多少。随时观察引流液的颜色、量、温度，当颜色鲜红、温度高，浓稠，大于 4 mL/（kg·h）时，应考虑有活动性出血，及时报告医师，查明原因。若引流量突然减少，血压下降，中心静脉压升高，尿量少，应警惕心脏压塞的发生，一旦发生心脏压塞，应及时通知医师减压止血。

（9）镇静剂的应用：病人在术后清醒拔管后易出现恐惧、病儿会出现哭闹，不仅增加了耗氧，不利于心功能恢复，而且吵闹时大量空气吸入，引起腹胀致膈肌抬高影响呼吸功能。必要时应适当给予镇静剂，地西泮为首选药，可肌内注射；合并肺动脉高压者禁用吗啡，以防抑制呼吸功能而影响呼吸及排痰。

（10）并发症防治：肺动脉高压危象是心脏病矫治术后，肺动脉压力上升，超过主动脉压力，出现体循环压力突然下降，表现为低氧血症、代谢性酸中毒等，是病人术后死亡的重要原因之一。观察中，对合并肺动脉高压患者，如有烦躁、吵闹、SaO_2 下降，应怀疑肺动脉高压危象的发生。心律失常的发生常在术后 4 小时内，多与传导组织的破坏及手术损伤窦房结有关。在护理中，要严密观察心率、心律，避免各种诱发因素，及时发现，及早干预。

（11）抗凝治疗的监测：瓣膜替换术等术后需要抗凝治疗，需根据凝血酶原时间（PT）值调整抗凝药量。同时注意观察皮肤有无出血点、瘀斑，齿龈出血及尿血现象。

二、高血压病人围手术期护理要点

高血压是指循环系统内血压高于正常而言，通常指体循环动脉血压增高，是一种常见的临床综合征。按照 WHO 建议使用的血压标准是：凡正常成人收缩压应小于或等于 140 mmHg（18.6 kPa），舒张压小于或等于 90 mmHg（12 kPa）。如果成人收缩压大于或等于 160 mmHg（21.3 kPa），舒张压大于或等于 95 mmHg（12.6 kPa）为高血压；血压值在上述两者之间，即收缩压在 141~159 mmHg（18.9~21.2 kPa）之间，舒张压在 91~94 mmHg（12.1~12.5 kPa）之间，为临界高血压。高血压是世界最常见的心血管疾病，也是最大的流行病之一，常引起心、脑、肾等脏器的并发症，严重危害着人类的健康。高血压患者围手术期发生危险的概率远高于正常人，故应积极准备，加强围手术期的护理。

（一）术前准备及护理要点

1. 一般护理

对新入院患者应正确测量和记录血压，并对高血压的程度作出判断；询问高血压病史及近期有无并发症、服药等情况；了解各项检查项目，包括心、脑、肾和眼底，判定重要脏器是否受损及其程度。保持病房安静，空气新鲜。使患者了解饮食与高血压病的关系，应适当控制钠盐摄入，避免进食胆固醇含量较高食物，肥胖者应控制饮食。禁忌烟、酒等刺激性食物。

2. 血压监测

病人血压监测应每天 1~2 次，于早上起床前或活动后静息 30 分钟测量并记录，以了解血压波动范围，配合医师调整抗压药物剂量，并注意用药反应。

3. 心理护理

指导患者保持乐观情绪。情绪紧张、有失眠者必要时给予镇静剂。术前 1 天密切观察患者情绪变化，耐心解释患者提出的疑问，消除其紧张、恐惧心理。

4. 术前主要护理内容

手术前日做好手术局部的皮肤准备，需做妇科及肠道手术的应做好肠道准备。术前晚应给予镇静药，使患者得到充分镇静；嘱患者尽早卧床休息，保持病房安静，保持血压在安全范围内。术晨于患者起床前测基础血压，血压偏高者按医嘱给予药物处理，半小时后再测血压，如血压过高需暂停手术。患者于手术前 6 小时禁食、4 小时禁饮，需留置尿管的要留置导尿，做好病人的安慰工作，并于手术前 30 分钟肌内注射阿托品 0.5 mg，苯巴比妥 0.1 g。

（二）术中和术后护理

1. 术中护理

（1）一般处置：手术室室温应调节适宜、保持安静，防止寒冷和噪声对患者血压的影响。减轻患者紧张、恐惧心理，必要时使用镇静剂，使患者顺利过渡到麻醉阶段。

（2）术中监测：术中要进行血压、心电图、血氧饱和度、血气分析、体温的监测，注意出血量、尿量及水电解质平衡。对重度高血压患者做复杂大手术还应进行中心静脉压监测。由于麻醉、麻醉药物的影响及手术刺激等各种因素可使患者的血压有较大幅度的波动，且患者对血压自身调节能力下降，当血压过高或过低时，可引起各种严重的并发症。故巡回护士在术中应配合麻醉医师严密观察血压的变化，及时发现异常，及早处理。

（3）手术配合：用物准备齐全，刷手护士默契配合，保证手术顺利进行。术中冲洗液应适当加温，不能过冷。禁止使用使血压升高的止血药物，如肾上腺素、阿托品等。

（4）麻醉恢复期护理：术后病人在恢复期，由于疼痛刺激、吸痰、拔气管导管、屏气、低氧或高碳酸血症等原因均可引起强烈的心血管反应，导致血压急剧升高，处理不及时可产生严重危害。故此期应加强监测，备好各种抢救药品和物品，监护人员不得随意离开。在不影响呼吸的情况下镇痛，若血压过高可给予降压药，待血压降至安全范围再吸痰拔管。

2. 术后护理

（1）患者交接：患者回病房时，巡回护士与病房护士做好床头及书面交接。主要内容为手术方式、手术经过、术中病情与用药，出手术室及途中情况，受压的皮肤、导管，输液、输血情况等。

（2）术后常规护理：应针对不同手术、不同麻醉做好各类手术后、麻醉后的常规护理及高血压的护理。全身麻醉术后常规吸氧，去枕平卧头偏向一侧，保持呼吸道通畅，注意保暖，严密监测生命体征，对疼痛剧烈者给予镇痛药。病人术后体位采取卧位，在术后意识清醒、血压平稳 4~6 小时、病情无禁忌后可取半卧位。

（3）生命体征观察：术后患者返回病房，应密切观察并记录患者意识、瞳孔、血压、脉搏等体征，以便动态观察，出现危急情况应及时报告医师。对重度高血压者，要进行持续心电监护。

（4）尿量：对患者的出入量应准确记录，尤其尿量应 1~2 小时记录 1 次，以判断入量及出量是否均衡。严格控制输液量，输液速度应均速，防止液体量过多导致血压升高。

三、呼吸功能障碍病人围手术期护理要点

呼吸功能障碍是指由于各种原因引起肺的通气功能和换气功能障碍，以致不能有效地进行气体交换，临床上引起缺氧伴或不伴二氧化碳潴留，从而引起一系列生理功能和代谢紊乱的临床综合征。呼吸功能障碍的主要表现是轻微活动后出现呼吸困难，哮喘和肺气肿是 2 种最常见的慢性阻塞性肺功能不全疾病。伴呼吸功能障碍的手术患者，对手术、麻醉和护理都提出了更高的要求。

（一）术前准备及护理要点

1. 一般护理

应加强营养的管理，给予营养丰富的饮食，以增强机体抵抗力，改善营养状况促进康

复。对于不能由口进食的患者，可行肠道外营养，以保证机体需要。病房应经常进行紫外线空气消毒。

2. 心理护理

准确且全面了解患者的心理状况，建立良好的护患关系，帮助患者尽快适应住院环境，减轻术前焦虑，提高手术适应能力，使其术后能密切配合护理。

3. 呼吸道并发症预防与处置

对合并有慢性支气管炎、肺气肿或肺部感染的患者，按医嘱进行解痉抗炎对症治疗。术前控制肺部感染，在感染控制后方可择期手术；尤其是高龄患者，全身免疫力下降，抗感染能力降低，术前应充分控制感染。痰液黏稠的患者，术前应进行痰液稀释的处理。经常咳脓痰的患者，术前可使用抗生素，并指导其体位引流。

4. 呼吸功能锻炼

向患者及家属说明手术及麻醉可能引起的呼吸反应，术后可能出现的并发症及卧床不活动时对呼吸的影响，使患者认识到进行呼吸功能锻炼的重要性，从而积极配合，同时教育吸烟患者术前绝对禁烟2周。教会患者做深而慢的腹式呼吸法，每天2~3次，每次15分钟左右，腹式呼吸法应采用平卧位、站立位交替进行。术前1周开始进行，并进行适当的体育锻炼，以增加肺活量。同时训练患者学习有效的咳嗽方法，指导患者深吸气后用胸腹部的力量做最大咳嗽，咳嗽的声音应以胸部震动而发出，每天练习3次，每次20分钟左右。向患者解释通过有效咳嗽，可预防肺不张、肺部感染。术前健康教育是患者术后顺利恢复的关键。

5. 术前主要护理内容

手术前日做好手术局部的皮肤准备，如做妇科及肠道手术的要做好肠道准备，手术前6小时禁食、4小时禁饮，需留置尿管的要留置尿管，手术前30分钟肌内注射阿托品要适量，以免痰液黏稠，并做好患者的安慰工作。

（二）术中和术后护理

1. 术中护理

（1）一般处置：手术室室温调节适宜、保持安静，减轻患者紧张恐惧心理，必要时使用一定镇静剂，使患者顺利过渡到麻醉阶段。麻醉前用药要适量，以免呼吸抑制。

（2）术中监测：术中要进行血压、心电图、血氧饱和度、血气分析、体温的监测，注意出血量、尿量及水电解质平衡。由于麻醉及手术刺激等各种因素可影响患者的肺功能和血氧饱和度，故巡回护士在术中应配合麻醉医师严密观察血氧的变化，及时发现异常并处理。

（3）手术配合：用物准备齐全，刷手护士默契配合，保证手术顺利进行。

（4）麻醉恢复期护理：恢复期时，疼痛刺激、吸痰、拔气管导管均可引起低氧或高碳酸血症，处理不及时可产生严重危害。故必要时继续呼吸机辅助呼吸，待血氧饱和度稳定于安全范围再吸痰拔管。

2. 术后护理

（1）常规护理：全身麻醉未清醒前应去枕平卧头偏向一侧，清醒后取半卧位，有利于胸腔内积液积气引流，改善患者呼吸和循环功能，减轻伤口疼痛。对疼痛者必要时给予对呼吸功能无抑制作用的镇痛剂。在术后应给予营养丰富的饮食，以增强机体抵抗力，改善营养状况促进康复。对于不能由口进食的患者，可行肠道外营养，以保证机体需要。

（2）生命体征的观察：患者进入监护室后常规持续床旁心电监护，密切观察生命体征，每 15 ~ 20 分钟测体温、脉搏、呼吸、血压 1 次，并做好记录，待平稳后改为 30 ~ 40 分钟/次。如出现血压下降、心律失常、呼吸增快、脉率增速等，应立即查找原因并报告医师处理。

（3）呼吸功能的监测与呼吸道护理：术后 24 小时内应做无创血氧饱和度监测仪连续监测或定时做血气分析，尽可能保证 PaO_2 不低于 10.0 kPa，SaO_2 不低于 95%。临床 PaO_2 < 8.0 kPa，SaO_2 < 8% 均需氧疗，因此做好肺功能监测尤为重要。观察呼吸频率、节律、幅度的变化以及有无呼吸困难和发绀，以此为基础施行肺功能测定和血气分析则更全面地反映肺功能状况。术后吸氧是缓解缺氧症状，保证全身氧供的直接方法。患者在运送途中也应吸氧，氧浓度一般维持在 35% 左右，过高反而会减少对呼吸中枢的刺激而抑制呼吸。一般在术后 2 天给予持续低浓度吸氧，待患者自我感觉良好时可间断吸氧，1 周后视病情需要吸氧。保持呼吸道通畅，如有口腔及呼吸道分泌物应及时吸出，以防吸入性肺炎发生。病人机体抵抗力较差，一般术前都有多种并发症，使支气管内分泌物增多、黏稠，加之麻醉药物抑制，切口疼痛，术后排痰往往较困难。应采取以下措施：①鼓励咳嗽，术前、术后反复向病人解释排痰的重要性，并鼓励病人进行有效咳嗽、咳痰及正确的排痰方法。②拍击震动，利用手腕动作以空心掌由下向上、由外向内、由前向后顺序拍击胸背部，通过震动使分泌物自管壁脱落而易于咳出。③雾化吸入，若痰液不易咳出，可做超声雾化吸入，其内加入抗生素、支气管扩张剂、黏液溶解酶或激素，以达到局部消炎、扩张小支气管、溶解痰液的目的。④刺激咳嗽法，用拇指或食指在吸气终末梢用力向内压在胸骨柄上窝的气管来刺激气管引起咳嗽反射，以利咳痰；用上述方法均无效时，可考虑用鼻导管从气管内吸痰的方法，吸痰动作要轻快并注意分泌物的性质及量，负压不能太高，不可在同一深度长时间吸引，以免造成气管黏膜损伤，必要时也可行气管切开。⑤气管插管或切开，在已有大量分泌物积聚而致呼吸道梗阻或有较严重的呼吸功能不全时，应及早行气管插管或气管切开，彻底清除分泌物或以呼吸机辅助呼吸；对于使用呼吸机辅助呼吸病人，每班应交接气管插管的型号和深度，并有记录，同时观察气管插管固定的胶布是否松动；根据病情选择合理的机械通气方式及参数；拔除气管插管后，采用温湿化氧气面罩吸入，并加强肺部物理治疗。

（4）防治并发症：呼吸功能障碍的病人手术并发症主要是呼吸功能不全和心律失常。术后保持呼吸道通畅，充分排痰，有效供氧，应用敏感抗生素，以及营养心肌、扩张冠状血管等药物，可减少并发症的发生率。对于伴肺功能减退的病人，肺组织弹性差，顺应性低，术后将影响肺的膨胀；可应用吹气球法防治术后肺不张，在术后 72 小时开始采用。术后疼痛不敢咳嗽者，应采用振荡法轻拍病人背部，使痰液振动易于咳出。每日应用痰液稀释剂雾化吸入 3 ~ 4 次。输液过多过快易发生肺水肿，需要控制输液速度和补液量。观察伤口渗出物颜色、气味、性状及伤口愈合情况，在无菌操作下更换敷料，以防止切口感染的发生。协助翻身，做好皮肤及口腔护理。

四、婴幼儿和老年患者围手术期护理要点

（一）婴幼儿围手术期护理要点

由于婴幼儿各器官和组织尚未发育完善，生理功能的储备能力差，且用药剂量等不同于成年人，对手术的耐受性有限。故应加强婴幼儿围手术期护理，以增加手术成功率和减少危险发生。

1. 术前准备及护理要点

（1）一般护理：给予高热量、高蛋白、高维生素、少渣易消化的饮食，同时注意为病儿营造一个舒适、安全的生活环境。

（2）心理护理：病儿入院后由于对周围环境不熟悉，产生陌生感、恐惧感，由此而出现哭闹、恐惧，拒绝治疗。因此，护士应向家长了解病儿情况，及时进行心理状况评估，接近病儿，建立良好的护患关系，让他们尽快适应医院的环境，以消除其陌生感及恐惧感。如家长担心手术效果、术后是否会影响病儿的生长发育等问题，责任护士应主动做好解释工作，以进一步增强家长的信心、获得其理解、支持和合作。

（3）术前主要护理内容：手术前日做好手术局部的皮肤准备，手术前 6 小时禁食、4 小时禁饮，需留置尿管的应留置尿管，手术前 30 分钟肌内注射阿托品、苯巴比妥（用量根据病儿体重）。

2. 术中和术后护理

（1）术中护理：①一般处置，消除病儿紧张、恐惧心理，必要时使用一定镇静剂，使病儿顺利过渡到麻醉阶段。②术中监测，术中要进行血压、心电图、血氧饱和度、血气分析、体温的监测，注意出血量、尿量及水电解质平衡；由于麻醉及手术刺激等各种因素可影响婴幼儿的生命体征，故巡回护士在术中应严密观察生命体征的变化，及时发现异常并处理。③手术配合，用物准备齐全，刷手护士默契配合，保证手术顺利进行。④麻醉恢复期护理，恢复期时，疼痛刺激、吸痰、拔气管导管均可引起低氧或高碳酸血症，处理不及时可产生严重危害，故必要时继续呼吸机辅助呼吸，待血氧饱和度稳定于安全范围再吸痰拔管。

（2）术后护理：①常规护理，麻醉未清醒前，去枕平卧、头偏向一侧，保持呼吸道通畅，及时清理口腔、鼻腔分泌物及呕吐物，以防止窒息和吸入性肺炎的发生；注意安全，挡好床档，防止坠床，必要时加用约束带固定；保持病室内安静、清洁，温度宜保持在 26～28 ℃，湿度宜保持在 50%～60%；新生儿体温调节中枢发育不完善，易受环境温度影响，术后应置暖箱；体温超过 38.5 ℃者，用乙醇擦浴或遵医嘱应用退热药物；麻醉完全清醒后方可进食，首次进食时先给予少量温开水，无呛咳后再进其他食物；鼓励病儿摄入高热量、高蛋白质、高维生素饮食，多采用清淡食物及新鲜蔬菜喂养。②呼吸道管理，婴幼儿功能残气量相对小，肺内氧储备相对小于成人但氧耗量却相对较高，为满足身体代谢的需要常采取浅快的呼吸；浅快的呼吸形式使病儿容易发生呼吸肌疲劳，引起氧供应不足而呼吸衰竭；在护理中应密切观察病儿的呼吸频率、节律、有无发绀、血氧饱和度变化等情况；病儿呼吸功能和各种反射不健全，呼吸道分泌物不能及时排出，床旁应备好吸痰器，及时吸出呼吸道分泌物，保持呼吸道通畅；应随时监测动脉血气分析，根据其结果进行处理。③生命体征的监测，因病儿生命体征变化快，应严密观察；如在观察过程中发现异常情况应及时报告医师作相应的处理。

（二）老年患者围手术期护理要点

由于老年人生理功能的改变，各组织、器官储备能力减退，对手术和麻醉耐受力差，在此基础上又受疾病的影响，使一系列因素相互构成因果关系，表现出相应的临床症状。为使手术顺利完成，患者安全度过围手术期，手术室护士应掌握老年患者的生理特点，结合实际，实施以下护理要点。

1. 术前准备及护理要点

（1）一般护理：老年患者由于各个器官逐渐发生退行性改变，功能不全，尤其是重要器官功能不全，对手术的耐受能力影响很大。因此，在询问病史和体格检查时一定要详细和认真，还要进行尽可能全面的辅助检查，特别是重要器官的功能检查，如心、肝、肾的功能状况，血压、血糖的变化。老年患者由于内分泌系统的改变，糖尿病的发病率较高，再加上牙齿松散脱落，对饮食常有一些特定的要求。我们必须了解患者的饮食习惯，根据不同患者的不同要求而提供相应的理想的饮食，以满足患者的生理需要。病房要保持空气清新、环境安静。

（2）心理护理：由于疾病折磨，老年患者情绪多不稳定。护理时要更加耐心，用诚恳的态度、亲切的话语抚慰他们。加上环境陌生和医院特定的气氛以及对手术的恐惧，常感到孤独，以及对生活丧失信心而不配合治疗护理，甚至对医护人员产生敌对情绪。因此，我们必须针对老年患者的这一心理特点，采取相应的护理措施，使之积极地配合治疗以达到早日康复的目的。要与患者多交谈、多接触、多关怀、多疏导讲清手术的目的及必要性；介绍手术前后的注意事项；教会患者正确的咳嗽、排痰方法，练习卧床大小便；消除病人思想疑虑，增强自信心，以使他们积极配合。

（3）并发疾病的护理：术前常规进行肝功能、肾功能及血糖测定。对合并高血压的患者术前尽早开始降压治疗，直至手术日。糖尿病患者，术前首先通过控制饮食及口服降糖药物治疗。术前首先通过控制饮食及口服降糖药物治疗，术前 2～3 天部分患者根据医嘱改为注射适量胰岛素，保持血糖在8.8 mmol/L 以下，并观察有无低血糖。对有肝功能异常者给予保肝治疗，使肝功能得到最大程度的改善。对合并有心电图异常者，根据心电图的提示正确诊断，并根据诊断结果分别给予极化液等治疗。慢性支气管炎、肺气肿的患者术前给予超声雾化吸入，适量使用抗生素以控制肺部感染。

（4）术前主要护理内容：手术前日做好手术局部的皮肤准备，如做妇科及肠道手术的要做好肠道准备，手术前 6 小时禁食、4 小时禁饮，需留置尿管的应留置尿管，手术前 30 分钟肌内注射阿托品 0.5 mg，苯巴比妥0.1 g，并做好患者的安慰解释工作。

2. 术中和术后护理

（1）术中护理：①一般处置，手术室室温调节适宜、保持安静，巡回护士可亲切交谈以减轻患者的恐惧心理，使患者顺利过渡到麻醉阶段。②术中监测及手术配合，手术中密切观察患者各项生命指征的变化，发现问题及时处理；用物准备齐全，刷手护士默契配合，保证手术顺利进行。在术中，应严格控制补液量和补液速度，对心、肺、肾功能不全的患者尤其要谨慎。应持续导尿，随时监测尿量、脉率和血压，观察心电监护和血氧饱和度，使其维持在正常范围，保证手术的顺利进行。老年患者因补液不当造成心、肺、肾功能衰竭和因术中、术后血压波动过大造成脑血管意外的病例屡有报告，应引起高度重视。

（2）术后护理：①常规护理，应加强膳食营养的管理，应给予营养丰富的饮食，以增强机体抵抗力，改善营养状况促进康复；对于不能由口进食的患者，可行肠道外营养，以保证机体需要；老年患者由于局部皮肤血液循环障碍，加上手术后惧怕疼痛而不敢翻身，局部皮肤长期受压，因此极易发生褥疮；应建立皮肤护理卡，每 2 小时用护理油按摩皮肤受压处及骨隆突处，促进血液循环，避免物理性刺激，保持床铺平整、清洁、干燥、无渣屑，防止便器损伤皮肤等；并教会患者及家属增强预防为主的意识。②术后监护，加强监护、密切观察，老年人各脏器功能明显减退，机体的内环境稳定性降低，对麻醉、手术等刺激适应能力下降，因此应特别注意手术后的护理；应及时连接好各种引流管道及各种监护仪器，密切观察和记录病情变化，注意监测生命体征、心电图变化、控制输液速度及补液量；术后因疼痛、精神紧张、感染等因素易诱发高血压、心律失常，应及时给予镇静、镇痛药物、抗感染，并注意水电解质平衡，必要时术后 1~2 天给予适量糖皮质激素以增加应激能力。③预防手术并发症，老年人免疫力低下，术后易发生各种感染；由于肺的功能降低、老化使呼吸系统的化学感受器和神经感受器敏感性降低，老年病人故对各种刺激的反应性较迟缓，对缺氧和酸碱平衡的调节能力也明显下降；老年人的免疫能力降低，抗病能力减弱，手术后由于惧怕疼痛而不敢咳嗽，不能有效地清理呼吸道异物，极易形成坠积性肺炎；所以要定时帮患者叩背，教会患者有效的咳嗽、排痰，以预防坠积性肺炎的发生；术后第 2 天开始进行超声雾化吸入，每天 2 次；需留置尿管者，每天用 0.5% 碘伏棉球擦洗尿道口，保持外阴清洁，鼓励病人多饮水，能尽早拔除尿管的应尽早拔除，合理使用抗生素，以免泌尿系感染；术后腹胀是由于术中吞服空气或肠道酵解产生气体，而肠蠕动未能恢复，使肠腔扩张而产生，术后常于 24~48 小时内恢复，但老年患者因肠张力较低而使肠蠕动恢复较慢，对于不宜恢复者，可采用小剂量新斯的明肌内注射以促进肠功能恢复；老年患者切口愈合差，术后应加强全身营养支持疗法，促进切口愈合，及时更换敷料，以预防切口裂开；由于老年患者腹肌薄弱，因此腹部切口的患者，术后应使用腹带，以减轻因咳嗽引起的疼痛，也有利于切口愈合；老年患者切口皮肤缝线可延长 1~2 天拆线。④健康教育，指导患者出院后要定时服药，饮食要规律，少食多餐，多食一些牛奶等易消化营养丰富的食品；不要做剧烈的活动，保持大便通畅，定时测量血压、血糖等理化指标，定期回医院复查。

五、妊娠期患者围手术期理要点

妊娠期患病如需行手术处理，手术对患者和胎儿存在一定的影响，如果处理不当，将会引起流产或早产，甚至造成孕妇及胎儿死亡。因此，做好围手术期护理尤为重要。

（一）术前准备及护理要点

1. 一般护理

为患者提供一个舒适、安静的休养环境，保持大小便通畅，预防感冒。进食易消化、高热量的食物。应对孕妇进行仔细的全身体格检查及实验室检查，包括血常规、尿常规，肝肾功能，凝血功能，心电图，眼底，胎儿宫内环境等检查。在进行检查的同时要积极进行药物治疗及恰当的护理。

2. 心理护理

由于患者害怕失去孩子，一般对手术预后甚为担忧，可因此情绪低落、焦虑和烦躁。为改变患者的这种心理状态，护士应努力配合家属，给予患者有力的心理支持，与其交流，耐心解释，准确引导，使患者以良好的心态配合手术。

3. 胎儿监护

监测胎心音并教会患者自己数胎动，必要时及时行 B 超检查，积极配合医师处理胎儿的情况。

4. 术前主要护理内容

同一般手术。手术前日做好手术局部的皮肤准备，妇科及肠道手术要做好肠道准备，手术前 6 小时禁食、4 小时禁饮，需留置尿管的应留置尿管，手术前 30 分钟肌内注射阿托品 0.5 mg，苯巴比妥 0.1 g，并做好病人的安慰工作。

（二）术中和术后护理

1. 术中护理

调节手术室室温至适宜状态、保持安静，巡回护士可与其亲切交谈以减轻患者的恐惧心理，使患者顺利过渡到麻醉阶段。手术过程中严密监控产妇的血压、脉搏、血氧饱和度、心电图等变化；严密监控胎儿情况。

2. 术后护理

①常规护理，术后第 1 天可进食流质，无腹痛、腹胀，可逐步过渡到普食，宜进清淡、易消化、富营养的食物，必要时辅以静脉营养支持。术后如病人病情需要卧床休息，护士要主动做好各项生活护理，如床上擦浴、口腔护理、协助进食、排便等，尤其要做好会阴部护理，保持局部清洁、干燥，及时更换护垫，防止尿路感染；并要定时翻身拍背，预防肺部感染。②严密观察病情，术后进行患者生命体征和胎儿监护，观察子宫收缩情况；注意出入水量，补液时不要单纯输注葡萄糖或生理盐水；选择对胎儿影响小的镇痛方式，避免疼痛刺激引起患者血压升高；给予持续低流量吸氧。

（戴 卓）

第四节 疼痛患者常见的心理问题及护理

一、疼痛常见的心理问题

疼痛可以是一些精神障碍患者的主诉，疼痛也可以引起精神障碍。有学者报道，疼痛引起抑郁症的发生率比抑郁症导致疼痛发生率略高。对于大多数疼痛患者来说，疼痛不足以导致精神疾病，但会出现不良的心理反应，其中抑郁和焦虑最为常见，还有相当一部分会出现愤怒、恐惧及其他心理问题。

（一）抑郁

据统计，慢性疼痛患者中有 30%～87% 的患者出现抑郁症状。由于长期患病，患者会逐渐产生沮丧和悲伤的情绪，对疾病的恢复不抱希望，表现为疲劳、情绪低落、失眠或嗜睡、厌食或贪食、体重增加或下降、注意力和记忆力减退、内疚、绝望，甚至多次出现自杀的想法。在评估患者是否发生抑郁时，必须注意原发病本身和治疗可能产生的影响，如癌症晚期患者体重可能明显减轻，使用化疗药物可能会使患者呈现抑郁状态，要加以鉴别。

（二）焦虑

焦虑和急性损伤性疼痛关系密切。慢性疼痛患者也会发生焦虑，常常和抑郁伴随出现。患者对疾病感到极度担心和不安，且难以自制。可表现为：①精神焦虑症状，如坐立不安、心情紧张，注意力不集中、易激动。②躯体性焦虑症状，如呼吸困难、心悸、胸痛、眩晕呕吐、肢端发麻、面部潮红、出汗、尿频尿急。③运动性不安，如肌肉紧张、颤抖、搓手顿脚、坐立不安。

（三）愤怒

长期的慢性疼痛会使患者失去信心和希望，有些人会因此产生难以排解的愤怒情绪，会为一些琐事向家属和医护人员大发脾气以宣泄愤怒，甚至会损坏物品或袭击他人。这并非患者对他人的敌意，而是极度痛苦和失望后爆发的强烈不满情绪。

（四）恐惧

恐惧是身患绝症时比较常见的心理问题，引起恐惧的原因除了即将来临的死亡，还有可能来自疾病导致的极度痛苦，有些晚期癌症患者因畏惧癌痛的折磨而自杀；而有些急性疼痛，如急性心肌梗死时患者会因剧烈的疼痛产生濒死感，发生恐惧。

对于疼痛导致的各种不良情绪，除了要给予患者安慰和鼓励，做好各种解释工作，消除疑虑，进行心理疏导，帮助其重新树立信心之外，最根本的措施是通过各种手段，有效缓解疼痛。

二、影响疼痛的社会因素

疼痛是一种主观体验，心理社会因素直接影响疼痛的感觉和反应，甚至一些慢性疼痛症状可以通过一些心理学机制，如习惯性失助及条件反射被巩固下来。以下社会因素影响个体对疼痛的感受和耐受。

（一）社会学习

癌症患者大多从别人的传闻中了解到癌痛是不可避免的，而且十分严重，结果当他们自己患了癌症时，所感受到的疼痛体验就会更加强烈。这种习得的知识和信念在人群中广为流传，结果对癌症患者产生严重的消极影响。

（二）对疼痛的理解

患者对自己疼痛意义的理解也影响疼痛的耐受性。有人研究了第二次世界大战时期的重伤员和平民，发现相同程度的伤情，伤兵只有1/3诉说感到强烈的疼痛，而平民却有4/5诉说有剧烈的疼痛，这就是由于他们对受伤意义的不同理解而引起的。伤兵可能认为自己很幸运，死里逃生，痛一点算不了什么；而平民可能认为自己受伤是一种无辜和不幸，感到十分冤屈，从而感到格外疼痛。肿瘤患者对身体出现疼痛的理解，也影响疼痛体验。如果将疼痛理解为病情加重、癌细胞转移复发，必定加重疼痛体验。

（三）注意力

注意力对疼痛的影响是众所周知的。如果患者十分关注癌痛的部位，会感到更加剧烈的疼痛；相反，如果将注意力高度集中在与疼痛无关的活动上，就会减轻疼痛甚至感觉不到疼痛。如士兵在激烈的战斗中受伤，当时往往感觉不到或仅仅感觉到较轻的疼痛，一旦战斗结束疼痛就出现，甚至达到无法忍受的程度。

（四）情绪状态

患者的情绪状态对疼痛感受影响很大。在兴奋、欢快的情绪状态下，疼痛体验会被抑制；相反在焦虑、抑郁状态下会引起疼痛阈值的降低，使得疼痛更为强烈。慢性疼痛可以引起抑郁情绪，抑郁又可加剧疼痛，形成恶性循环。癌症患者的剧烈疼痛容易使患者产生消极情绪，反过来加剧疼痛的感觉。

（五）暗示与催眠

暗示对疼痛的影响很大，通过暗示可以提高或降低疼痛阈值。有学者通过实验证明，使用暗示作用可提高对疼痛的耐受性。所以医护人员在平时与癌症患者的言谈话语中，要特别注意使用良性暗示性语言，借以减轻患者的疼痛。催眠也可抑制疼痛，在深度催眠状态下甚至可使疼痛消失。

三、心理止痛的机制

（一）心理因素对疼痛的影响

疼痛是"与实际的或潜在的组织损伤有关的一种不良心理感受和情感体验，疼痛具有主观性。"疼痛包含"痛觉"和"痛反应"，是各种伤害性刺激造成的。"痛"是个体的主观感觉，是因人而异的、难以具体衡量的症状，它与人们对过去经历过的疼痛的回味、引起疼痛的原因、别人的理解与注意关心程度以及情绪、暗示等都有关系。

疼痛发生时总是伴随着惊慌、害怕、忧虑、悲伤等强烈的情感色彩，具有相当的随机性和可变性，这都说明疼痛和心理因素密切相关。如一个人被疑诊为胃癌后，平日胃部稍有不适就会感觉疼痛，当排除胃癌的诊断后症状又会消失。对我们所护理的患者应了解其过去的性格、情绪等特点，以便有的放矢地进行心理护理。

同样性质、同样程度的创伤或疾病，在不同患者身上，其反应的强弱，表现轻重程度各不相同。疼痛阈值因人而异，对相同刺激所得到的反应也因人而异，即使在同一个人身上也会因时而异。这是因为痛觉发生于大脑皮质，大脑皮质对疼痛的反应除了与疼痛刺激的部位、强度、频率有密切关系外，还受患者心理状态的影响，意志、信仰、意识、性格、环境、年龄、专心和分心等心理因素，也可影响患者对疼痛刺激的反应。安静舒适的环境、用心专注的活动、富于兴趣的交谈等，可以提高疼痛阈值，减轻疼痛；而疲倦、焦虑、紧张、恐惧、软弱均能减低对疼痛的耐受力，增加疾病引起疼痛程度。既往疼痛的经验也非常重要，曾经做过手术的人对第二次手术一般都认为无法接受。一般在夜间及清晨，人的生理状态处于低潮，注意力较集中，对疼痛的反应也较强。总之，各种心理因素都可以影响患者对疼痛的反应，使临床表现复杂多变。在护理工作中，应当趋利避害，根据患者的心理特点，认真观察、治疗、护理，以利患者康复。

（二）内源性抗痛机制

目前常用的镇痛手段无论是药物镇痛还是针刺镇痛，尽管方法不同，但作用机制都相似，即启动中枢神经系统某些结构（如中央脑导水管周围灰质、延髓中缝大核及其邻近的网状结构）一方面发生上行性作用，对丘脑甚至大脑皮质等结构的痛反应进行抑制，另一方面沿着下行纤维，在脊髓水平对疼痛信号传入发生抑制，从而提高机体的抗痛能力。这便是所谓的内源性镇痛系统。

除了感知、定位作用外，大脑皮质还以 2 种方式参加疼痛调节过程。一是传入大脑皮质的疼痛信号和其他信号相互作用调节痛觉和疼痛反应；二是通过皮质的下行性机制，在皮质下不同水平控制疼痛信号向意识领域传导。这是疼痛和抗痛现象在大脑皮质水平的表现方式，也是痛觉个体差异大、安慰剂镇痛和心理护理镇痛的神经生物基础和科学依据。

四、疼痛的心理护理

（一）减轻心理负担，提高疼痛阈值

任何能使患者精神愉快、情绪稳定、思想轻松的办法，都可以提高疼痛阈值，增强其耐受力，减轻疼痛。疼痛患者常因对疾病严重程度和对治疗效果不了解而产生恐惧、抑郁，从而加重疼痛。护士应当给予必要的解释和对疾病知识的宣教。对患者亲切和蔼，不可以冷若冰霜，毫无同情心，或有问不答，致使患者动怒而加重病情，甚至丧失治疗信心而拒绝治疗。对待危急重病患者应当忙而不乱，操作熟练敏捷，不要惊慌失措，而使患者增加恐惧，失去安全感。对待疼痛患者，要有高度同情心，特别对于神经衰弱所致的功能性疼痛，医务人员要予以全面检查，排除器质性病变，不能主观认为患者是无病呻吟。

（二）减轻疼痛的诱因

如胃痛患者，生、冷、硬、刺激性的食物往往会诱发疼痛，应嘱患者勿食；并注意饮食规律，勿暴饮暴食，可减少胃痛发生。对于手术患者，术后伤口包扎过紧、伤口牵扯是引起疼痛的重要原因，护理上应注意并嘱患者小心，可减少患者术后的痛苦。又如长期卧床患者，由于活动减少，常常腰酸腿疼，对此类患者，要注意适当的体位，并注意定时翻身及按摩治疗，可促进全身血液循环，避免酸痛发生。

（三）保持环境安静舒适

应把疼痛患者安置在较安静的房间，以利于患者休息和睡眠，尽量减少杂声，特殊情况可根据患者病情安排。

（四）减少疼痛刺激

在检查、护理和治疗患者时，动作要准确、轻柔，尽量减少疼痛刺激。如进行清创、换敷料、洗胃、灌肠、导尿、换床单等操作而必须移动患者时，应给以支托协助，保持其处于舒适体位，减少疼痛刺激。

（五）减少不良刺激

保持环境安静，避免强光、噪声。保持病室清洁，空气新鲜，温度、湿度适宜；争取家属配合，指导家属如何避免不良的情绪刺激，防止消极暗示。

（六）掌握患者疼痛的情况

善于观察患者的疼痛反应，包括脸色、表情、姿势、体位等，以确定疼痛的程度；耐心听取患者的诉说，如疼痛的性质、时间、部位、程度、性质改变等。

（七）设法减轻患者的心理压力

（1）提高患者的疼痛阈。患者的疼痛反应是很不愉快的感觉，医护人员要有同情心，特别是对一些不加克制或行为过激的患者不能表示反感，应增强患者对疼痛的耐受性，保持患者情绪稳定，心境良好，精神放松。

（2）因人而异。恰当地向患者解释疼痛的机制，显示出理解患者的痛苦，安慰患者。对行为过激的患者要进行耐心的劝解，防止影响他人；对强烈克制的患者给予鼓励，并允许呻吟；对疼痛强度、性质突然改变的患者，应慎重考虑有无器质性病变。

（3）消除紧张心理，提高患者的耐受力。护理人员的同情、体贴、安慰、鼓励对减轻

患者紧张情绪有重要作用。护理人员的同情、安慰能消除或减轻患者的恐惧心理，体贴的行动和鼓励的语言能使患者树立战胜疾病的信心，并以友好的行动获得患者的信任和配合，从而减轻患者的心理压力，进而提高痛阈降低对疼痛的敏感性，增加对疼痛的耐受力。护理中常用暗示疗法，常常可收到较好的效果。

（八）通过心理治疗缓解疼痛

（1）分散患者注意力，减轻患者疼痛的知觉，把患者的注意力转移到与疾病痛苦无关的其他事情上。如肌内注射时，护理人员边操作边与患者交流其他的话题，能够有效地减轻患者疼痛的感觉。

（2）对患者进行疼痛知识教育，改变患者的疼痛反应。依据不同的患者，用恰当的语言交代诊治过程中必须承受的痛苦。如准备在局部麻醉下做腹部手术，应告诉患者术中牵拉脏器时会感到不适和牵拉痛，届时应有思想准备。深呼吸，努力放松，可以减轻疼痛。选择适当的环境以分散患者的注意力。对于同一程度的客观疼痛，患者的注意力集中与否，对患者的主观感觉程度是不同的。同一疼痛，若注意力过分集中于疼痛刺激上，那么疼痛感觉就重；若注意力分散，则痛感就轻，故患者疼痛发作时，应给予能分散注意力的环境，如提供轻松愉快的谈话、动人的音乐、患者家庭或社会的好消息等，往往能转移患者的注意力，达到减轻痛感的效果。

（九）采取积极的暗示

对患者体贴入微、庄重大方、亲切待人，取得患者的信任，使患者易于接受积极的暗示，必要时给予安慰剂。

（十）使用催眠疗法减轻疼痛

处于催眠状态下的患者对施术者的言语暗示很敏感，对疼痛的感受性降低，如在催眠状态下清创、换药等。

（十一）呼吸止痛

疼痛时深吸一口气，然后慢慢呼出，而后慢吸慢呼，呼吸时双目闭合，想象新鲜空气缓慢进入肺中。

（十二）自我暗示

当患者疼痛难忍时，医护人员向患者讲清楚，疼痛是机体的"保护性"反应，说明机体正处在调整状态，疼痛感是暂时的，鼓励患者增强同病魔作斗争的决心和信心，通过患者的自我暗示，心理上的疼痛即"减轻"了。

（十三）松弛止痛

松弛肌肉就会减轻或阻断疼痛反应，起到止痛作用。松弛肌肉的方法很多，如叹气、打哈欠、深呼吸、闭目冥想等。

（十四）音乐止痛

疼痛患者通过欣赏自己喜欢的音乐缓解疼痛，可以边听边唱，也可以闭目静听，并伴手脚节拍轻动，既可分散注意力，又可缓解紧张情绪。

（十五）转移止痛

可通过多种形式分散患者对疾病的注意力，减轻疼痛，如看电视、讲故事、相互交谈、读书看报等。

（十六）争取家属配合

在患者疼痛时，陪伴家属将会受到患者影响，而出现焦虑不安的情绪，这种情绪反过来又影响患者，两者互为因果，相互影响，致使患者疼痛加重。所以家属的情绪很重要，因此，医护人员除积极治疗患者疾病，减少家属的担心外，应对家属和陪伴进行卫生健康和心理学教育，使他们增强信心，配合治疗。家属对患者的鼓励支持，可使其心灵得到很大安慰，增强战胜疾病的信心，使疼痛缓解。

心理因素既可致痛或加重疼痛，也可消除或减轻疼痛，恰当运用上述一种或几种方法巧忍疼痛，一定会收到令人满意的效果。良好的心理护理是一种精神的艺术，是特殊的技能，它要求护士除具备必要的医学理论知识、熟练的操作技术外，还必须树立为人民服务的思想，具有一定的心理学知识的修养，才能帮助患者解除痛苦，恢复健康。

（戴　卓）

参考文献

[1] 杨艳杰，曹枫林. 护理心理学［M］. 5版. 北京：人民卫生出版社，2022.

[2] 李小寒，尚少梅. 基础护理学［M］. 7版. 北京：人民卫生出版社，2022.

[3] 姜丽萍. 社区护理学［M］. 5版. 北京：人民卫生出版社，2022.

[4] 何文英，侯冬藏. 实用消化内科护理手册［M］. 北京：化学工业出版社，2019.

[5] 邵小平，黄海燕，胡三莲. 实用危重症护理学［M］. 上海：上海科学技术出版社，2021.

[6] 尤黎明，吴瑛. 内科护理学［M］. 7版. 北京：人民卫生出版社，2022.

[7] 葛艳红，张玥. 实用内分泌科护理手册［M］. 北京：化学工业出版社，2019.

[8] 任潇勤. 临床实用护理技术与常见病护理［M］. 昆明：云南科学技术出版社，2018.

[9] 胡三莲，高远. 实用骨科护理［M］. 上海：上海科学技术出版社，2022.

[10] 胡雁，陆箴琦. 实用肿瘤护理［M］. 上海：上海科学技术出版社，2020.

[11] 陈凌，杨满青，林丽霞. 心血管疾病临床护理［M］. 广州：广东科技出版社，2021.

[12] 熊云新，叶国英. 外科护理学［M］. 4版. 北京：人民卫生出版社，2018.

[13] 王霞，王会敏. 实用肿瘤科护理手册［M］. 北京：化学工业出版社，2019.

[14] 李卡，金静芬，马玉芬. 加速康复外科护理实践专家共识［M］. 北京：人民卫生出版社，2019.

[15] 邵小平. 实用急危重症护理技术规范［M］. 上海：上海科学技术出版社，2019.

[16] 蒋红，顾妙娟，赵琦. 临床实用护理技术操作规范［M］. 上海：上海科学技术出版社，2019.

[17] 李乐之，路潜. 外科护理学［M］. 7版. 北京：人民卫生出版社，2022.

[18] 曹梅娟，王克芳. 新编护理学基础［M］. 4版. 北京：人民卫生出版社，2022.

[19] 李俊红，叶丽云. 实用呼吸内科护理手册［M］. 北京：化学工业出版社，2018.

[20] 冯岚，张雪梅，杨晓燕. 脊柱外科护理学［M］. 北京：科学出版社，2021.